高等职业教育“十二五”规划教材

临床医学概要
（第二版）

主　编　凌沛学
副主编　侯丽君　庞在英
主　审　张茂宏　张天民

中国轻工业出版社

图书在版编目（CIP）数据

临床医学概要/凌沛学主编. —2版. —北京：中国轻工业出版社，2017.2

高等职业教育“十二五”规划教材

ISBN 978-7-5019-9194-5

Ⅰ.①临… Ⅱ.①凌… Ⅲ.①临床医学-高等职业教育-教材 Ⅳ.①R4

中国版本图书馆CIP数据核字（2013）第061542号

责任编辑：江　娟

策划编辑：江　娟　　责任终审：张乃柬　　封面设计：锋尚设计

版式设计：锋尚设计　　责任校对：吴大鹏　　责任监印：张　可

出版发行：中国轻工业出版社（北京东长安街6号，邮编：100740）

印　　刷：北京君升印刷有限公司

经　　销：各地新华书店

版　　次：2017年2月第2版第2次印刷

开　　本：720×1000　1/16　印张：17.25

字　　数：350千字

书　　号：ISBN 978-7-5019-9194-5　定价：32.00元

邮购电话：010-65241695　传真：65128352

发行电话：010-85119835　85119793　传真：85113293

网　　址：http://www.chlip.com.cn

Email：club@chlip.com.cn

如发现图书残缺请直接与我社邮购联系调换

KG696-121022

本书编委会

主　　编　凌沛学

副 主 编　侯丽君　庞在英

编　　者　（按姓氏笔画排序）

张天民　（山东大学药学院）

张茂宏　（山东大学齐鲁医院）

邵华荣　（山东省生物药物研究院）

庞在英　（山东省立医院）

侯丽君　（山东商业职业技术学院）

侯骏骥　（山东福瑞达医药集团公司）

姜　鹏　（山东省立医院）

凌沛学　（山东商业职业技术学院）

黄思玲　（山东福瑞达生物医药有限公司）

蒋秋燕　（山东商业职业技术学院）

窦茜茜　（山东省药学科学院）

主　　审　张茂宏　张天民

前言

本书（第二版）介绍了临床医学基础知识及相关内容。全书共21章，前两章介绍临床诊断学基础及常用的诊疗技术，其余章节分别介绍了呼吸系统、循环系统、消化系统、泌尿系统、血液系统、神经系统及外科、妇产科、儿科、口腔科、耳鼻咽喉科、眼科、皮肤科常见疾病的病因、临床表现、诊断和治疗原则等。此外，还有对内分泌代谢性疾病、风湿病、肿瘤、老年期疾病、性病、传染病等的介绍。本书注重基础性和实用性，可满足高等职业院校制药、生物制药专业的教学要求。同时通过本书的学习，可提高人们日常医疗保健意识，普及防病治病的医学知识。

本书主编凌沛学教授现兼任山东省药学科学院院长、山东大学博士生导师，从事医药研究三十年。主审张茂宏教授现任职于山东大学齐鲁医院，博士生导师，为内科、肿瘤科、血液病专家，已从事临床工作六十余年。主审张天民教授从事药学研究六十余年，曾参与多项药物临床试验。副主编侯丽君教授和庞在英教授均从事临床工作近三十年，具有较丰富的临床医学知识和经验。其他编者都是从事临床相关工作的医学、药学专业人员。

本书坚持深入浅出、先进、科学的原则，把编者的工作经验、体会与理论有机结合，使读者获得清晰明确的概念，既有较高的理论指导意义，又有较大的实用价值。本书编写力求精炼紧凑、重点突出，语言通俗易懂。本书除主要作为高职院校制药、生物制药专业教材使用外，也可作为相关专业及函授参考教材，还可作为药品及医疗器械营销人员的学习参考资料。

随着科学的进步，医药科学知识不断更新完善，编者尽可能将新的、准确的资料收入本书。第二版在第一版的基础上进行了多处细节修订及部分内容扩充。

由于各种原因，本书难以做到完全确切无误。因此本书只供学习参考，具体疾病的治疗和用药请遵循医师和药师的意见，对于药物的适应证、用法和用量，需遵循有关法规、标准及药品说明书。

目 录

目 录

第一章 诊断学基础

教学目标

1. 了解常见症状的发生机制、常见病因和临床表现。
2. 了解体格检查的注意事项、基本方法和体格检查的主要内容。

第一节 症状学

当机体在病理生理或病理解剖学的基础上发生改变时，患者主观感觉到的异常感觉或不适感觉称为症状（symptom），如疼痛、乏力、食欲减退等。经体格检查客观发现的异常表现称为体征（sign），如肝脾肿大、淋巴结肿大、心脏杂音等。本章叙述一些常见症状，了解症状分析对诊断的重要意义。其所涉及的病名及相关术语，可结合后面有关章节阅读。

一、发热

正常人体温受大脑皮层及下丘脑的体温中枢所控制，通过神经、体液因素调节产热与散热过程，从而保持相对恒定。在某种情况下，体温中枢兴奋或功能紊乱或产热过多、散热过少，致使体温高出正常范围，即为发热（fever）。正常人腋下体温一般为36～37℃，不同个体之间略有差异，且常受机体内外因素影响稍有波动。

1. 发生机制

致热因素很多，最常见的是致热原性发热，包括外源性致热原和内源性致热原两大类。外源性致热原种类很多，包括：①各种微生物病原体及其产物，如细菌、病毒、真菌及细菌毒素等；②炎性渗出物及无菌性坏死组织；③抗原抗体复合物；④某些甾族化合物。外源性致热原大多通过激活组织产生内源性致热原引起发热。内源性致热原又称白细胞致热原，是白细胞释放的致热物质，主要是白介素1（IL-1），能够直接作用于大脑的体温调节中枢，导致发热。

一般来说，发热是人体患病时的一种病理生理反应。

2. 常见病因

发热的常见病因在临床上大致分为两大类。

（1）感染性发热　各种病原体（如细菌、病毒、肺炎支原体、立克次体、真菌、寄生虫）所致的急、慢性感染均可出现发热。其原因系由于病原体的代谢产物或其毒素作用于白细胞而产生致热原。

（2）非感染性发热　这是指无菌性坏死物质的吸收引起的发热，如各种肿瘤及血液病所引起的组织坏死及细胞破坏；因血管栓塞或血栓形成引起的心、肺、脾等内脏梗死或肢体坏死；机械性、物理性或化学性的损害（大面积烧伤、大手术后组织损伤、内出血、大血肿等）。其他如变态反应、体温调节中枢功能紊乱、神经官能症等也可引起发热。

3. 临床表现

（1）发热的分度　按照发热的高低可分为：低热37.3～38.0℃；中等热38.1～39.0℃；高热39.1～41.0℃；超高热41.0℃以上。

（2）发热的临床过程及特点　发热的临床过程一般分为以下三个阶段。

①体温上升期：体温上升期常有疲乏无力、肌肉酸痛、皮肤苍白、畏寒或寒战等现象。体温上升有两种方式：骤升型和缓升型。

②高热期：是指体温上升达高峰后保持一段时间，持续时间的长短可因病因不同而有差异。

③体温下降期：由于病因的消除，致热原作用逐渐减弱或消失，产热相对减少，散热大于产热，使体温降至正常水平。体温下降方式分为骤降和渐降。

4. 伴随症状

（1）头痛、呕吐或昏迷　可见于乙型脑炎、流行性脑脊髓膜炎、脑型疟疾、脑溢血、蛛网膜下腔出血、中毒性痢疾等。

（2）寒战　可见于疟疾、大叶性肺炎、败血症、急性溶血性疾病、急性胆囊炎等。

（3）关节痛　常见于风湿热、结核病、结缔组织病等。

（4）淋巴结、肝脾肿大　可见于血液病、癌肿、传染病。

（5）尿痛、尿急、尿频　常见于尿路感染，如肾盂肾炎等。

（6）咳嗽、咳痰、胸痛　常见于呼吸系统疾病，如上呼吸道感染、支气管炎、肺炎、胸膜炎、肺结核等。

（7）恶心、呕吐、腹痛、腹泻 常见于急性胃肠炎、细菌性疾病等。

（8）出血现象 可见于流行性出血热、急性白血病、急性再生障碍性贫血、败血症、重症麻疹及病毒性肝炎等。

（9）结合膜充血 常见于咽结膜热、流行性出血热、斑疹伤寒、恙虫病等。

（10）口唇疱疹 常见于风疹、水痘、斑疹伤寒、流行性脑脊髓膜炎、大叶性肺炎等。

（11）咽痛 可见于白喉、急性扁桃体炎、急性咽峡炎、急性喉炎等。

（12）皮疹 常见于出疹性传染病、系统性红斑狼疮、药物热等。

二、头痛

头痛是指额、顶、颞及枕部的疼痛，可见于多种疾病，大多无特异性。

1. 常见病因

头痛是常见症状，多由于颅内病变引起，也可由颅外组织及全身器质或功能性疾病引起。

（1）血管源性头痛 其特点为跳痛。常见于偏头痛、发热、中毒（如一氧化碳中毒）及药物过敏反应、高血压、动脉硬化等。

（2）颅内高压性头痛 为弥漫性钝痛，咳嗽用力时加重，常伴呕吐，见于颅内占位性病变（脑瘤、脑血肿）。

（3）颅内感染性头痛 可见于脑炎、脑膜炎，同时也有颅内高压。

（4）头部局部病变 由于病灶、炎症、细菌和毒素刺激局部末梢神经，引起头痛。如中耳炎、鼻窦炎、龋齿、颅骨骨膜炎及屈光不正、青光眼、骨肿瘤、颈椎病等，也称牵涉性头痛。

（5）其他 如颅脑外伤后遗症、贫血、尿毒症及神经官能症等也可引起头痛。

2. 发生机制

①血管因素引起；②脑膜受刺激或牵拉；③具有痛觉的颅神经和颈神经被刺激、挤压或牵拉；④头颈部肌肉收缩；⑤五官或颈椎病变引起；⑥生化因素及内分泌紊乱。

3. 临床表现

头痛的表现因病因不同而有其不同的特点。具体表现在发病情况、头痛部位、头痛的性质与程度、头痛出现的时间与持续时间，加重、减轻或激发头痛的因素等方面。例如，脑膜炎所致头痛多急骤发生，伴有高热、呕吐等；鼻窦炎所致头痛，多呈胀痛或隐痛，位于前额、颞部；屈光不正所致头痛多在阅读后发生；青光眼所致头痛，伴有呕吐及视力减弱；高血压、神经官能症所致头痛，多发病缓慢，呈钝痛、胀痛，常伴有记忆力减退，注意力不集中等症状。

三、眩晕

眩晕是患者感到自身或周围环境、物体旋转或摇动的一种主观感觉障碍，常伴有客观的平衡障碍，一般无意识障碍。

1. 常见病因及发生机制

眩晕的发生机制有多种，可因病因的不同而异。

（1）梅尼埃（Méniére）病是由内耳的淋巴液分泌过多或吸收障碍，引起压力升高，致使内耳末梢缺氧和变性所致。

（2）晕动病是乘坐车船和飞机时，内耳迷路受机械性刺激，引起前庭功能紊乱所致。

（3）椎基动脉供血不足是由动脉管腔变窄、内膜炎症、椎动脉受压或动脉舒缩功能障碍等因素引起。

（4）迷路炎是由中耳病变破坏迷路的骨壁引起。

（5）药物性中毒是由于对药物敏感、内耳前庭或耳蜗受损所致。

2. 临床表现

（1）前庭周围性眩晕　又称耳性眩晕，是指由内耳前庭至前庭神经颅外段之间的病变引起的眩晕。典型的如梅尼埃病：以发作性眩晕伴耳鸣、听力减退及眼球震颤为主要特点，严重时可伴有恶心、呕吐、面色苍白和出汗，发作多属短暂，很少超过 2 周，具有复发性。其他周围性眩晕疾病有迷路炎、内耳药物中毒、前庭神经元炎、位置性眩晕和晕动病。

（2）前庭中枢性眩晕　又称脑性眩晕，指前庭神经颅内段、前庭神经核及其纤维联系、小脑、大脑等的病变所引起的眩晕。典型的有椎基动脉供血不足，可有不同程度的眩晕和原发病的表现。

（3）其他疾病引起的眩晕　可有不同程度的表现，但常无真正旋转感，一般不伴听力减退，少有耳鸣，有原发病的其他表现。

3. 伴随症状

伴耳鸣、听力下降，可见于前庭器官疾病、第八脑神经病及肿瘤；伴恶心、呕吐，可见于梅尼埃病、晕动病；伴共济失调，可见于小脑、颅后凹或脑干病变；伴眼球震颤，可见于脑干病变、梅尼埃病。

四、晕厥

晕厥又称昏厥，是指由于大脑一时性、广泛性供血不足所致的短暂性意识丧失。晕厥前常伴有面色苍白、恶心、头晕、眼黑及出汗等一系列症状。

1. 常见病因

（1）血管舒缩障碍性晕厥　①血管抑制性晕厥，如因疼痛、紧张、恐惧、受惊及各种创伤等诱发的晕厥；②直立性低血压，又称体位性低血压，常见于久病卧床后突然起立，孕妇站立过久，年老体弱者下蹲时间过长突然站起等；③颈动脉窦综合征，常由于突然转动颈部或衣领过紧所诱发，与颈动脉硬化或狭窄有关；④排尿性晕厥，常见于成年男性，清晨或半夜起床排尿时或排尿结束时诱发晕厥；⑤咳嗽性晕厥。

（2）心源性晕厥　如各种心律失常、窦房综合征、阿 - 斯（Adams - Stokes）综合征及心肌病、心肌梗死等。

（3）脑源性晕厥　常见于脑动脉硬化、一过性脑缺血、椎基底动脉病变、主动脉弓综合征及癫痫小发作等。

（4）其他　如低血糖、重度贫血、急性失血、窒息、气体中毒、换气过度综合征及癔症等。

2. 临床表现

患者晕厥时会因知觉丧失而突然昏倒。在昏倒前常见周身发软无力、头晕、眼黑目眩，昏倒后，可见面色苍白或出冷汗、脉搏细弱、手足变凉等。轻度晕厥，经短时休息即可清醒，醒后可有头痛、头晕、乏力等症状。

五、咳嗽

咳嗽是一种防御性反射动作，借以将呼吸道的异物或分泌物排出。但是频繁的刺激性咳嗽会影响工作与休息，则失去其保护意义。当呼吸道黏膜受到炎症、异物或刺激性气体刺激时，可借助于支气管壁迷走神经分支、鼻腔中三叉神经及口腔内舌咽神经，将刺激冲动传至延髓的咳嗽中枢引起咳嗽动作。咳嗽也受大脑皮层的支配，因此人们可以随意做咳嗽动作，并能在一定程度上抑制咳嗽。

咳痰是呼吸道内的分泌物，借助咳嗽经呼吸道由口腔排出体外的动作。正常成人的呼吸道黏膜每日分泌少量的黏液，使呼吸道黏膜保持湿润。

1. 常见病因

（1）呼吸道疾病　呼吸道各部位如咽喉、气管、支气管和肺的炎症、肿瘤、出血、异物以及刺激性气体吸入等。

（2）胸膜疾病　胸膜炎或胸膜受刺激。

（3）心血管疾病　如二尖瓣狭窄或其他原因所致左心功能不全引起的肺淤血与肺水肿，肺泡及支气管内有浆液性漏出物，均可引起咳嗽。右心或体循环静脉栓子脱落引起肺栓塞时，也可引起咳嗽。

（4）皮肤受凉时可引起反射性咳嗽。

（5）过敏反应如变应性鼻炎、哮喘等。

2. 临床表现

（1）咳嗽的性质　咳嗽而无痰或痰量甚少，称为干性咳嗽。常见于急性咽喉炎、支气管炎的初期，胸膜炎、轻症肺结核等。咳嗽伴有痰液时，称为湿性咳嗽。常见于肺炎、慢性支气管炎、支气管扩张、肺脓肿及空洞型肺结核等疾病。

（2）咳嗽出现的时间与规律　骤然发生的咳嗽，多由急性呼吸道炎症及气管炎或大支气管内异物等引起。长期慢性咳嗽，多见于呼吸道慢性病，如慢性支气管炎、支气管扩张和肺结核等。发作性咳嗽，多见于百日咳、支气管淋巴结结核或肿瘤压迫气管等。周期性咳嗽可见于慢性支气管炎或支气管扩张，且往往于清晨起床或晚上卧下时（即体位改变时）咳嗽加剧。卧位咳嗽比较明显的可见于慢性左心功能不全。肺结核患者常有夜间咳嗽，可能与夜间迷走神经兴奋性增高有关。

（3）咳嗽的音色　此指咳嗽声音的改变。咳嗽声音嘶哑是声带炎症或肿瘤所致，可见于喉炎、喉结核、喉癌等；无声或声音低微，可见于极度衰弱的患者或声带麻痹；声音高亢（金属声咳嗽），可由纵隔肿瘤、主动脉瘤或支气管肺癌直接压迫气管所致。

（4）痰的性状与痰量　咳痰为呼吸道疾病的一个症状，问诊时需注意：每日痰量的多少，痰量与体位、时间的关系；痰的性质，是泡沫痰、黏液痰、脓性痰或混合痰；痰是白色、黄绿色还是铁锈色、粉红色，有无鲜血混杂等；痰的气味，有无特殊的腐败臭味，如厌氧菌肺部感染有恶臭味。

另外，还应注意患者的年龄、职业，有无粉尘或有害气体长期吸入史，有无大量吸烟史，有无心、肺病史以及全身情况。

3. 伴随症状

（1）伴有发热　常表示呼吸道和肺部有感染存在，如肺脓肿、支气管扩张并感染。

（2）伴有胸痛及呼吸困难　常见于胸膜炎、肺炎、肺脓肿、自发性气胸。

（3）伴有哮喘　常见于支气管哮喘、心脏性哮喘、气管内异物、痉挛性支气管炎。

（4）伴有紫绀　常见于严重的心肺疾患，如自发性气胸、肺原性心脏病伴有心功能不全时。

（5）伴有杵状指（趾）　多见于支气管扩张症、慢性肺脓肿、肺癌。

（6）伴咯血。

六、咯血

咯血是指喉部及以下的呼吸器官出血，经咳嗽从口腔排出。

1. 常见病因

（1）支气管疾病 常见于支气管扩张症、支气管肺癌、支气管内膜结核、支气管炎、支气管内结石、支气管内异物。

（2）肺部疾病 常见于肺结核、肺脓肿、肺炎、肺梗死、肺吸虫。

（3）心血管疾病 最常见于风湿性二尖瓣狭窄及左心衰竭，肺淤血而引起的咯血，血量较少。支气管黏膜下层静脉由于曲张破裂引起的咯血，则血量较多。肺静脉与支气管静脉间有侧支循环，由于肺静脉压升高导致支气管黏膜下层小静脉压升高，以致发生曲张与破裂，出血较急。某些先天性心脏病如房间隔缺损、动脉导管未闭等引起肺动脉高压时，也可发生咯血。

（4）全身性疾病 ①血液病，如血小板减少性紫癜、白血病、血友病等；②急性传染病，常见于钩端螺旋体病、流行性出血热；③其他，如风湿性疾病、替代性月经及外伤等。

2. 临床表现

应注意咯血的诱因、量、颜色、夹杂物、咯血前后情况及伴随症状。

（1）诱因 咯血患者有吃生石蟹史，则应考虑肺吸虫病的可能。

（2）咯血量 咯血量可分为痰中带血、少量咯血（每日咯血量少于100mL）、中等量咯血（每日咯血量100～500mL）、大咯血（每日咯血量500mL以上）。咯血量的多少往往与呼吸道血管破裂情况有关。痰中带血丝或小血块，多由于黏膜或病灶毛细血管渗透性增高，血液渗出所致；大咯血，可由于呼吸道内的小动脉瘤破裂或因肺静脉高压时支气管内静脉曲张破裂所致。

3. 伴随症状

（1）伴发热 可见于肺结核、肺炎、肺出血型钩端螺旋体病、流行性出血热、支气管肺癌等。

（2）伴胸痛 可见于大叶性肺炎、肺梗死、肺结核、支气管肺癌等。

（3）咯脓血痰 可见于肺脓肿、空洞型肺结核、支气管扩张等。支气管扩张也有反复咯血而无咳痰者，称为干性支气管扩张。

（4）伴呛咳 可见于支气管肺癌、支原体肺炎等。

（5）伴皮肤黏膜出血 需注意流行性出血热、血液病。

（6）伴黄疸 需注意肺梗死、钩端螺旋体病。

4. 鉴别诊断

咯血需与口腔、咽、鼻出血鉴别。口腔与咽部出血易观察到局部出血灶。鼻腔出血多从前鼻孔流出，常在鼻中隔前下方发现出血灶，诊断较容易。有时鼻腔后部出血量较多，可被误诊为咯血，如用鼻咽镜检查见血液从后鼻孔沿咽壁下流，即可确诊。大量咯血还需与呕血（上消化道出血）相鉴别。

七、胸痛

胸痛是临床常见的症状，胸内、胸外疾病均可引起。胸痛的剧烈程度不一定与病情轻重相平行。

1. 常见病因及发生机制

（1）呼吸系统疾病　因肺脏没有感觉神经，肺组织本身疾病不引起胸痛，当病变侵及壁层胸膜时才出现疼痛。膈胸膜受累时疼痛可向肩部、上腹及腹部放散，当气管及支气管神经受刺激时，也可引起胸痛。常见于肺炎、气胸、胸膜炎及胸膜粘连、肺梗死、胸膜肿瘤、气管及支气管炎等。

（2）心血管疾病　心肌梗死、心绞痛、主动脉瘤、心肌炎及心包炎等。

（3）肝胆疾病　如肝炎、胆囊炎、胆石症等，疼痛常在右胸或右肩部。

（4）纵隔及食道疾病　食道炎及纵隔炎、食道及纵隔肿瘤等。

（5）其他　胸壁及皮肤、皮下组织或肋间肌炎症、创伤、带状疱疹、胸主动脉瘤、夹层主动脉瘤、过度换气综合征、肋间神经痛等。

2. 临床表现

（1）胸痛的部位　胸膜及肺部病变多在病侧；胸壁病变多在局部，按压时加重，气管及支气管、心脏及血管、食道及纵隔疾病所致疼痛多在胸骨后；肋间神经痛或带状疱疹所致胸痛多在肋间神经分布区域；支气管炎也常在胸骨后有紧缩样的持续痛；心绞痛常位于胸骨后或心前区，并可放射到左肩及左臂。

（2）疼痛时间及影响疼痛的因素　食道疾病的疼痛常于吞咽食物时加剧；胸膜病变常于呼吸或咳嗽时加重；胸壁病变常于胸廓运动时加重；心血管病变往往于运动或情绪激动时加重，休息、含硝酸甘油片后缓解。

（3）胸痛的性质与持续时间　胸膜病变所致者为刺痛；心绞痛为压榨性窒息感，并放散到左肩或臂部，若持续时间长，发作频繁，应考虑有急性心肌梗死之可能；食道炎多为烧灼痛。

3. 伴随症状

（1）伴有高热、咳嗽　常见于气胸、胸膜炎、肺脓肿、大叶肺炎、肺结核及支气管扩张等。

（2）伴有胸闷、呼吸困难　见于气胸、支气管哮喘及心血管疾病。

（3）伴有休克或急性肺水肿　见于心肌梗死。

（4）伴有吞咽困难　见于食道癌。

（5）伴有上腹饱胀、出汗、呕吐等　可见于胆道疾病。

八、呼吸困难

呼吸困难是常见症状，也是客观体征，患者主观感觉气不够用或呼吸费力，客观上表现为呼吸频率、深度和节律的异常；严重者可见鼻翼扇动、端坐呼吸及紫绀、辅助肌参与呼吸运动。

1. 常见病因

（1）肺源性呼吸困难　由于呼吸器官功能障碍，包括呼吸道、肺、胸膜及呼吸肌的病变，引起肺通气、换气功能降低，使血中二氧化碳浓度增高及缺氧所致。可分为三种类型：①吸气性呼吸困难，由于高位呼吸道炎症、异物、水肿及肿瘤等引起气管、支气管的狭窄或梗阻所致，临床表现为吸气费力。高度阻塞时呼吸肌极度紧张、胸腔内负压增高，并出现三凹征（胸骨上窝、锁骨上窝、肋间隙在吸气时明显凹陷），可伴有高调吸气性哮鸣音。②呼气性呼吸困难，见于肺泡弹性减弱（肺气肿）及小支气管狭窄与痉挛（支气管哮喘）时，患者呼气费力、缓慢而延长，常伴有哮鸣音。③混合性呼吸困难，见于肺呼吸面积减少（如肺炎、肺水肿、气胸、胸腔积液、成人呼吸窘迫综合征等）与胸廓运动受限时，患者表现为呼气与吸气均费力，呼吸频率亦增快。

（2）心源性呼吸困难　由循环系统疾病引起，主要见于左心或右心功能不全。左心功能不全时，呼吸困难主要是由于肺淤血和水肿，使其换气功能发生障碍所致。心源性呼吸困难的特点为劳动时加重，休息时减轻；平卧时加重，坐位时减轻。因坐位时下半身静脉血与水肿液回流减少，从而减轻肺淤血的程度，并有利于膈肌的活动和增加肺活量，故常迫使患者采取端坐呼吸。

夜间阵发性呼吸困难是急性左心功能不全时的常见症状，夜间发作的原因，一般认为是睡眠时迷走神经兴奋性增高，使冠状动脉收缩，心肌供血不足，以及仰卧时肺活量减少和下半身静脉回流量增多，致肺淤血加重。

（3）中毒性呼吸困难　见于酸中毒（尿毒症、糖尿病酮中毒）、毒血症及吗啡、巴比妥类药物中毒等。

（4）血源性呼吸困难　重度贫血、高铁血红蛋白血症、硫化血红蛋白血症或一氧化碳中毒等，使红细胞携氧量减少，血氧含量减低。呼吸常加快加深。

（5）神经精神性呼吸困难　重症颅脑疾病（脑出血、颅内压增高等），呼吸中枢因血流减少或直接受压力的刺激，使呼吸深而慢，并可出现呼吸节律的改变。癔病患者呼吸困难发作，其特点是频率快且表浅，叹息样呼吸，可随注意力转移而好转，也属神经官能症范畴。

2. 临床表现

（1）呼吸困难的起病时间、发作的缓急　若为突发，小儿多见于异物吸入，成人多见于气胸。发作性多为支气管哮喘或心源性哮喘。

（2）呼吸困难与体位、运动的关系　心源性呼吸困难多在运动后加重，休息或坐位时减轻。

（3）呼吸困难多伴有呼吸系统或循环系统疾病、肾功能不全、糖尿病严重感染及中毒性疾病等症状。

九、恶心与呕吐

恶心与呕吐是临床常见症状。恶心常为呕吐的前驱症状，也可单独出现。呕吐是指胃内容物或一部分小肠内容物，通过食道逆流出口腔。它由一系列复杂而连续的反射动作组成。呕吐可将有害物从胃中排出，从而起到保护作用。但持久而剧烈的呕吐，可引起失水、电解质紊乱、代谢性碱中毒及营养障碍。

1. 常见病因

（1）中枢性呕吐　中枢性呕吐为突然发生的喷射状呕吐，吐前无恶心、吐后无不适，与进食和食物有关。中枢性呕吐常见于下列原因：①颅内压增高，呕吐往往于头痛剧烈时出现，尤易发生于从卧位坐起时，见于脑炎、脑膜炎及脑肿瘤，常为喷射状。②药物或毒素直接刺激呕吐中枢，如阿扑吗啡等麻醉剂和抗肿瘤的化学药物、尿毒症、糖尿病酮中毒、低钠、低钾，以及妊娠引起的呕吐等均系直接作用于呕吐中枢而引起。

（2）精神性呕吐　多见于年轻女性，其发病常与精神因素有关，并伴有其他神经官能症症状，多无器质性病变。表现为食后即吐，吐前无明显的恶心动作，呕吐常不费力，吐量不多。本病往往是慢性顽固性呕吐，常不影响摄食和营养状况。另一种是条件反射性呕吐（如嗅到某种气体或看到某种食物而引起），也与精神因素有关。

（3）周围性呕吐　也称反射性呕吐，主要有以下几类：①胃及肠源性呕吐；②肝胆及胰腺等疾病引起的反射性呕吐；③周围其他器官包括泌尿、生殖和五官科的有关疾病引起的呕吐。

2. 临床表现

慢性胃炎患者呕吐物含大量黏液；幽门梗阻患者呕吐物有腐败或发酵的臭味；小肠梗阻患者可有粪臭味呕吐物。如呕吐物呈咖啡色，多系食管、胃、十二指肠的出血；如呕出大量鲜血，则表示食管、胃或十二指肠悬韧带以上部位有急性大出血。

3. 伴随症状

（1）呕吐呈喷射状且伴剧烈头痛　多为颅内压增高的征象。

（2）伴有发热　多见于某些急性传染病（流行性感冒、病毒性肝炎、斑疹伤寒、恙虫病、猩红热、疟疾等）的早期。

（3）伴有腹痛、肠绞痛　可见于细菌性食物中毒、急性胃肠炎、急性细菌性痢疾、肠梗阻等。女性患者注意询问月经史，妊娠早期可有呕吐。

十、腹泻

腹泻是指排便频率增加，大便稀薄或呈脓血状，系由于肠黏膜吸收障碍及炎性分泌物增加、肠蠕动过速所致。

1. 常见病因

（1）感染性 病毒、细菌和真菌、原虫和寄生虫等。

（2）非感染性 ①砷、有机磷及重金属中毒、尿毒症、食物中毒等；②免疫或变态反应，如食物过敏、胶原性肠炎等；③消化道肿瘤和结肠癌、息肉等；④消化、吸收障碍如慢性萎缩性胃炎、胃大部分切除术后、慢性胰腺炎、肝硬化、肠黏膜及乳糜管或肠系膜淋巴结病变、放射性肠炎使肠道吸收发生障碍等；⑤内分泌疾病如甲状腺机能亢进、肾上腺皮质功能减退、糖尿病性肠炎等；⑥其他，药物（如利血平、硫酸胍乙啶等）过敏反应及溃疡性结肠炎等。

2. 临床表现

（1）年龄 肠系膜淋巴结核多见于儿童；肠结核多见于中年人；结肠癌多见于中年以上的人。

（2）流行区 血吸虫病多见于长江流域一带的人。

（3）摄取毒物或食物过敏史 有些患者吃过隔夜的或不洁食物、毒蕈、白果、河豚等（食物中毒史）；有些患者曾吃过鱼、虾等食物（食物过敏史）。

（4）起病缓急及病程长短 急性腹泻起病急，病程多在2个月内，每日排便可达10次以上，粪便量多而稀薄，常含病理成分，排便时常伴腹鸣、肠绞痛或里急后重。由于肠液为弱碱性，大量腹泻时可引起脱水、电解质紊乱与代谢性碱中毒。慢性腹泻起病缓慢，或起病急而转为慢性，病程2个月以上，每日排便数次，伴有或不伴有肠绞痛，或腹泻与便秘交替出现，长期腹泻可导致营养障碍、维生素缺乏甚至营养不良性水肿。

急性腹泻常见于食物中毒、肠道细菌感染（急性细菌性痢疾）、过敏性疾病及婴幼儿消化不良或中毒；慢性腹泻常见于慢性痢疾、血吸虫病、肠易激综合征、肠结核、结肠癌、非特异性溃疡性结肠炎、克罗恩病（Crohn disease）等。

（5）大便性质及次数 ①大便呈水样，次数多。脐周痛，腹泻，排便后腹痛不能缓解，常见于小肠炎性病变；若脐下腹痛排便后缓解，一般为结肠病变。②起病急，大便次数多（一日数十次），大便呈浓血样，不混有粪块，伴有发热、左下腹痛及里急后重（直肠肛门部分疼痛或感觉有便意但排便次数多或排不出粪便），见于急性细菌性痢疾。③粪便呈暗红色、酱色或血水样，并含脓血及粪质，量较多且有恶臭，常见于急性阿米巴痢疾。

3. 伴随症状

（1）伴有呕吐 常见于食物中毒或肠变态反应性疾病等。

（2）腹泻与便秘交替 常见于肠结核、肠易激综合征等。

（3）伴有腹部包块 下腹部肿块多见于结肠癌、血吸虫病肉芽肿、增殖型肠结核等。

十一、呕血

上消化道出血经口腔呕出，称为呕血。呕血的颜色取决于出血量的多少及血液在胃内停留时间的长短。出血量多并在胃内停留时间较短，则血呈鲜红色或暗红色；出血量少并在胃内停留时间较长，则血红蛋白经胃酸作用，形成铁血红蛋白，故呈咖啡色或黑褐色。

1. 常见病因

呕血的病因很多，但主要的三个原因是：①消化性溃疡；②食道、胃底静脉曲张破裂出血；③急性胃黏膜出血。

2. 临床表现

（1）呕血与黑便　呕血前常有上腹不适和恶心，随后呕出血色胃内容物。呕出的同时因部分血液经肠道排出体外，可致便血或形成黑便。

（2）失血性周围循环障碍　出血量达到10%～15%血容量时，有头晕、畏寒；达到20%以上时，有冷汗、四肢厥冷、心慌、脉搏增快等急性失血症状；达到30%以上时，则有急性周围循环衰竭的表现，显示脉搏频数微弱、血压下降、呼吸急促及休克等。

（3）血液学改变　血红蛋白及红细胞压积（hematocrit，简称HCT，又称红细胞比容）可逐渐降低。

（4）其他　大量呕血可出现氮质血症、发热等表现。

3. 伴随症状

（1）呕血前有慢性规律性上腹隐痛、反酸史，出血前有情绪紧张过度劳累、饮食失调等诱因，多为消化性溃疡出血。

（2）呕血前曾服用阿司匹林、肾上腺皮质激素、保泰松、利血平等药物史，多为急性糜烂性胃炎所致的出血。

（3）呕血发生在40岁以上的患者，尤其是男性，既往无胃病史，近来有胃痛、食欲不振、消瘦，首先应考虑胃癌出血。

（4）呕血呈喷射状，血色鲜红，既往有黄疸或血吸虫病史，常为肝硬化食道静脉或胃底静脉曲张破裂出血。

（5）呕血前有发热、黄疸、胆绞痛，呕血后绞痛缓解，多为胆道出血。

（6）呕血伴有皮肤紫癜及血象改变者，见于血液病。

（7）休克、脑血管意外、大面积烧伤、败血症、颅外伤等之后发生呕血，需考虑应激性胃溃疡。

十二、便血

消化道出血时，血从肛门排出，血呈鲜红、暗红或柏油样，或粪便带血，均称为便血。一般认为消化道出血在60mL以上即可出现黑便。

1. 常见病因

（1）上消化道疾病　上消化道疾病引起出血后，均可有便血。出血部位在幽门以下者，可只表现为便血，在幽门以上者常兼有呕血。

（2）下消化道疾病　①小肠疾病如局限性肠炎、小肠肿瘤、小肠血管瘤、梅克尔（Meckel）憩室炎或溃疡急性出血性坏死性小肠炎等；②结肠疾病如慢性非特异性结肠炎、结肠癌、结肠息肉等；③直肠疾病如直肠损伤、非特异性直肠炎、直肠癌等；④肛门疾病如痔、肛裂、肛瘘等。

（3）其他疾病　①急性传染病与寄生虫病，如急性细菌性痢疾、阿米巴痢疾、流行性出血热、重症肝炎、伤寒与副伤寒、钩端螺旋体病、钩虫病等；②血液病；③维生素缺乏症，如维生素C、维生素K缺乏症。

2. 临床表现

便血的颜色取决于消化道出血的部位、出血量及血液在肠道停留的时间。

（1）柏油样便　当上消化道出血，出血量在60mL以上，血液未被呕出或未完全呕出时，血中血红蛋白与肠内硫化物形成硫化铁，致粪色黑而发亮，外观类似柏油，称柏油样便或黑便，多见于消化性溃疡出血。小肠出血时，如血液在肠道停留时间较长，也可呈柏油样黑便。柏油样便需与服铁剂、铋剂、活性炭或中草药所致的黑色粪便相鉴别，后者黑而不亮。

（2）暗红色或鲜红色血便　多为消化道出血并血液在肠道停留时间短或病变距肛门近。如肠伤寒出血，血色暗红，与粪便混合；痔核出血为便后滴血，血色鲜红。

3. 伴随症状

（1）伴发热　见于急性出血坏死性肠炎、肠伤寒出血、肠恶性肿瘤、流行性出血热等。

（2）伴里急后重　可见于痢疾、直肠癌等。

（3）伴腹部肿块　应考虑结肠癌、肠套叠等。

十三、肝肿大

正常肝脏质软边薄，上界位于右锁骨中线第5肋间，下缘隐在肋缘之后，当深吸气时，或可扪及0.5～1.0cm，如超出此界而肝上界不低，且有质地改变，则为肝肿大。婴儿肝脏常在肋缘下2～3cm，4岁后才缩入肋下。体形瘦长，或因肺气肿、胸腔疾病而致横隔下移，或多次妊娠后，腹壁或肝悬韧带松弛，而使肝脏下垂，这些属于正常变异，只要下垂不超过2～3cm，且质地柔软者，则不为病态。

1. 常见病因

弥漫性肝肿大可因肝细胞内或细胞外的因素引起，如急性肝炎、慢性肝炎、急性中毒性肝炎、脂肪肝、肝硬化、代谢性肝硬化、胆道梗阻（儿童时）、免疫系统疾病、血液系统疾病、右心衰竭或缩窄性心包炎、闭塞性肝静脉内膜炎和巴德－基亚里（Budd－Chiari）综合征、感染性疾病、肿瘤和转移癌、畸形（肝囊肿）等。局限性肝肿大的疾病有：肿瘤（腺瘤和癌）、肝囊肿、血管瘤、血管性错构瘤、细菌性或阿米巴性肝脓肿、棘球蚴病（包虫病）等。

2. 临床表现

肝脏是否肿大可由叩诊和触诊来确定，病理性肝肿大时常有压痛、肝区叩击痛，且肝脏质地有不同程度改变。通常通过触诊和超声检查，可以确定弥漫性肝肿大或局限性肝肿大。

3. 伴随症状

肝肿大通常伴有脾肿大和其他症状，如发热、消化道症状、肝区疼痛、黄疸，多见于病毒性肝病、药源性肝病、中毒性肝病；皮肤色素沉着、蜘蛛痣、肝掌、腹壁静脉怒张、腹水等见于慢性肝炎纤维化；肝硬化的早期肝脏可肿大。

十四、脾肿大

正常人一般在肋缘下不能触及脾脏，少数瘦弱的女性和腹壁松弛的人偶尔可触及柔软的边缘。此外，内脏下垂或左侧胸腔积液、积气时横隔下降，可使脾向下移位。脾肿大程度分为三度：①轻度肿大，深吸气时，脾缘不超过肋下2cm；②中度肿大，超过2cm至脐平；③高度肿大即巨脾，下缘超出脐水平以下，脾尖向右超出前正中线。

1. 常见病因

（1）血液病　如白血病、淋巴瘤、多发性骨髓瘤、慢性骨髓纤维化症等。

（2）感染性疾病　见于伤寒、副伤寒、败血症、亚急性感染性心内膜炎、钩端螺旋体病、回归热、传染性单核细胞增多症、疟疾、血吸虫病、黑热病等。

（3）充血性脾肿大　见于肝硬化、肝静脉血栓形成、脾静脉血栓形成。

（4）风湿疾病　如系统性红斑狼疮、皮肌炎、结节性动脉周围炎、肖法－斯蒂尔（Chauffard－Still）综合征等，可伴有轻度脾肿大。

2. 临床表现

腹部肿块，且在左侧明显时，多提示为脾脏肿大。

3. 伴随症状

脾肿大可伴有其他症状，如伴有发热、黄疸、贫血、胸骨后压痛等。一般说来，脾肿大的发生多提示病情变化复杂，疾病较重，所以发现脾肿大后，最好去内科先进行常规检查和血液涂片、血清学检查、肝功能试验及其他各项检查，尽早确诊并针对病因治疗。

十五、黄疸

黄疸是因胆红素代谢障碍，血液中胆红素浓度增加，致使巩膜、黏膜、皮肤呈黄色。正常血清胆红素浓度为 8.55～17.10μmol/L（0.5～1.0mg/dL）。当血清胆红素浓度为 17.1～34.2μmol/L（1～2mg/dL），而肉眼看不出黄疸者称隐性黄疸；如血清胆红素浓度高于 34.2μmol/L（2mg/dL）则为显性黄疸。

1. 常见病因

（1）非结合胆红素增高　①红细胞破坏增多；②肝细胞摄取与结合能力障碍，如 Y、Z 蛋白及（或）葡糖醛酸转移酶活性降低或缺如。

（2）结合胆红素增高　因肝细胞胆汁分泌器原发性代谢性损害，使结合胆红素不能排泄至胆道，或因肝内的毛细胆管、肝外胆管、总胆管或壶腹部阻塞，胆红素反流入血，从而出现黄疸，此种黄疸属梗阻性黄疸。见于：①肝外胆管阻塞，如胆结石、胰头癌、胆管及总胆管癌、胆道闭锁等；②肝内胆管阻塞，如肝内胆管结石、华支睾吸虫病等；③肝内胆汁淤积，如药物性黄疸、病毒性肝炎、妊娠复发性黄疸。

（3）结合与非结合胆红素均增高　为肝细胞对胆红素的摄取、结合、排泄功能均受损所致的黄疸，又称肝细胞性黄疸。见于各种肝病，如病毒性肝炎、中毒性肝炎、肝硬化、肝癌及钩端螺旋体病等。

2. 临床表现

黄疸急骤出现，见于急性肝炎、胆囊炎、胆石症及大量溶血；缓慢发生或呈波动性，多为癌性黄疸或特发性黄疸。急性肝细胞性黄疸一般在数周内消退，胆汁性肝硬化可持续数年以上，黄疸进行性加重见于胰头癌。

3. 伴随症状

（1）伴发热　多见于病毒性肝炎、肝胆化脓感染、癌性黄疸患者。

（2）伴腹痛　多见于病毒性肝炎、肝癌等，阵发性绞痛见于胆道结石、胆道蛔虫病。

（3）伴贫血　多见于溶血性贫血和肝胆胰癌症。

（4）伴皮肤瘙痒　多见于阻塞性黄疸，因胆盐和胆汁成分反流入体循环，刺激皮肤周围神经末梢，故常有皮肤瘙痒；肝细胞性黄疸也可有轻度瘙痒。

（5）尿、粪颜色的变化　阻塞性黄疸时尿如浓茶，粪色浅灰或陶土色，溶血性黄疸急性发作时，尿可呈酱油色。

十六、腹水

正常人腹腔内有少量液体，约 50mL，对肠道等腹腔内脏器起润滑作用。病理状态下，腹腔内积聚过量的游离液体超过 200mL 时，称为腹水。

1. 常见病因

（1）肝脏疾病　主要是各种类型肝硬化，如病毒性肝炎、酒精性肝炎、血吸虫性肝病，以及肝豆状核变性（Wilson disease）等遗传代谢性疾病引起的肝硬化，其他如原发性和转移性肝癌、急性和慢性重症肝炎、肝多发性囊肿等均可引起腹水。

（2）心脏疾病　充血性心力衰竭、心包积液、慢性缩窄性心包炎等。

（3）肾脏疾病　急性和慢性肾炎、肾病综合征、尿毒症、多囊肾、糖尿病性肾病等。

（4）腹膜疾病　①腹膜炎：急性弥漫性腹膜炎、结核性腹膜炎、自发性腹膜炎和多发性浆膜炎等。②腹膜肿瘤：腹膜转移癌、腹膜间皮瘤等。

（5）胰腺疾病　胰腺癌、胰腺假性囊肿破裂等。

（6）其他　如门静脉血栓形成、营养不良性低蛋白血症、丝虫病所致乳糜、腹腔内肿瘤、结核及外伤或手术等引起的乳糜性腹水、黏液性水肿，以及宫外孕、卵巢囊肿破裂等。

2. 临床表现

（1）症状　①腹胀。②腹痛：因腹水性质不同而程度不一。漏出性腹水多表现为全腹胀痛；渗出性腹水多表现为全腹或局部钝痛；癌性腹水多表现为隐痛，并呈渐进性加重；脏器破裂引起腹水多呈局部剧痛，而后累及全腹。③原发病的症状。

（2）体征　①腹部膨隆：腹部形态可呈鼓状、球状或蛙腹状改变。②腹块：渗出性及癌性腹水者常可能触及包块，多呈圆形、边界不清、活动度差、表面不光滑及压痛；原发性腹膜或网膜癌，包块多呈“饼状”，有面大、边薄、界不清等特征。③移动性浊音：是检测有无腹水简便而又重要的手段，常用的有左右侧卧式、站卧式及胸膝式三种转换体位方式。胸膝式叩诊脐周浊音可检出仅约 200mL 的腹水，亦称为水坑征（puddle sign）。④水平面征：能清晰叩出腹水水平面者多属漏出性；渗出性、癌性腹水叩诊多无水平面征。⑤静腹、动腹征：炎性渗出性腹水或癌性腹水，多有肠粘连、肠梗阻表现，听诊肠鸣音亢进，有的可见肠逆蠕动波或可听及血管受压、浸润的血管性杂音，称为动腹征。而单纯漏出性腹水者多呈静腹表现。⑥原发病体征：肝硬化、门脉高压所致的腹水患者常有肝掌、蜘蛛痣、毛细血管扩张、黄疸、脾肿大及腹壁静脉曲张等体征；右心衰、缩窄性心包炎所致的腹水可有紫绀、颈静脉充盈、奇脉和肝静脉回流征阳性；结核性腹膜炎患者腹部有柔韧感，可伴有腹部压痛，有的可有腹部包块或肠粘连等肠梗阻表现；巴德－基亚里（Budd－Chiani）综合征可见胸腹壁及背部血流方向由下而上的静脉曲张和肝脏肿大的体征。

3. 伴随症状

大量腹水形成后，可产生蛋白尿，出现尿量减少的现象。腹水患者还可出现腹部呼吸运动减弱或消失；伴随出现其他症状者，如充血性心力衰竭者，可伴有心慌、气急、咳嗽、咯血、全身性水肿等；结核性腹膜炎患者可有发热、乏力、食欲减退、全腹不适或疼痛等症状，且多好发于儿童和青年人；肝硬化腹水，起病隐匿，病程缓慢，早期会有肝肿大，或仅有食欲不佳、恶心呕吐、肝区胀痛不适等症状，晚期时可出现腹壁静脉曲张、脾肿大、脾功能亢进，有的患者还会出现面色灰黯、消瘦、贫血，脸、颈、上胸、肩及上肢出现蜘蛛痣、手掌发红、男性乳房女性化等，还可并发上消化道大出血、感染和肝昏迷等。

十七、水肿

组织间隙有过多的液体积聚时称为水肿。局部水肿常由毛细血管渗透性增加（如炎症反应）所致，全身性水肿容易在组织比较疏松以及身体最低的部位出现，严重时可在胸腹腔内出现积液。

1. 常见病因

（1）心源性水肿　各种心脏病发生右心衰竭时可出现水肿，水肿首先出现在身体最低部位，如下肢、臀部、背部等，严重时可引起全身水肿。

（2）肾源性水肿　肾小球肾炎、肾病综合征等均可出现水肿。水肿首先出现在眼睑、面部等疏松组织，严重时蔓延至全身，甚至出现胸水、腹水。

（3）肝源性水肿　如肝硬化时，由于门静脉压升高或肝功能不全引起低蛋白症时，可出现水肿。其特点为发生缓慢，常以腹水为主，全身水肿较轻，下肢明显。

（4）营养不良性水肿　主要由于低蛋白血症引起血管内胶体渗透压降低所致。常发生于摄食不足、肠道吸收障碍、慢性消耗性疾病等。

（5）特发性水肿　女性多见，水肿可出现在眼睑及下肢。其发生原因有：①部分患者由于直立时交感神经兴奋不足，导致脑部供血不足，通过容量感受器反射地引起醛固酮分泌增加所致，常伴有其他神经衰弱症状。②部分女性于经前7～14d出现，月经来潮后消退，可能与性激素功能失调有关。

（6）其他　如硬皮病、皮肌炎等风湿性疾病所致的水肿；肾上腺皮质激素、甘草等药物所致的水肿；甲状腺功能减退以及丝虫病所致的非凹陷性水肿等。

2. 临床表现

水肿的发生时间与出现部位：肾源性水肿多在眼睑开始，晨起较重；心源性水肿多在下肢开始，下午与晚间加重；肝源性水肿多由腹水开始。

十八、血尿

正常的尿液含有极少量的红细胞。未经离心的尿液在显微镜下每个高倍视野可有红细胞 0 ~ 2 个，如果超过此数，即为血尿。肉眼可见者称肉眼血尿；需在显微镜下发现者，称镜下血尿。

1. 常见病因

血尿是泌尿系统疾病最常见的症状之一。98% 血尿是由泌尿系统疾病引起的，2% 的血尿由全身性疾病或泌尿系统邻近器官病变所致。

（1）泌尿系统疾病　肾小球疾病，如急、慢性肾小球肾炎，免疫球蛋白 A 肾病，遗传性肾炎和薄基底膜肾病，各种间质性肾炎、尿路感染、泌尿系统结石、结核、肿瘤、多囊炎、血管异常，尿路憩室、息肉和先天性畸形等。

（2）全身性疾病　①感染性疾病：败血症、流行性出血热、猩红热、钩端螺旋体病和丝虫病等。②血液病：白血病、再生障碍性贫血、血小板减少性紫癜、过敏性紫癜和血友病。③免疫和自身免疫性疾病：系统性红斑狼疮、结节性多动脉炎、皮肌炎、类风湿性关节炎、系统性硬化症等引起肾损害时。④心血管疾病：感染性心内膜炎、急进性高血压、慢性心力衰竭、肾动脉栓塞和肾静脉血栓形成等。

（3）尿路邻近器官疾病　急慢性前列腺炎、精囊腺炎、急性盆腔炎或脓肿、宫颈癌、输卵管炎、阴道炎、急性阑尾炎、直肠和结肠癌等。

（4）化学物品或药品对尿路的损害　如磺胺药、非甾体抗炎药、甘露醇及汞、铅、镉等重金属对肾小管的损害；环磷酰胺引起的出血性膀胱炎；抗凝血药如肝素过量也可出现血尿。

（5）功能性血尿　平时运动量小的健康人，突然加大运动量可出现运动性血尿。

2. 临床表现

（1）尿色改变　血尿的主要表现是尿色改变，除镜下血尿肉眼观察颜色正常外，肉眼血尿根据出血量多少而呈不同颜色。尿呈淡红色像洗肉水样，提示每 1L 尿含血量超过 1mL。出血严重时尿可呈血状。肾脏出血时，尿与血混合均匀，尿呈暗红色；膀胱或前列腺出血尿色鲜红，有时有血凝块。

（2）分段尿异常　将全程尿分段观察颜色，如尿三杯试验：用三个清洁玻璃杯分别留起始段、中段和终末段尿观察，如起始段血尿提示病变在尿道；终末段血尿提示病变在膀胱颈部、三角区域或后尿道的前列腺和精囊腺；三段尿均呈红色即全程血尿，提示血尿来于肾脏或输尿管。

（3）镜下血尿　尿颜色正常，但显微镜检查可确定血尿，并可判断是肾性或肾后性血尿。镜下红细胞大小不一、形态多样为肾小球血尿，见于肾小球肾炎。如镜下红细胞形态单一，与外周血近似，为均一型血尿，提示血尿来源于肾后，见于肾盂肾盏、输尿管、膀胱和前列腺病变。

（4）症状性血尿　血尿的同时伴有全身或局部症状，以泌尿系统症状为主。

如伴有肾区钝痛或绞痛提示病变在肾脏，膀胱和尿道病变则常有尿频尿急和排尿困难。

（5）无症状性血尿　部分患者血尿既无泌尿道症状也无全身症状，见于某些疾病的早期，如肾结核、肾癌或膀胱癌早期。

十九、贫血

贫血是指循环血液单位容积内血红蛋白低于正常值的下限。我国诊断贫血的血红蛋白标准为：成年男性低于120g/L，成年女性低于110g/L，孕妇低于100g/L。

1. 常见病因

贫血的原因很多，大体上分为以下两种。

（1）血液系统疾病所致贫血　如由于红细胞生成减少所致的再生障碍性贫血（俗称再障）；骨髓本身受异常细胞浸润引起的贫血，如白血病、淋巴瘤等；营养物质缺乏造成的缺铁性贫血、巨幼细胞性贫血；红细胞破坏过多造成的溶血性贫血（俗称溶贫）等。

（2）非血液系统疾病所致继发性贫血　如肝或肾功能衰竭所致的继发性贫血，结核病、风湿性疾病及恶性肿瘤疾病所致的慢性病贫血。

2. 贫血分类

按发病机制可分为：①造血不良性贫血，如再障；②红细胞过度破坏的溶血性贫血，如遗传性球形红细胞增多症等；③失血过多造成的贫血，如溃疡病或肿瘤引起的消化道出血等。

按细胞形态大小可分为：①大细胞性贫血，如巨幼红细胞性贫血；②正常细胞性贫血，如溶贫、再障等；③单纯小细胞性贫血，如慢性感染性贫血；④小细胞低色素性贫血，如缺铁性贫血等。

3. 临床表现

贫血的最初感觉为疲乏、困倦、软弱无力，皮肤黏膜及指甲苍白、活动后心慌、气促，严重和长期贫血者可引起心脏扩大，心率及脉搏增快，低热、头晕、头痛、耳鸣、眼花、注意力不集中、嗜睡、食欲减退、腹胀、恶心、便秘。某些贫血严重者可有肝、脾肿大，女性可表现月经不调，男女两性患者均可有性欲减退。

二十、淋巴结肿大

正常成人于腹股沟、颌下，有时在颈部及腋下亦可扪及淋巴结，但正常淋巴结体积较小，直径一般不超过0.5cm，且质地软、表面光滑，无压痛、滑动。若于枕后、耳周围、锁骨上、滑车等处扪及淋巴结，或于其他部位扪及淋巴结，大小、质地、表面、压痛感或滑动度等异于正常者，则均属病理现象。

1. 常见病因

（1）血液系统疾病 ①淋巴瘤；②急、慢性白血病；③恶性组织细胞病：临床上常表现为肝、脾、淋巴结肿大，黄疸，全血细胞减少等症状；④卡斯尔曼病（Castleman disease，CD）：是一种原因不明的反应性淋巴结肿大，淋巴结缓慢肿大，形成巨大肿块，伴多克隆性高免疫球蛋白血症；⑤血管免疫母细胞淋巴结病：浅表淋巴结肿大，可有发热、多汗、消瘦等症状；⑥组织细胞增多症：淋巴结肿大，常伴皮疹、肺部症状、骨损害等；⑦窦组织细胞增生伴巨大淋巴结病：浅表淋巴结无痛性、进行性肿大，常相互融合成巨大肿块；⑧坏死性淋巴结炎；⑨传染性单核细胞增多症：以发热、颈淋巴结肿大和咽痛为本病特有的三联症，部分患者淋巴结肿大可有轻度压痛；⑩其他：可见于肉芽肿病、骨髓纤维化等。

（2）非血液系统疾病 ①感染：见于各种局部和全身的细菌感染、慢性非特异性炎症、艾滋病等；②免疫性疾病：见于自身免疫病、血清病、药物反应等；③非血液系统恶性肿瘤：见于各种恶性癌肿、肉瘤淋巴结转移。

2. 临床表现

淋巴结体积增大可通过触摸颌下、颈部、锁骨上窝、腋窝和腹股沟等部位而确定，但肺门、纵隔、腹膜后和肠系膜等体内肿大的淋巴结则要靠 X 线、CT 和 B 超等才能发现。

3. 淋巴结肿大发生部位

（1）全身淋巴结肿大 多为反应性淋巴结肿大、血液系统恶性疾病、免疫性疾病、慢性肉芽肿病、血管免疫母细胞淋巴结病、艾滋病等。

（2）局部淋巴结肿大 除局部淋巴引流区的各种急慢性感染外，尚需考虑以下几点。①颈部：最多见为结核，转移癌要考虑是否来自甲状腺、鼻咽部、咽喉部等。②左锁骨上：胃肠道肿瘤转移可能性较大。③右锁骨上：胸腔及呼吸道肿瘤转移可能性大。④腋下：多见乳房肿瘤转移，或有结核可能。⑤腹股沟：多见慢性非特异性炎症，各种性病，或泌尿系统、生殖系统、肛门直肠肿瘤。

第二节 体格检查

体格检查是医生运用眼、手、耳、鼻等感官或借助简便器械对患者进行身体检查的基本方法。不少疾病可通过详细地询问病史、全面而准确地体格检查即可得出初步的诊断。有些疾病虽掌握了化验检查、X 线、心电图等检查资料，如无确实的病史和查体的表现，也不能做出正确的诊断。

一、体检的注意事项

在体格检查中应注意如下事项。

（1）要关心体贴患者，对患者态度亲切和蔼耐心，痛患者之所痛，急患者之所急。

（2）体格检查时要严肃认真，方法正规、操作有序。做到操作轻巧、细致、准确、熟练，切忌主观片面。患者应取舒适体位，按照观察一般状况、头、颈、胸、腹、脊柱、四肢、生殖器、肛门及神经反射的顺序进行，做到有条不紊、不重复或遗漏。遇病情危重需急救不允许详细检查时，应根据患者主诉和主要临床表现做重点检查，待病情稳定后再做详细查体。

（3）诊查场所应保持肃静、整洁、光线充足、温度适宜。

（4）对复杂疑难患者，体格检查时应随时记录所见的阳性体征，做到详细准确。无论门诊或住院患者都要做体格检查，力求及时发现阳性体征以利于明确诊断并及时做出恰当的治疗。

二、体检的基本方法

体格检查的基本方法包括：视诊、触诊、叩诊及听诊。在系统的体检中，视、触、叩、听诊的内容虽各不相同，但其基本手法和原则一致。

1. 视诊

视诊是医生用视觉来观察患者全身或局部情况的检查方法。视诊观察的一般状况包括：性别、发育营养、意识状态、面容表情、体位姿势与步态等。局部视诊应观察被检者的皮肤、黏膜、舌苔、头颈、胸及腹部外形，四肢、肌肉、脊柱及关节生长发育状况。视诊方法简单，但有时可对某些疾病的诊断提供重要线索，如双眼外突出应考虑甲状腺机能亢进。视诊时被检查部位应充分暴露，在自然光线下进行，因黄疸及某些皮疹在灯光下不易辨认而常发生漏诊。

2. 触诊

触诊是医生用手指或触觉来进行体格检查的方法。通过触、摸、按、压被检查局部，以了解体表（皮肤及皮下组织等）及脏器（心、肺、肝、脾、肾、子宫等）的物理特征，如大小、轮廓、硬度、触痛、移动度及液动感等。它可为医生诊断检查部位及脏器是否发生病变提供直观的重要依据。触诊时应紧密结合解剖部位及与脏部、组织间的关系及发展情况进行分析，方有诊断价值。

触诊可用于检查身体任何部位，在腹部检查时尤为重要。常用触诊方法有：直接感触法、浅部触诊法、深部触诊法。

触诊时注意事项如下。

（1）患者体位，一般为仰卧屈膝，两腿略分开，必要时可采用半坐位、立位和侧卧位，侧卧检查时下腿应伸直，上腿略弯曲。

（2）医生应位于被检查者右侧，面向被检查者，随时注意观察触诊时被检查者的表情。

（3）检查手法应注意轻柔，由浅而深、由轻到重，手掌手指应保持温暖，以免刺激患者而混淆检查结果，检查时应由远离病变部位开始。下腹部检查时患者应先排尿，以免将充盈膀胱误诊为包块。

3. 叩诊

叩诊是医生用手指叩击被检查者体表使之产生音响，由于人体各种组织结构的密度、弹性各异而发生不同的声音，医生借助叩击发出的不同音响来帮助判断体内器官状况的检查方法。

4. 听诊

听诊是医生直接用耳或借助听诊器，听取体内心、肺、胃肠等脏器运动时发出的音响，以帮助临床诊断的一种检查方法。

此外嗅觉亦可协助诊断，如腋臭的狐臭味、乙醇中毒的酒味、糖尿病酸中毒的烂苹果味等，也称为嗅诊。

三、体检的主要内容

1. 一般状况

（1）体温　通常有口腔（口表）、腋窝（腋表）、直肠（肛表）三种测温方法。异常体温可分为体温升高或过低。体温过低是指口腔温度低于正常，常见于周围循环衰竭、大出血后、高度营养不良、慢性消耗性疾病、甲状腺机能减退等疾病，以及在低温环境下暴露过久者。体温升高（发热）是指口腔温度超过37.2℃以上。

（2）脉搏　脉搏就是指浅表动脉的搏动。正常人的脉搏和心跳是一致的。脉搏的频率受年龄和性别的影响，婴儿每分钟120～140次，幼儿90～100次，学龄期儿童80～90次，成年人70～80次。另外，运动和情绪激动时可使脉搏增快，而休息、睡眠则使脉搏减慢。成人脉率每分钟超过100次，称为心动过速，每分钟低于60次称为心动过缓。

（3）呼吸　正常人呼吸节律均匀、浅深适宜，平静呼吸时，每分钟16～20次，呼吸与脉搏的比例为1∶4。新生儿呼吸较快，每分钟约44次，随着年龄增长而减少。正常人在情绪激动、运动、进食、气温升高时呼吸增快，休息睡眠时减慢。

（4）血压　推动血液在血管内流动并作用于血管壁的压力称为血压。目前临床上血压均采用血压计来测量。正常人收缩压应 < 140mmHg，舒张压应 < 90mmHg。

（5）发育与营养 ①发育状况：发育是否正常，主要依据年龄、身体成长情况以及智力三个方面的发育是否相称来判定。②营养：营养状态是根据皮肤、毛发、皮下脂肪、肌肉的发育情况综合判断，大致可分为良好、中等与不良三种。③体型：根据个体身高、胖瘦的比例不同，临床将成人分为正力型、无力型、超力型三类，也称匀称型、瘦长型、矮胖型。

（6）意识状态 意识是大脑功能活动的综合表现，即对环境的反应状态。正常人意识清晰、反应敏锐准确、思维合理、语言清晰、表达能力正常。凡影响大脑功能活动的疾病会引起不同程度的意识改变，如兴奋不安、思维紊乱、语言表达能力不佳或失常、情感活动异常、无意识动作增加等，此种状态称为意识障碍。根据意识障碍的程度可分为：意识模糊、谵妄、嗜睡、昏睡及昏迷。

（7）面容、表情 健康人面色红润、表情自然，患病后可出现某些病态，面容与表情常反映患者的精神状态与病情程度。某些疾病常具有特殊面容与表情，对疾病诊断有一定帮助。

（8）体位 不同的疾病及意识状态会使患者主动或被动地采取不同的体位。不同体位对某些疾病的诊断具有一定意义。常见有：①自主体位，身体活动自如不受限制，见于轻型患者或一般情况良好的患者，也有部分患者病情虽严重而体位仍不受限制。②被动体位，即不能自己随意调整体位及移动肢体位置，见于极度衰弱或意识丧失的人。③强迫体位，是由于某种疾病或为减轻痛苦，被迫采取一定的体位。

（9）姿势与步态 健康人躯干端正，动作自如，步态稳健。在某些疾病时，可引起异常的姿势与步态。如脊柱、四肢疾病患者因病变或疼痛而弯腰背或跛行。走路时身体左右摇摆似鸭状步态，见于佝偻病、大骨节病、进行性肌营养不良及双侧先天性髋关节脱位等。小脑疾患、乙醇中毒者行走时躯干重心不稳，步态紊乱呈醉酒状。起步后小步急速趋行，身体前倾的慌张步态见于震颤性麻痹患者。共济失调步态表现为行走时将足高抬，骤然落下，双目向下注视，两脚间距较宽，闭目时摇晃不稳，见于脊髓病变患者。

2. 皮肤

皮肤病变表现在颜色、弹性、温度的改变，以及有无皮疹、出血点、溃疡、瘢痕等方面。检查皮肤应在自然光线下进行。

（1）颜色 皮肤的颜色与毛细血管的分布、血液充盈度、色素量的多少及皮下脂肪的厚薄有关。中国人健康的皮肤是微黄略透红润，室外工作者略黑。常见的异常变化有：苍白、发红、紫绀、黄染、色素沉着、色素脱失。

（2）皮疹 皮疹（skin eruption）多为全身性疾病的表现之一，是临床诊断某些疾病的重要依据。皮疹的种类很多，如斑疹、丘疹、斑丘疹、疱疹、脓疱疹等。各种疾病的皮疹其形态、大小、部位及持续时间各不相同。不同疾病的皮疹形态及出现规律有一定的特异性，因此检查时应注意皮疹出现的先后顺序与消退的时间、分布部位、形态大小、颜色、压之是否褪色、是否隆起、有无脱屑等。

（3）出血点与紫癜　皮肤或黏膜下出血是常见的皮肤病变。出血程度与面积视不同疾病而异。出血直径小于2mm者称为出血点（petechia）；直径3～5mm者为紫癜（purpura）；直径5mm以上者为淤斑（ecchymosis）；如血液溢出于血管外，使该部皮肤隆起者为血肿（hematoma）。皮肤黏膜出血见于血液病（血小板减少性紫癜、血友病、白血病）、严重感染（败血症、流脑）、维生素缺乏或创伤等。

（4）蜘蛛痣　蜘蛛痣（spider angioma）是由一支中央小动脉及许多向外放散的细小血管形成，形状如蜘蛛而得名。小者如大头针帽，大者直径可达1cm以上，其中心稍隆起，如用大头针帽按压中心红斑，则其周围毛细血管褪色，移去压力后即复原，通常出现于上腔静脉分布的区域，如手、面、颈部、前胸部及肩部等处。产生原因一般认为与肝脏对体内雌激素灭活功能减弱有关。常见于急、慢性肝炎或肝硬化，有时也见于妊娠期妇女及健康人。

（5）温度与湿度　①皮肤的温度（temperature）通常可用手掌心摸测额部或全身皮肤，可粗略判断有无发热。全身皮肤温度升高见于各种发热的疾病；局部皮肤温度增高见于局部炎症。②皮肤湿度（humidity）与汗腺分泌功能有关，正常健康人的植物神经功能因人而异。在气温高、湿度大的环境里出汗增多是一种生理调节功能。而在疾病情况下，出汗过多或无汗则具有诊断意义。皮肤湿润多汗者见于甲状腺机能亢进、发热的退热期、风湿病及结核病活动期，皮肤冰冷而潮湿者见于周围循环衰竭，皮肤异常干燥者见于维生素A缺乏症、严重脱水及黏液性水肿等。

（6）光滑度　皮肤的光滑度（smoothness）随年龄、性别、职业而异。某些疾病如维生素A缺乏症者的皮肤干燥、粗糙，且在毛囊部有角化性丘疹，大腿、臂部及臀部多见；烟酸缺乏所致糙皮病常以手背、足面及颈项等处皮肤为明显；黏液性水肿的皮肤常增厚变粗；局部性的皮肤增厚见于皮肤慢性感染（表皮癣菌病）及局部刺激（胼胝）等。

（7）弹性　皮肤的弹性（elasticity）与年龄、营养状态、皮下脂肪及组织间隙液体量多少有关。儿童及青年人皮肤有弹性，老年人皮肤组织萎缩、皮下脂肪减少则弹性较差。重度营养不良、慢性消耗疾病、严重脱水者皮肤弹性显著减退或完全消失。

（8）水肿　水肿（edema）是皮下组织的细胞内或组织间隙液体潴留过多所

致。重度水肿可见皮肤紧张发亮，轻度水肿视诊不易发觉，需用手指加压局部有无凹陷来发现，若局部出现凹陷，且需经一定时间始能平复称凹陷性水肿。黏液性水肿及象皮肿者虽也表现组织明显肿胀，但指压后并无凹陷，可资鉴别，根据水肿的程度，可分为轻、中、重三度。

（9）溃疡与瘢痕 ①皮肤溃疡（ulcer），常见原因有创伤、感染及癌症，要注意溃疡大小、形状与部位；②皮肤瘢痕（scar），是皮肤外伤、手术或病变愈合后，新的结缔组织和上皮细胞增生的斑块，代替失去的皮肤组织。也常为曾患过某些疾病提供证据，如天花、淋巴结核、某些手术等。

（10）皮下结节和肿块 检查皮肤时应注意有无皮下结节（subcutaneous nodule）和肿块（mass），并注意其大小、深度、硬度、压痛及移动度。风湿性皮下结节多见于肘、膝、踝的肌腱附着处及骨质隆起的皮下，呈圆形或椭圆形，无压痛或轻压痛。皮肤黄色瘤多见于眼睑或内眦附近及手背等处。此外，皮下良性肿瘤有皮下脂肪瘤、神经纤维、皮下寄生虫结节（如肺吸虫、囊虫病），皮下恶性肿瘤有鳞状细胞癌、霍奇金病（Hodgkin disease）及白血病等。

3. 毛发

毛发（hair）的分布、色泽及多少等改变对临床诊断有辅助意义。正常人的头发分布均匀有光泽，多少因人而异，并随着年龄增长可发生变化，如中年后的秃顶、光泽减退或苍白。病理性脱发常见于伤寒后、黏液性水肿及应用抗癌药物如环磷酰胺等，可引起弥漫性脱发；脂溢性皮炎可引起头顶部局限性脱发；神经营养障碍常致大小不等的圆形斑秃；麻风、梅毒患者眉毛与头发同时脱落；内分泌疾病如席汉（Sheehan）综合征不仅眉毛、头发脱落，同时有腋毛、阴毛的脱落；柯兴（Cushing）综合征（肾上腺皮质功能亢进）毛发生长异常增多，女性患者出现类似男性毛发的分布及生长胡须。

4. 淋巴结

人体淋巴结（lymph node）有600～700个，临床上一般只能检查身体各种表浅的淋巴结。健康人表浅淋巴结很小，直径不超过1cm，质地柔软，表面光滑，不易触及，无压痛，与毗邻组织粘连。表浅淋巴结呈组群分布，每一组群淋巴结接受一定部位的淋巴液。如耳、乳突区的淋巴结接受来自头皮的淋巴液；颌下淋巴结群接受口底、颊黏膜、齿龈等处淋巴液。当身体某部位发生炎症或癌肿时，微生物或癌细胞可沿淋巴管蔓延，到达该器官或该部的淋巴结，引起淋巴结肿大、压痛，因而对疾病诊断有重要意义。

5. 头面部

（1）头颅 注意大小、形状、头发、活动和小儿的前囟情况。头颅的大小以头围来衡量，头围在正常发育阶段的变化为：新生儿约34cm，出生后前半年增加 8cm，后半年增加 3cm，到 18 岁可达 53cm 或以上，以后无变化。矢状缝和其他颅缝大都在生后 6 个月内骨化，骨化过早会影响颅骨的发育。

前囟一般在一岁半内完成闭合。囟门早闭见于小头畸形；囟门晚闭见于佝偻病、脑积水及克汀病（Cretinism disease）。前囟凹陷见于脱水；膨隆则为颅内高压之表现，见于脑炎、脑膜炎等。

头发的分布、多少及脱落情况亦应注意。脱发除见于湿疹、斑秃等皮肤病外，也见于伤寒、猩红热、垂体功能减低、重症营养不良、使用某些药物如抗癌药环磷酰胺等。

（2）头部器官　眼包括眉毛、眼睑、眼球、结膜与巩膜、角膜、瞳孔、晶体、视力、色觉及眼底。耳包括外耳道、乳突、听力。鼻包括外形、分泌物、通气与否、副鼻窦有无压痛及有无鼻翼扇动。口包括口唇、口腔黏膜、舌、口咽及扁桃体等。咽扁桃体：扁桃体肿大按其大小可分为三度，一度不超过咽腭弓，二度超过咽腭弓，三度超过咽后壁中线。

6. 颈部

检查颈部时尽可能使患者采取坐位。注意颈部外形、活动、血管、甲状腺、气管的位置及有无包块、瘢痕、溃疡与瘘管。

（1）颈部皮肤　检查时应注意有无瘢痕、瘘管、蜘蛛痣、疖肿、瘤及皮肤病等。

（2）颈部血管　注意颈动脉、颈静脉怒张及搏动。

（3）气管　正常气管居中，在胸骨上窝前正中线上。

（4）甲状腺　正常甲状腺多不易看到，女性青年发育期甲状腺可略增大。甲状腺肿大可分为三度：一度不能看出肿大但能触及；二度能看到肿大又能触及，但在胸锁乳突肌以内；三度超过胸锁乳突肌。

7. 胸部及肺

呼吸运动对于肺与胸膜疾病的诊断有一定帮助，观察时注意其频率、节律、深度及两侧是否相同。

触诊检查呼吸动度，以证实视诊所见。触诊检查语音震颤亦称触觉震颤，是一种重要的检查方法。

叩诊时患者宜采取坐位或仰位，解开衣服，肌肉放松，呼吸均匀。叩诊顺序应先胸后背，自上而下，左右对比，即由肺尖部向下，沿肋间由前向后进行，注意辨别轻微叩诊音的变化。正常肺部叩诊音为清音，肺组织覆盖心脏，肝脏实质脏器部位的叩诊音为浊音。左下胸部，因正常的肺组织与含气的胃泡相重叠，所以叩诊时有一鼓音区。正常的肺脏，除掩盖心、肝部分外，叩诊时均为清音，如出现浊音、实音、鼓音或过清音则为异常叩诊音，提示肺及胸膜、胸壁的病理改变。异常叩诊音的程度取决于病变的大小、部位及性质。

肺部听诊音是由于呼吸时，气流进出呼吸道及肺泡产生湍流而引起振荡，发出音响，通过肺组织和胸壁传到体表，在体表所能听到的声音称为肺部听诊音。肺部听诊内容有正常呼吸音、异常呼吸音、啰音、听觉语音、耳语音，在胸部还要听胸膜摩擦音。正常人可听到三种呼吸音，即支气管呼吸音、肺泡呼吸音及支气管肺泡呼吸音。病理性呼吸音包括病理性支气管呼吸音、病理性肺泡呼吸音、病理性支气管肺泡呼吸音和啰音。啰音按其性质及发生机制可分为干性啰音、湿性啰音（水泡音）及捻发音。

胸膜摩擦音是胸膜由于炎症或肿瘤等原因变得粗糙不平，致呼吸时两层胸膜互相摩擦，出现一种干燥的、断续的、接近表面的声音。当靠近心脏的胸膜发炎时，在呼吸和心脏跳动时都可以产生摩擦音，称胸膜心包摩擦音。

8. 心脏及外周血管

心脏位于胸腔的正中偏左，上与大血管相连，下面位于横隔上，两侧紧靠肺脏，表面边缘部为肺组织所遮盖。心脏检查时，应根据病情，让患者采取平位、半坐位或坐位。患者两上肢自然平放或下垂于躯干的两侧，身体勿左右倾斜以免影响心脏的位置。正常人胸部两侧大致是对称的。心前区隆起多见于儿童期即患心脏病且心脏显著增大者。心脏收缩时，心尖向胸壁冲击可引起局部胸壁向外搏动，称为心尖搏动。

心脏触诊检查，除可证实视诊的结果外，还可发现视诊未发现的体征。检查时，患者最好采取平卧位，以免因体位影响心尖搏动的位置。医生通常以全手掌、手掌尺侧或指尖触诊。心脏触诊的部位，除心尖部外，应依次检查心前区、胸骨两旁及上腹部。当触及任何搏动时，均应注意搏动的位置、范围、强度及时间等。

叩诊的目的在于确定心脏的大小、形状及其在胸脏内的位置。心脏为不含气器官，叩诊时呈绝对浊音（实音），而心脏被肺覆盖部分叩诊呈相对浊音。

听诊是诊断心脏疾病重要的检查方法之一。心音、心律等的变化往往是心脏疾病最早出现的体征。心脏各瓣膜所产生的音响常沿血流的方向传导到前胸壁的不同部位。因此，听诊时瓣膜杂音最清晰的部位并不是该瓣膜的解剖投影部位，故将此杂音的最响部位称为该瓣膜的听诊区。听诊内容包括心率、心律、心音、杂音及心包摩擦音等。正常心律激动发自窦房结，节律规则。成人心率每分钟 60 ~ 100 次。成人窦性心律频率少于 60 次/min 者称为窦性心动过缓，超过 100 次/min 者称为窦性心动过速。

脉搏检查的方法：患者手掌平置向上，医生用食、中、无名指指尖，按于桡动脉近手腕处。注意两侧桡动脉脉搏的大小和出现时间，生理情况下，两侧差异很小。某些病理情况，可有明显的差异。检查脉搏时，应注意脉搏的速率、节律、紧张度、强弱或大小、脉搏的形态及动脉壁的情况。

9. 腹部的检查方法与内容

腹部视诊的主要内容有腹部外形、腹壁状态、脐部改变、蠕动波及腹部搏动等。

腹部检查以触诊最为重要。触诊时一般采用仰卧位，头垫低枕，两手平放于躯干两侧，两腿并拢屈曲，使腹壁肌肉放松，做缓慢的腹式呼吸运动。医生站在患者右侧，面向患者，以便观察患者有无疼痛等表情。触诊内容主要检查腹壁紧张度、有无压痛和反跳痛、腹部包块、液波感及肝脾等腹内脏器情况。

腹部叩诊有直接叩诊和间接叩诊，一般多采用间接叩诊法，因其较为可靠。检查震水音及叩击痛时，也用直接叩诊法。腹部叩诊内容：腹部叩诊音、肝脏叩诊、移动性浊音。听诊内容包括肠鸣音、震水音、血管杂音和肝脾区摩擦音等。

10. 神经系统检查

神经系统检查包括：颅神经、感觉系统、运动系统和反射等。现介绍体检中常用的神经反射。

反射（reflex）是指皮肤、黏膜、肌腱和内脏的感受器接受刺激后，刺激冲动传入神经至脊髓或脑，再经过传出神经到达远侧端相应的组织器官出现相应的反射活动。当神经反射弧的任何部位发生病变或受损害时，正常反射即遭破坏而出现异常的反应。因此通过反射的检查可帮助判断神经系统损害的部位，为临床提供诊断的依据。

生理反射按刺激部位的不同分为浅反射和深反射。

浅反射：刺激皮肤或黏膜引起的反射。临床常规进行腹壁和提睾反射，若脊髓反射弧及锥体束损害时此反射减弱或消失。急腹症、妊娠后期、膀胱过度胀满、肥胖及腹壁松弛者此反射也可减弱或消失。此检查有神经损害定位诊断意义。

深反射：系刺激肌腱、骨膜和关节通过感受器而引起的反射。①反射减弱或消失常见于脊髓反射弧任何部位的损伤，如周围神经炎、脊髓前角细胞病变（灰白质炎），脑或脊髓急性病变出现脑或脊髓休克时（急性损伤）。此外骨、关节、肌肉病变也可引起此反射减弱或消失。②反射亢进可见于上神经元损害，椎体束病变（如脑出血、脑栓塞及脑瘤等）。脊髓反射弧失去高级神经元制约而呈现释放现象。此外神经系统兴奋性普遍增高时，如神经官能症、甲状腺机能亢进等，也可出现双侧对称性反射亢进。

思考题

1. 简述发热的分度。
2. 简述水肿形成的主要原因。
3. 简述咯血与呕血的鉴别。
4. 体格检查中应注意哪些事项？
5. 体格检查的基本方法有哪些？

第二章
诊疗技术

教学目标

1. 了解主要器械性检查的特点和临床应用范围。
2. 了解各种实验室检查的内容和临床意义。
3. 了解临床常用实验室检查的正常值。

第一节 器械性检查

一、心电学

1. 心电图

心脏内兴奋从窦房结顺序地传到心房、心室各部分时，所产生心脏动作电位可呈现复杂图像。心脏的电变化通过身体这一容积导体而投射到身体表面，将测量电极置于体表一定部位记录出来的心脏电变化曲线，称为心电图（electrocardiogram，简称 ECG）。临床心电图学就是把身体表面变动的电位记录下来，结合其他临床资料，给以适当解释，以辅助临床诊断的一门科学。

（1）心电传导系统　心电传导系统是由窦房结、结间束、房室结、房室束、左右房室束支和心肌传导纤维［又称浦肯野（Purkinje）纤维］构成。窦房结是心脏正常冲动的起源，位于上腔静脉入口与右心室交界处。结间束是窦房结与房室结之间的传导径路，分为前、中、后三个传导束。房室结位于房间隔的右后部，向下延伸为房室束，房室结与房室束构成房室交界区，再向前下伸延到室间隔膜部，分成左、右房室束支，分别位于间隔的左、右侧内膜下。左束支在室间隔左侧起始部位，又分为前上支和后下支两束纤维。右束支沿室间隔右侧下行直到心尖处才开始分支为浦肯野纤维。两侧束支在心室内膜下分成无数浦肯野纤维与心肌纤维相连接。

（2）典型心电图　典型心电图由一系列不相同的“波组”构成。包括下述各波及波段。

P 波（P wave）：反映左右心房的电激动过程电位和时间的变化。

P－R 间期（P－R interval）：代表心房开始除极至心室开始除极的时间。

P－R 段（P－R segment）：代表心房激动通过房室交界区下传至心室的时间。

QRS 波群（QRS complex）：反映左右心室除极过程电位和时间的变化，典型的 QRS 波群包括三个相连的波。第一个向下的波为“Q”波；继之向上的波为“R”波；继“R”波之后的向下波为“S”波。

S－T 段（S－T segment）：从 QRS 波群终点到 T 波起点的线段，反映心室早期复极过程电位和时间的变化。

T 波（T wave）：反映晚期心室复极过程电位的变化。

U 波（U wave）：代表心肌活动的“激后电位”（after potential）。

Q－T 间期（Q－T interval）：从 QRS 波群起点到 T 波终点的时间；反映心室除极和复极的总时间。

当心脏因缺血受损或坏死时，心电活动的变化能正确及时地反映在心电图上，表现在各个波形的异常变化和进行性演变过程，为医生提供诊断心律失常、心室肥厚、急性缺血、心肌梗死等心脏疾病的可靠依据。

（3）动态心电图　动态心电图是一种可以长时间连续记录，并编集分析人体心脏在活动和安静状态下心电图变化的方法。该技术于 1947 年由霍尔特（Holter）首先应用于监测心脏电活动的研究，又称霍尔特监测心电图，是临床心血管领域中非创伤性检查的重要诊断方法之一。与普通心电图相比，动态心电图于 24h 内可连续记录多达 10 万次左右的心电信号，这样可以提高对非持续性心律失常及短暂的心肌缺血发作的检出率，因此扩大了心电图临床运用的范围。

动态心电图的临床应用如下。①冠状动脉供血不足：动态心电图对冠状动脉供血不足的诊断具有较高的价值，尤其对短暂的心肌缺血发作更能提高检出率。当胸痛发作时，动态心电图可以发现有无心肌缺血的心电图改变，并可用来证实缺血发作的频率、程度、起止时间、持续时间和昼夜节律变化，以及与心肌缺血相关的症状、患者精神和体力活动状态，为临床诊断和治疗提供有价值的资料。②心肌梗死：动态心电图对心肌梗死的诊断具有重要的意义。首先根据心肌梗死的典型心电图特征能对心肌梗死做出明确的诊断，同时能更好地记录心电图的演变过程，了解疾病的进展情况和发病时期。用动态心电图也能发现梗死后无痛性心肌缺血，指导临床治疗。③观察发现复杂的心律失常的类型、频度以及其发生与活动、睡眠等的关系，帮助确定进一步的检查和治疗。

④评价某些药物的治疗效果及毒副作用等。

2. 心音图

人体心脏的收缩与舒张，血液在心压作用下在主动脉内流动，均能产生机械振动。这种振动传递到人体表面产生一种声音，通常称为心音。心音经过换能器转换成电讯号，再经滤波、放大，最后记录在纸带上，形成一组随时间变化的波形图，就是心音图（phonocardiogram，简称 PCG）。

正常的心音图可以描记出四个心音，按出现的顺序分为第一音、第二音、第三音和第四音。第一音和第二音波形比较显著，通常很容易描记出来。这两个音是心脏收缩时出现的，因此称为收缩期心音。第三音和第四音不太显著，它们是心脏舒张时出现的，因此称为舒张期心音。

通常心音的频率范围为 1 ~ 1000Hz，而人耳可听频率范围为 20 ~ 2000Hz，因此在心音的频谱范围内，仅有一部分属于人耳可听到的。一些具有相当重要的诊断价值的低频心音分量（20Hz 以下），人耳是无法听到的。心音图把听觉的感受，变为客观的视觉图形，从而提高对心音的诊断水平。

3. 心电图负荷试验

心肌供氧的来源主要取决于冠状动脉血流量和心肌氧摄取率，心肌氧摄取率正常时为60% ~65%。心肌需氧量增加时只能通过增加冠脉流量来满足。冠状动脉有病变时，冠脉流量不能随着心肌需氧量增加而增加，即可产生冠状动脉供血不足。心电图负荷试验是通过运动的方法，人为地增加心脏负荷，测定心肌耗氧量和增加冠脉循环供氧的能力，若冠状动脉有病变，在运动时即会出现一系列缺血性改变和症状，借此估计受检查者有无冠状动脉供血不足。

心电图负荷试验有踏车试验、平板运动试验、双倍二级梯等。适应范围：确诊冠心病，并可评估病情的预后；预测心肌梗死患者的预后；冠心病治疗的疗效判断；评定心脏功能，为此适当安排劳动和体疗等。

（1）双倍二级梯运动试验　这项运动试验安全性较高，但由于负荷量小，敏感性较差，因而假阴性率比较高。

（2）分级运动试验　目前常用踏车运动试验及活动平板运动试验。根据极限量或次极限量确定运动的目标（以心率达到一定频率作为运动终点）。对年龄较大或体弱或有心脏病者宜采用次极限量。

二、监护

重症监护治疗病房（intensive care unit，简称 ICU）是随着医疗与护理专业的发展、新型医疗设备的诞生以及医院管理体制的改进而出现的一种现代化医疗护理技术集中的组织管理形式。

收治原则：需进行全身管理，以治疗为主的患者，而不是行局部治疗者。

急性可逆性疾病或同时合并多系统功能衰竭，经积极抢救病情有可能好转或治愈者，而不是慢性疾病或终末期患者。

收治对象：心搏骤停、休克、急性多发性外伤、多器官功能衰竭、大手术后、复苏后、各类危象、严重代谢紊乱、急腹症、严重烧伤、急性中毒、急性脑血管意外、癫痫持续状态、各专科重危急症。

（1）监护系统　①床旁监护仪：可用于直接测量与连续监视生命体征参数，包括心电图、心率、呼吸、体温、血压、中心静脉压及血液动力学监测。②中心监护站：有条件时，可设中心监护站。它可显示和处理床旁监护仪传送来的各种信息，进行多床集中监护，提高监护效率。③血流动力学监测仪器：包括血流导向气囊导管［又称斯旺－甘兹（Swan－Ganz）导管］、心脏排出量计算器、压力测量仪及输液器等。若床旁监护无血流动力学监测组件时，除上述仪器外，尚需备有压力换能器和其连接部分、显示器。

（2）急救仪器　包括心脏起搏器、心脏除颤器、简易人工呼吸器、麻醉咽喉镜、气管导管、呼吸机、输氧及吸引导管、各种急救器械包（气切、开胸、静切、缝合）、动脉加压输血器、心脏按压板，还有血液净化装置等。

（3）急救药品　如去甲肾上腺素、硝酸甘油、尿激酶、抗感染药物和解毒药等。

（4）治疗仪器　如自动输液泵、气道雾化吸入器等。各专科 ICU 尚可增设本专科所需要的各种器材。

（5）工作内容　①对重症患者的生理功能进行严密监测，收集临床资料。②对临床资料进行综合分析以做出正确诊断。③及时发现和预测重症患者的病情变化和发展趋势。④治疗。⑤经过适当治疗后及时分析病情，衡量疗效和预后。

三、超声诊断

超声诊断（ultrasonic diagnosis）是在现代电子学发展的基础上，将雷达技术与超声原理相结合，并应用于临床医学的诊断方法。随着电子技术的发展，超声诊断水平迅速提高，并广泛应用于临床各个领域，包括肝、胆、脾、胰、肾、膀胱、前列腺、颅脑、眼、甲状腺、乳腺、肾上腺、卵巢、子宫及产科领域、心脏等脏器及软组织的部分疾病诊断。B 型超声描记术（B－mode ultrasonography，简称 B 超）及二维超声心动描记术（two－dimensional echocardiography）能实时显示脏器内部结构的切面图像。M 型超声心动描记术（M－mode echocardiography）可以记录心脏内部各结构的运动曲线。超声多普勒（ultrasonic Doppler）可以检测心脏及血管内血流速度、方向及性质等。超声与 X 线、CT 及核素扫描（见本节四、五、七）已成为 20 世纪 80 年代现代医学的三大影像技术。

1. 超声诊断基础

（1）人体组织的声阻与衰减系数　超声诊断是通过人体各种组织声学特性

的差异来区分不同组织。按照声学特性，人体组织的声速、声阻抗、声吸收系数、声衰减系数等反映人体组织的基本声学特性，人体不同组织的声学特性不同。人体各种软组织的平均声速约为1540m/s，声衰减系数约与声频率成正比。超声在人体内传播时，在两种不同组织的界面处产生反射和折射，在同一组织内传播，由于人体组织的不均匀性而发生散射。超声通过不同器官和组织产生不同的反射与散射，仪器利用这些反射和散射信号规律，显示出脏器界面和组织内部的细微结构，作为诊断依据。

（2）正常脏器的回声规律　含液体脏器如胆囊、膀胱、血管、心脏等，壁与周围脏器及内部液体间为界面，液体为均匀的无回声区；实质性软组织脏器如肝、脾、肾等均有包膜，周围有间隙，内部各有一定结构，如肝可以显示脏器轮廓、均匀的肝实质与肝内管道结构；含气脏器如肺，由于肺泡内空气与软组织间声阻差异极大，在其交界面上产生全反射（几乎100%），并形成多次反射，即超声不能进入正常肺泡；正常骨骼与周围软组织的差异大，在软组织与骨皮质交界处产生强反射，进入骨骼的超声由于骨松质组织吸收极多而不能穿透（除颅骨外）。其后方形成无回声区称声影。

（3）病变脏器的回声规律　脏器有病变时，由于病变组织与正常组织的声学特性不同，超声通过时产生不同于正常的回声规律，各种病变组织亦各有其声学特性，其反射规律亦不相同。如肝内液性病变为无回声区；肝癌为强弱不均的实质性回声区，边缘不整齐；胆囊内结石则在无回声区中有强回声光团，后方有声影。

（4）超声多普勒　目前常用的超声多普勒有连续波多普勒（continuous - wave Doppler，简称CWD）、脉冲波多普勒（pulsed - wave Doppler，简称PWD）及彩色多普勒（color Doppler，简称CD）。利用多普勒效应（Doppler effect）原理检测运动物体。当发射超声传入人体某一血液流动区，被红细胞散射返回探头，回声信号的频率可增可减，朝向探头运动的血流，探头接收到的频率较发射频率增高，背离探头的血流则频率减低。接收频率与发射频率之差称多普勒频移或差频。

2. 仪器

目前超声诊断仪多应用超声脉冲回波技术，将接收到的回波信号，经过放大并显示在显示屏上。根据显示的方式不同，分为A（amplitude）型、M（motion）型、B（brightness）型及D（Doppler）型，已为临床广泛应用。超声多普勒仪用于检测心腔及血管内血流。彩色多普勒仪都具有B型、M型、连续波、脉冲波多普勒功能，根据需要可任意选择使用。

3. 超声检查技术

超声探查多用仰卧位，但也可用侧卧位等其他体位。探查过程中可变更体位。患者采取适宜体位，露出皮肤，涂耦合剂，以排出探头与皮肤间的空气，探头紧贴皮肤扫描，扫描中观察图像，必要时冻结，即停顿，行细致观察，做好记录，并摄片或录像。

4. 临床应用

（1）适应证　超声可以检查软组织及脏器的疾病，包括肝、胆囊、脾、胃、肠、肾、肾上腺、膀胱、前列腺、子宫、卵巢、孕产，腹腔及腹膜后脏器、盆腔、心脏、血管、颅脑、眼、上颌窦、颌面部包块，甲状腺、乳腺、胸腔及肺部、纵隔、肌肉、脂肪、软骨、椎间盘等脏器的部分疾病。

（2）检查的项目　包括测距、脏器或病变的形态及边缘轮廓、脏器或病变的位置及与周围脏器的关系、病变的性质、器官活动规律、血流信息。

5. 优点及限制

超声诊断在体外检查，观察体内脏器的结构及其活动规律，为一无痛、无创、非侵入性检查方法，操作简便、安全。其限制在于超声频率高，不能穿透空气与骨骼（除颅骨外）。

四、X线检查

X线图像由从黑到白不同灰度的影像所组成。这些不同灰度的影像反映了人体正常组织结构的解剖及病理状态。

1. 普通检查

包括荧光透视和摄影。

（1）荧光透视（fluoroscopy，简称透视）　为常用X线检查方法。由于荧光亮度较低，因此透视一般须在暗室内进行。透视的主要优点是可转动患者体位，改变方向进行观察；了解器官的动态变化，如心脏及大血管搏动、膈运动及胃肠蠕动等；透视的设备简单，操作方便，费用较低，可立即得出结论等。主要缺点是荧屏亮度较低，影像对比度及清晰度较差，难以观察密度与厚度差别较少的器官以及密度与厚度较大的部位，如头颅、腹部、脊柱、骨盆等部位均不适宜透视。另外，缺乏客观记录也是一个重要缺点。

（2）X线摄影（radiography）　所得照片常称平片（plane film）。这是应用最广泛的检查方法。优点是成像清晰，对比度及清晰度均较好。缺点是每一照片仅是一个方位和一瞬间的X线影像，为建立立体概念，常需做互相垂直的两个方位摄影，如正位及侧位；对功能方面的观察，不及透视方便和直接。

2. 特殊检查

（1）体层摄影（tomography）　普通X线片是X线投照路径上所有影像重叠在一起的总和投影。体层摄影则可通过特殊的装置和操作获得某一选定层面上组织结构的影像，不属于选定层面的结构则在投影过程中被模糊掉。体层摄影常用以明确平片难于显示、重叠较多和处于较深部位的病变。多用于了解病变内部结构有无破坏、空洞或钙化，边缘是否锐利以及病变的确切部位和范围；显示气管腔、支气管腔有无狭窄、堵塞或扩张；配合造影检查以观察选定层面的结构与病变。

（2）软线摄影（cord photography） 采用能发射软X线的钼靶球管，用以检查软组织，特别是乳腺。

（3）其他 特殊检查方法尚有：①放大摄影，采用微焦点和增大人体与照片的距离以显示较细微的病变；②荧光摄影，在荧光成像的基础上进行缩微摄片，主要用于集体体检；③记波摄影，采用特殊装置以波形的方式记录心脏及大血管搏动、膈运动和胃肠蠕动等。

3. 造影检查

人体组织结构中，有相当一部分只依靠它们本身的密度与厚度差异不能在普通检查中显示。此时，可以将高于或低于该组织结构的物质引入器官内或周围间隙，使之产生显影对比，即造影检查。引入的物质称为造影剂（contrast medium）。造影检查的应用，显著扩大了X线检查的范围。

4. X线检查方法的选择原则

应该在了解各种X线检查方法的适应证、禁忌证和优缺点的基础上，根据临床初步诊断，提出X线检查方案。一般应当选择安全、准确、简便而又经济的方法。因此，原则上应首先考虑透视或摄平片，必要时才考虑造影检查。但也不是绝对的，如不易为X线穿透的部位，如颅骨就不宜选择透视，而应摄平片。有时两三种检查方法都是必需的，如对于某些先天性心脏病准备手术治疗的患者，不仅需要胸部透视与摄平片，还必须做心血管造影。对于可能产生一定反应和有一定危险的检查方法，选择时更应严格掌握适应证，不可视作常规检查加以滥用，以免给患者带来痛苦和损失。

5. X线分析与诊断

X线诊断是重要的临床诊断方法之一。X线诊断结果基本上有三种情况：①肯定性诊断，即经过X线检查，可以确诊；②否定性诊断，即经过X线检查，排除了某些疾病。但应注意它有一定限制，因病变从发生到出现X线表现需要一定时间，在该时间内X线检查可以呈阴性；病变与其所在器官组织间自然对比的好坏也会影响X线征象的显示。因此，要正确评价否定性诊断的意义；③可能性诊断，即经过X线检查，发现了某些X线征象，但不能确定病变性质，因而列出几个可能性。

五、CT检查

1. CT的基本原理

电子计算机断层扫描（computed tomograhy，简称CT），是电子计算机与X线检查技术相结合的产物。当高度准直的 X 线环绕人体某一部位做断面扫描（通常是横断面）时，部分光子被吸收，X 线强度因而衰减，未被吸收的光子穿透人体后，被检查器（detector）接受，然后经放大并转化为电子流，作为模拟信号输入电子计算机处理运算，重建成图像，由阴极射线管显示出来，供诊断用。

2. 检查前的准备工作

除对病史、普通 X 线检查及其他特殊检查结果有所了解外，为了患者安全和提高图像质量还应做以下准备工作：①碘过敏试验，预防发生过敏反应。②检查前 4h 开始禁食。③对腹部检查的患者做好清洁肠道和抑制肠蠕动的工作，以减少伪影。④进行必要的肝、肾功能检查。⑤向患者做好解释工作，训练其配合检查，提高图像质量。

3. 普通扫描和增强扫描

普通扫描（noncontrast enhanced scanning），亦称平扫，即不用造影剂仅利用天然密度对比的检查方法。增强扫描（contrast enhanced scanning），静脉给予含碘造影剂，可使某些病变显示更为清晰，并可根据不同器官和（或）不同病变的增强程度差异，做出定性诊断。

4. CT 图像的阅读和分析

读 CT 片必须熟悉局部解剖，与普通 X 线读片原则一样。

5. CT 检查的限度

CT 检查应用范围广泛，而且准确性高，但仍有其限度。主要是检出病变的敏感性高，但定性诊断有一定限制。例如，颅内肿瘤的检出率高达 98%，但定性正确率在 85%。对胸部可以查出普通 X 线片不能显示的隐匿性病变，但对肺良性、恶性病变的鉴别诊断仍有赖于临床资料和细胞学检查。

六、MRI 检查

1. 基本原理

磁共振显像（magnetic resonance imaging，简称 MRI）是随着计算机技术、电子电路技术、超导体技术的发展而迅速发展起来的一种生物磁学核自旋成像技术。某些物质的原子核内具有单数的质子和中子，而质子在特定的磁场内进行着自旋运动，若外加一个与其频率相同的射频脉冲，则此脉冲可以激发质子，使其自旋方向发生改变，质子从外加的射频脉冲中获得能量，从稳定状态跃至高能状态，受激发的原子核发生“共振效应”，将能量放射至周围环境。这种能量可被测出，称为磁共振信号，信号的强弱在人体各部分根据质子密度、质子的分子环境、温度与黏稠度等因素而有差异。磁共振器利用计算机图像重组技术，可将脏器原子核分布的一维、二维及三维图像显示出来，从而得到各种脏器显示出来的不同图像。

2. MRI 设备

MRI 的成像系统包括 MR 信号产生和数据采集与处理及图像显示两部分。MR 信号的产生来自大孔径，具有三维空间编码的 MR 波谱仪，而数据处理及图像显示部分则与 CT 扫描装置相似。MRI 设备包括磁体、梯度线圈、供电部分、射频发射器及 MR 信号接收器，这些部分负责 MR 信号产生、探测与编码；模拟转换器、计算机、磁盘与磁带机等，负责数据处理、图像重建、显示与存储。

3. MRI 诊断的临床应用

MRI 可获得人体横面、冠状面、矢状面及任何方向断面的图像，有利于病变的三维定位。一般 CT 则难以做到直接三维显示，需采用重建的方法才能获得冠状面或矢状面图像以及三维重建立体图像。运动器官成像采用呼吸和心电图门控（gating）成像技术，不仅能改善心脏大血管的 MR 成像，还可获得其动态图像。应用范围：颅脑病变、脊椎及椎管内病变、骨关节及软组织病变。

4. MRI 的缺点

MRI 的断层间隔大，不如 CT 检查精细，会遗漏细节；对骨化、增生缺乏信号，不能显示明显图像，椎管狭窄的病变显示不如 CT。此外体内有金属者不宜做 MRI 检查。MRI 设备昂贵，检查费用高，检查所需时间长，对某些器官和疾病的检查还有限度，因此，需要严格掌握适应证。

七、核医学诊断

放射性核素在诊断上应用的基本原理是示踪原理。

1. 体外检查法的诊断原理和特点

体外检查法是以放射免疫分析（radioimmunoassay，简称 RIA）为代表的体外放射配体结合分析法。它是以放射核素标记的配体为示踪剂，以配体（如抗原）和结合剂（如抗体）的结合反应为基础，在试管内完成的微量生物活性物质的检测技术。

体外检查法除放射免疫分析外，还包括竞争性蛋白结合分析（competitive protein - binding analysis，简称 CPBA）、放射受体分析（radioreceptor assay，简称 RRA）以及放射酶学分析（radioenzymatic assay，简称 REA）等。

体外检查法具有灵敏度高（$10^{-15} \sim 10^{-9}$ g/mL）、特异性强、精密度和准确度高以及应用广泛等特点。迄今可用本技术测定的体内微量生物活性物质，如激素、蛋白质、抗体、维生素等可达 300 多种，对临床各科的疾病诊断和医学基础研究具有重要意义。

2. 体内检查法的诊断原理和特点

引入体内的放射性核素标记药物，与同类非标记药物相似，根据其化学和生物学特性，表现为一定的生物学行为。或被某一脏器的某种细胞摄取、浓聚；

或经由某一脏器清除、排出；或参与某一代谢过程；或仅简单地在某一生物区积存等。由于它发射能穿透组织的核射线，用放射性探测器可在体表定量探测到放射性药物在体内的吸收、分布和排出等代谢过程，通过计算机、显示器等仪表，可将人体的生理、生化或病理生理、病理变化过程定量和（或）定位显示出来，从而对罹患脏器的功能状态和（或）形态变化做出诊断。

（1）核素显像法的特点　放射性核素显像法是以脏器内、外或脏器内正常与病变组织之间的放射性浓度差别为基础的显像方法，该差别主要取决于脏器和病变的血流量、细胞功能、代谢率和排泄、引流等因素。因此核素显像法不仅可显示脏器和病变的位置、形态、大小等解剖图像，更重要的是可同时提供有关脏器和病变的血流、细胞功能、代谢和引流等功能信息，具有多种动态和定量显示的优点，提供脏器的多项功能参数，有助于疾病的早期诊断。

（2）非显像法的特点　利用较简便的放射性探测仪，在体表探测和记录放射性药物被脏器摄取、浓聚和排出的情况，多以时间－放射性曲线显示。此法的优点是简便、价廉，作为初筛检查有一定临床价值。但由于探测仪是根据脏器的解剖位置定位，与脏器的实际位置可能有差异，有可能影响测量结果的可靠性。

3. 常用放射性药物及核医学仪器

（1）诊断用放射性药物　凡引入体内的放射性核素标记物均称为放射性药物。其中用于非显像检查者称为示踪剂，如用于甲状腺功能检查的碘［^{131}I］化钠、用于肾图检查的邻碘［^{131}I］马尿酸钠等；用于显像检查者称为显像剂，锝［^{99m}Tc］为最常用的理想的显像核素。

（2）核医学仪器　γ闪烁探头是绝大多数核医学仪器最基本的部位，其基本原理是将射入闪烁晶体的γ光子转化为荧光光子，再通过光电倍增管将荧光光子转化为电脉冲，记录这些电脉冲数，即可得到γ光子的发射数量，即放射性强度。

八、生物电测量

1. 脑电图

脑电图（electroencephalogram，简称EEG）是通过脑电图描记仪将脑自身微弱的生物电放大记录成为一种曲线图，以帮助诊断疾病的一种现代辅助检查方法，对被检查者没有任何创伤。脑电图对脑部疾病有一定的诊断价值，但受到多种条件的限制，故多数情况下不能作为诊断的唯一依据，需要结合患者的症状、体征、其他实验检查或辅助检查来综合分析。

（1）脑电波形成的机制　脑电波的波形是一种近似于正弦波的电位变化，与神经干上见到的动作电位不同。应用微电极记录皮层神经元细胞内的电位变化，皮层表面出现类似 α 波节律的电位变化时，细胞内记录到的突触后电位变化也出现节律相一致的改变。

（2）临床应用　用于癫痫、脑外伤、脑肿瘤或损伤、脑部器质性病变的检查和生物反馈治疗。

2. 脑诱发电位

（1）基本原理　诱发电位是指感觉传入系统受刺激时，在中枢神经系统内引起的电位变化。受刺激的部位可以是感觉器官、感觉神经或感觉传导途径上的任何一点。大脑皮层诱发电位一般是指感觉传入系统受刺激时，在皮层上某一局限区域引出的电位变化；由于皮层随时在活动并产生自发脑电波，因此诱发电位时常出现在自发脑电波背景之上。

（2）临床应用　通过体感诱发电位的记录和分析，有助于对患者中枢损伤的定位性诊断。

3. 肌电图

肌电图（electromyogram，简称 EMG）是利用电子技术记录肌肉生物电活动的诊断技术，对前角细胞、周围神经和肌肉病变有诊断及鉴别诊断价值，并根据出现异常波的部位来推测病变的位置。

（1）肌电图原理　肌肉运动时可以产生生物电活动，将此生物电用针状电极和表面电极作为引导，通过一定仪器的放大、显示、监听、摄影等步骤，从而显示出一定的波形，称之为肌电图。

当神经、肌肉发生病变时，肌肉的生物电位活动、神经传导过程、神经和肌肉对电刺激的反应都可以发生变化。结合临床分析，肌电图不但能够精确地区分神经肌肉疾病的病损部位和损伤程度，同时对肌肉的无力、瘫痪、萎缩、异常收缩及感觉障碍、疼痛等症状，也可以提供客观的资料，以判明病变的程度，估计预后，判断恢复的情况。

（2）临床应用　肌电图是鉴别运动神经元疾病（包括脊髓性肌萎缩症、肌萎缩侧索硬化症等）与颈椎病非常重要的检查手段，有时甚至是运动神经元疾病与颈椎病相鉴别唯一的辅助检查手段。

肌电图基本用于以下疾病的辅助诊断。①多发性神经炎、神经外伤；②压迫性神经病、神经再生；③酒精中毒、糖尿病的神经受累；④周围神经病、脊髓空洞症、腕管综合征；⑤脊髓前角灰质炎、肌萎缩侧索硬化症；⑥脊神经根炎；⑦多发性肌炎；⑧运动神经元病；⑨亚急性后侧索联合变性；⑩震颤麻痹（帕金森病，Parkinson disease）；⑪重症肌无力；⑫先天性肌强直症。

九、纤维内镜检查

内镜（endoscope）是从人体天然的开口部位（口腔、肛门、鼻腔、尿道、阴道）或切口部位（腹腔、胆道）插入，用以窥视人体内部的一类仪器。临床常见的内镜有食管镜、胃镜、十二指肠镜、小肠镜、结肠镜、胆道镜、支气管镜、膀胱镜等。此外，还有腹腔镜、子宫镜、超声内镜、放大内镜等。目前又研制了不用光学纤维的电子摄像内镜，避免光学纤维折断、老化等影响成像的缺点。

1. 原理

把玻璃材料加热拉成直径为几十微米或十几微米以下的细长纤维丝，光线进入玻璃纤维后，经折射到达其内表面，如此反复地折射，光就从一端传到另一端。将几万个排列很好的玻璃纤维丝按顺序平行地排列起来，两端固定，构成一根反光束，一侧图像与另一侧成像完全相同，通过这样的纤维束丝，光学图像就能不失真地从一端传至另一端。将玻璃纤维导光束装上直角屋脊棱镜、成像物镜或目镜即构成纤维内镜的光学系统。外界的成像光线通过以上各部分的一系列光学反射，在目镜上就可看到清晰的图像。

2. 纤维胃镜类型

（1）直视式镜头的观察窗位于前方，可取得与内镜曲线一致的视野，能满意地观察食管病变，也可检查胃、十二指肠球部及降部上段，但对胃角切迹和小弯侧病变不如侧视式镜清楚。

（2）侧视式镜是在内镜前端的侧面装有镜片，影像经三棱镜成直角反射后进行观察的一种镜子，可清晰地观察胃窦、胃角和胃体小弯的病变，也可以观察十二指肠球部及降部上段的病变，但在通过食管时不能看到前方的管腔。

（3）斜视式镜是综合直视、侧视镜两者优点而制成，镜前端成30°斜面，能较满意地观察食管、胃及十二指肠球部，对胃窦及胃角观察也较满意。

（4）视野可变式镜是为获得广阔的视野，通过转换旋钮的操作，使接物镜的棱镜旋转，观察到直视和侧视的两种视野互相交换的一类镜子。容易检查食管、胃与十二指肠。其缺点是没有活检装置。

（5）根据临床需要，特别研制专用内镜，如治疗用纤维内镜，可以放入电路装置或息肉切除圈套器等，治疗消化道出血或息肉等；放大内镜可观察细微结构，能直接诊断和鉴别病变性质；超声内镜使对深部脏器病变的诊断成为可能，特别对胰腺疾患的诊断水平有所提高；电子内镜不需要纤维光束，是新一代的内镜。

十、穿刺术

1. 胸腔穿刺术

（1）术前准备　术前患者应进行胸部X线和超声波检查，确定胸腔内有无积液或积气，了解液体或气体所在部位及量的多少，并标上穿刺标记。器械与药物：无菌胸腔穿刺包（内装有穿刺针、注射器及针头、血管钳；洞巾、玻璃接头及橡皮管、试管、清洁盘及纱布等），消毒手套，抗凝剂，量筒，容器，1% ~2%普鲁卡因等。

（2）操作方法　体位多采取坐位。面向椅背，两手交叉抱臂，置于椅背，头枕臂上，使肋间隙增宽；不能坐起者，可采取半卧位，举起患侧上臂。选择叩诊实音、呼吸音消失的部位作为穿刺点，一般常选腋后线与肩胛下角线之间第7 ~9肋间，或采用超声波检查所定之点。

2. 其他穿刺术

除胸腔穿刺术外，还有心包穿刺术、肝腔活体组织穿刺术、腹腔穿刺术、骨髓穿刺术、腰椎穿刺术等。

第二节 实验室检查

一、临床血液学检查

1. 红细胞计数（red blood cell count，简称RBC）和血红蛋白（hemoglobin，简称Hb）

红细胞的平均生存时间约为120d，其主要生理功能是作为呼吸载体从肺部携带氧输送至全身各组织，并将组织中的二氧化碳运送到肺而呼吸出体外。这一功能主要通过血红蛋白来完成。红细胞数与血红蛋白量两者测定的意义大致相同，但在某些情况如低色素性贫血时，红细胞与血红蛋白降低的程度常不平行，血红蛋白降低较红细胞为明显，故同时测定红细胞数与血红蛋白量以做比较，对诊断有意义。

红细胞参考值：成年男性（4.0 ~5.5）$\times 10^{12}$/L，成年女性（3.5 ~5.0）$\times 10^{12}$/L，新生儿（6.0 ~7.0）$\times 10^{12}$/L。血红蛋白参考值：成年男性120 ~160g/L，成年女性110 ~150g/L，新生儿170 ~200g/L。

（1）红细胞及血红蛋白增多　这是指单位容积血液中红细胞数及血红蛋白量高于参考值高限，可分为相对性增多和绝对性增多两大类。

（2）红细胞及血红蛋白减少　这是指单位容积循环血液中红细胞数、血红蛋白量及红细胞压积低于参考值低限，称为贫血。根据血红蛋白减低的程度分轻、中、重及极度。按红细胞及血红蛋白减少的原因可分为生理性减少和病理性减少。

（3）红细胞形态学的改变　大小、形态、染色反应、结构等异常和幼稚红细胞在成人外周血中出现等。

2. 白细胞计数（white blood cell count，简称WBC）和分类

白细胞包括中性粒细胞、嗜酸性粒细胞、嗜碱性粒细胞、淋巴细胞和单核

细胞。

白细胞数：成人（4~10）$\times 10^9$/L，新生儿（15~20）$\times 10^9$/L，儿童（5~12）$\times 10^9$/L。

白细胞分类计数：中性杆状核粒细胞0~5%，中性分叶核粒细胞50%~70%，嗜酸性粒细胞0.5%~5%，嗜碱性粒细胞0~1%，淋巴细胞20%~40%，单核细胞3%~8%。

白细胞增多标准为$>10\times 10^9$/L，白细胞减少标准为$<4\times 10^9$/L。

3. 血小板计数（platelet count，简称PLT，即血小板）

一般情况下如需判断患者有无出血倾向和有无止血功能，需要做血小板检查，其中最为常见的是做血小板计数。其正常值为（100~300）$\times 10^9$/L或（10~30）万/μL。

临床意义如下。

（1）血小板增多　当$>400\times 10^9$/L时为血小板增多。原发性血小板增多常见于骨髓增生性疾病，如慢性粒细胞白血病、真性红细胞增多症、原发性血小板增多症等；反应性血小板增多症常见于急慢性炎症，创伤失血及癌症患者。此类增多一般不超过500×10^9/L，经治疗后情况改善，血小板数目会很快下降至正常水平。脾切除术后血小板会有明显升高，常高于600×10^9/L，随后会缓慢下降至正常范围。

（2）血小板减少　当$<100\times 10^9$/L即为血小板减少。常见于血小板生成障碍，如再生障碍性贫血、急性白血病、急性放射病等；血小板破坏增多，如原发性血小板减少性紫癜，脾功能亢进，消耗过度如弥漫性血管内凝血，家族性血小板减少如巨大血小板综合征等。

二、排泄物、分泌物及体液的检查

1. 尿蛋白

尿蛋白定性试验是尿常规检查中必做的一项实验，是诊断肾脏疾病和病变的重要常规指标之一。尿蛋白定性试验常通过半定量或以加号（+）检测尿液中排出的蛋白质的多少，用于判断和了解肾脏功能是否出现问题及问题的严重性，其结果可用阴性、微量、1~4个加号表示，也可用数值表示，加号越多或数值越高则尿蛋白越多。成人正常值为24h尿20~80mg。

临床意义如下。

（1）病理性因素　尿蛋白定性如果出现阳性结果，应进一步检查或复查。持续的阳性结果特别是加号较多时提示可能患有急性肾炎、慢性肾炎、肾盂肾炎、肾结核、肾肿瘤、各种原因引起的肾病综合征、系统性红斑狼疮、糖尿病肾病、泌尿系统炎症、肾移植术后的排异反应等。出现的蛋白尿还可能是某些病理反应造成的，如高热、高血压、膀胱炎、尿道炎、肿瘤、骨髓瘤、输血反应等。

（2）生理因素　某些生理因素可造成暂时性尿蛋白阳性，如妊娠、剧烈运动后、受寒、精神紧张、体位变化、青少年快速生长期等。如尿液内混入了阴道分泌物或混入了精子，或被一些其他物质污染也可造成假阳性，应注意复查和观察。

（3）其他因素　偶然一次尿蛋白测定结果为阳性时应注意观察和复查，排除有关的生理因素，并请教内科医生或做其他进一步的检查以确定病因。

2. 尿糖

过分进食糖类、妊娠末期或哺乳期可有一时性的生理性糖尿。病理情况下，会出现持续性糖尿且尿糖含量较高。

一种定量记录方法为：（－）无糖；（±）极微量，<5.5mmol/L；（＋）微量，<27.8mmol/L；（＋＋）少量，27.8～55mmol/L；（＋＋＋）中等量，55.0～111.1mmol/L；（＋＋＋＋）多量，>111.1mmol/L。成人正常值为24h尿糖0.56～5.06mmol/L。

临床意义如下。

（1）尿糖量的多少，在一定条件下，可作为糖尿病观察疗效的一个指标。但在糖尿病晚期并发糖尿病性肾病和肾小动脉硬化时，由于肾血流量减少，肾小球滤过率减退，肾小管回吸收正常，则可出现血糖增高，而尿糖仍呈阴性反应。

（2）非糖还原性物质如尿酸、维生素C、链霉素、水杨酸、葡萄糖醛酸等可呈假阳性反应。

3. 粪便

正常人一般每日排便一次，粪便外观呈黄褐色，形状多为圆柱状、圆条状或软泥样；婴儿粪便呈黄色或金黄色。以细粮和肉食为主者粪便细腻而量少，食粗粮或蔬菜多者粪便含纤维多且量增多。

显微镜检查的正常值：正常粪便显微镜检查一般没有红细胞或白细胞，或在高倍镜下偶见1～2个白细胞，无寄生虫卵及原虫。

临床意义如下（粪便显微镜检查如发现以下内容提示可能存在某些问题）。

（1）白细胞增多　肠炎时白细胞数量一般少于15个/高倍镜视野（HPF）；细菌性痢疾或阿米巴痢疾时白细胞数量明显增多；过敏性肠炎、肠道寄生虫病时白细胞数量也会增多，并能查到较多的嗜酸性粒白细胞。

（2）红细胞增多　常见于下消化道出血、肠道炎症、溃疡性结肠炎、结肠癌、直肠癌、直肠息肉、痔疮出血、细菌性痢疾和阿米巴痢疾等。阿米巴痢疾时粪便中红细胞数量明显多于白细胞，细菌性痢疾中红细胞数量往往少于白细胞。

（3）粪便中发现寄生虫卵、虫体或原虫时，可确定有相应的寄生虫或原虫感染，这是有关寄生虫感染最直接肯定的证据。

（4）其他发现　当粪便中有较多的淀粉颗粒或脂肪滴出现时，可能与腹泻、肠炎或慢性胰腺炎有关；如有夏科－雷登晶体（Charcot－Leuden crystals）出现，可怀疑为阿米巴痢疾或钩虫病；如有大量的上皮细胞出现，说明肠壁有炎症，如坏死性肠炎、溃烂性肠癌等；溃疡性结肠炎或细菌性痢疾时可发现大量吞噬细胞。此外在粪便检查中还可发现肿瘤细胞等。

4. 痰液

一般性状：正常人痰液呈无色或灰白色。化脓性感染时呈黄色；绿脓杆菌感染时呈黄绿色；大叶性肺炎时呈铁锈色；急性左心衰时呈粉红色泡沫样痰；阿米巴肺脓疡时呈咖啡色。呼吸系统有病变时痰可呈黏液性、浆液性、脓性、血性。

显微镜检查分类如下。

（1）不染色涂片　脓性痰可见少量红细胞；呼吸道感染时可见大量白（脓）细胞；肺泡巨噬细胞见于肺淤血、肺栓塞和慢性肺出血患者；某些患者可见肺吸虫卵和溶组织阿米巴滋养体；夏科－雷登晶体见于支气管哮喘和肺吸虫患者痰液；支气管哮喘和喘息性支气管炎患者可见柯什曼螺旋体。

（2）染色涂片　巴氏染色查肺癌细胞；革兰染色可见致病菌；抗酸染色及金胺O荧光染色可检查分枝杆菌。

（3）病原体培养　根据可能的疾病进行不同病原体培养，如一般细菌、结核杆菌、肺炎支原体、真菌及厌氧菌等培养。

三、临床生物化学检验

1. 血尿氮（blood urea nitrogen，简称BUN）

血尿氮是肾功能的重要指标，升高意味着肾脏功能的损害。参考值：以尿素计1.07～7.14mmol/L（以尿素氮计3～20mg/dL）。

临床意义如下。

（1）生理性升高　高蛋白饮食。

（2）生理性降低　妊娠。

（3）病理性升高　①肾前因素：由于剧烈呕吐、幽门梗阻、肠梗阻和长期腹泻引起的失水过多，造成血尿素潴留；②肾性因素：急慢性肾小球肾炎、肾病晚期、肾功能衰竭、慢性肾盂肾炎及中毒性肾炎；③肾后因素：前列腺肿大、尿路结石、尿道狭窄、膀胱肿瘤等。

（4）病理性降低　严重肝病，如肝炎合并广泛肝坏死。

2. 血清肌酐（serum creatinine，简称SCr）

正常值：全血肌酐为88.4～176.8μmol/L；血清或血浆肌酐男53～106μmol/L，

女 44 ~ 97μmol/L，小儿 24.9 ~ 69.7μmol/L。

临床意义如下。

血清肌酐增高见于各种原发性和继发性肾脏损害，急、慢性肾功能不全；心功能不全时血液流经肾脏减少，引起肌酐排出减少，造成血肌酐升高。血肌酐与尿素氮同时测定，两者都升高，表示肾功能严重受损；若仅有尿素氮升高。而血肌酐在正常范围内，可能为肾外因素引起。肌肉萎缩时血肌酐降低。

3. 血糖（glucose，简称 Glu）

空腹血糖测定需空腹 12h 取静脉血。取血前避免剧烈运动，取血时间最好是早晨。正常值：空腹 3.89 ~ 6.11mmol/L（70 ~ 110mg/dL）；餐后 2h < 6.6mmol/L（< 120mg/dL）；新生儿 1.11 ~ 4.44mmol/L（20 ~ 80mg/dL）。

临床意义如下。血糖可分为生理性或病理性升高和降低。

（1）生理性或暂时性高血糖　餐后 1 ~ 2h、注射葡萄糖或通过输液输入葡萄糖后、情绪紧张时，血糖会升高。

（2）生理性或暂时性低血糖　运动后和饥饿时、注射胰岛素后、妊娠、哺乳期和服降糖药后，血糖会降低。

（3）病理性高血糖　包括糖尿病、能使血糖升高的内分泌疾病、脑外伤、脑出血、脑膜炎及应用肾上腺皮质激素治疗的患者等。

（4）病理性低血糖　包括胰岛素分泌过多、升高血糖激素分泌减少、血糖来源减少，肝糖原贮存不足等。

4. 血清钾（K^+）

钾在参与蛋白质和糖的代谢、维持心肌和神经肌肉正常的应激性、维持酸碱平衡等方面起重要作用。正常值：3.5 ~ 5.5mmol/L。

临床意义如下。

（1）病理性降低　①钾的摄入不足；②钾的过度丢失；③钾的细胞内转移；④肾上腺皮质功能亢进；⑤肾脏疾病；⑥碱中毒；⑦药物作用。

（2）病理性升高　①肾脏功能障碍；②细胞内钾的移出；③肾上腺皮质功能减退；④组织缺氧；⑤酸中毒；⑥含钾药物及潴钾利尿剂的过度使用。

5. 血清总胆红素（total bilirubin，简称 TBIL）

体内的胆红素大部分来自衰老红细胞裂解而释放出的血红蛋白，包括间接胆红素和直接胆红素。间接胆红素通过血液运至肝脏，通过肝细胞的作用，生成直接胆红素，所生成的直接胆红素不易透过细胞膜，因而不造成细胞损害。

正常值：成人 2 ~ 20μmol/L。

临床意义如下。

胆红素增高见于：①肝脏疾患，如急性黄疸型肝炎、急性重型肝炎、慢性活动性肝炎、肝硬化等；②肝外疾病，如溶血性黄疸、血型不合的输血反应、新生儿黄疸、胆石症、肝癌、胰头癌等。

6. 血清总胆固醇（total cholesterol，简称 TC）

血清胆固醇是血脂的成分之一，正常人体含胆固醇 2g/kg 体重。血清胆固醇和甘油三脂升高与动脉硬化有一定的关系，所以在防治冠状动脉粥样硬化性心脏病（简称冠心病）时了解血脂的变化水平，有一定的实际意义。

正常值：成人 2.9 ~ 6.0mmol/L（110 ~ 230mg/dL）。

临床意义如下。

（1）血清胆固醇升高　动脉粥样硬化、肾病综合征、肝细胞性黄疸、阻塞性黄疸及重症糖尿病等。

（2）血清胆固醇降低　恶性贫血、溶血性贫血、甲状腺机能亢进、急性感染、营养不良等。

7. 血清总蛋白（total protein，简称 TP）

血清总蛋白主要反映肝脏合成功能和肾病造成的蛋白丢失情况。

正常值：成人 60 ~ 80g/L。

临床意义如下。

（1）生理性升高　剧烈运动后。

（2）生理性降低　妊娠。

（3）病理性升高　血清中水分减少，使总蛋白浓度相对增高或血清蛋白质合成增加，如骨髓瘤等（主要是球蛋白的增加）。

（4）病理性降低　血浆中水分增加，血浆被稀释、营养不良或长期消耗性疾病、合成障碍、蛋白质丢失、大出血时大量血液丢失。

8. 血清白蛋白（albumin，简称 Alb）

血清白蛋白是血清总蛋白的一部分，由肝脏合成。肝脏疾患时常检测血清白蛋白含量来协助诊断，判断预后。但是肝脏的代偿能力很强，只有当肝脏损害到一定程度时，又经过一定的病程后，才能够显示出白蛋白质量的变化。

正常值：35 ~ 50g/L。

临床意义如下。

（1）白蛋白浓度升高　常见于严重失水，血浆浓缩所致。尚未发现单纯白蛋白浓度升高的疾病。

（2）白蛋白浓度降低　急性白蛋白浓度降低主要见于大量出血和严重灼伤。慢性白蛋白浓度降低主要见于肝、肾疾病及慢性消耗性疾病。

9. 血清球蛋白（globulin，简称 Glb）

血清球蛋白是血清蛋白质的一部分。其中部分球蛋白由肝脏合成，另一部分球蛋白来自浆细胞，它能与外来的特异性抗原起免疫反应而保护机体。

正常值：20 ~ 30g/L。

临床意义如下。

（1）球蛋白浓度升高　血液浓缩可使球蛋白浓度相对升高，但临床上主要见于炎症和免疫系统疾病而引起的 γ 球蛋白增高，如结核、疟疾、黑热病、血吸虫、播散性红斑狼疮、硬皮病、风湿热、类风湿性关节炎、多发性骨髓瘤。

（2）球蛋白降低　主要是体内的合成减少，如肾上腺皮质功能亢进、先天性免疫机能缺陷的患者均可引起球蛋白降低。

四、临床免疫学检验

临床免疫学检验项目很多，现只举两例。

1. 伤寒与副伤寒

伤寒血清凝集试验（肥达反应，Widal's reaction，简称 WR）所用的抗原有鞭毛（H）抗原，伤寒杆菌菌体（O）抗原，副伤寒甲、乙、丙鞭毛抗原 5 种。目的在于测定患者血清中各种相应抗体的凝集效价。一般从病程第 2 周开始阳性率逐渐增加，至第 4 周可达 90%，病愈后阳性反应可持续数月之久。该试验是检测患者血清中有无伤寒杆菌抗体和副伤寒杆菌抗体的一种方法。

正常值：凝集法 H 凝集价≤1∶160；O 凝集价≤1∶80；甲凝集价≤1∶80；乙凝集价≤1∶80；丙凝集价≤1∶80。酶联免疫吸附试验（ELISA）：阴性。

临床意义如下。

（1）H 凝集价 >1∶160 和 O 凝集价 >1∶80 的情况下，一般可以确诊为伤寒。

（2）在 O、甲、乙、丙凝集价中任何一项 >1∶80，在临床上常见为甲型、乙型、丙型副伤寒。

（3）患者以往患过伤寒或注射过伤寒疫苗，血清中伤寒杆菌抗体可以比正常值偏高。

（4）有 10% 左右的伤寒患者 WR 始终为阴性反应，其中一部分与发病早期大量使用氯霉素或应用免疫抑制剂（肾上腺皮质激素）有关。

2. 艾滋病病毒（HIV）感染

艾滋病（获得性免疫缺陷综合征，AIDS）血清学反应的免疫试验检测病毒抗体是诊断艾滋病的主要途径。常用的有酶联免疫吸附试验、蛋白质印迹法（Western blotting，简称 WB）、放射免疫沉淀试验（RIP）、间接免疫荧光试验（IFA）等。一般先用酶联免疫吸附试验做初步筛选，如果阳性，再用蛋白质印迹法证实。

五、血液气体分析与酸碱分析

1. 血液气体分析正常值

（1）酸碱度（pH）　参考值 7.35～7.45。低于 7.35 为酸血症，高于 7.45

属碱血症。但 pH 正常并不能完全排除无酸碱失衡。

（2）二氧化碳分压（p_{CO_2}） 参考值 4.65～5.98kPa（35～45mmHg），乘 0.03 即为 H_2CO_3 含量。超出或低于参考值称高碳酸血症、低碳酸血症。高于 7.31kPa（55mmHg）有抑制呼吸中枢的危险，是判断各型酸碱中毒的主要指标。

（3）二氧化碳总量（T_{CO_2}） 参考值 24～32mmol/L，代表血中 CO_2 和 HCO_3^- 之和，在体内受呼吸和代谢两方面影响。代谢性酸中毒时明显下降，碱中毒时明显上升。

（4）氧分压（p_{O_2}） 参考值：10.64～13.3kPa（80～100mmHg）。低于 7.31kPa（55mmHg）即有呼吸衰竭，低于 4.0kPa（30mmHg）可有生命危险。

（5）氧饱和度（S_{O_2}） 参考值：动脉血 0.90～1.00（90%～100%），静脉血 0.64～0.88（64%～88%）。

（6）实际碳酸氢盐（AB） 参考值：21.4～27.3mmol/L。标准碳酸氢盐（SB）参考值 21.3～24.8mmol/L。AB 是体内代谢性酸碱失衡的重要指标，在特定条件下计算出的 SB 也反映代谢因素。二者正常为酸碱内稳正常。二者皆低为代谢性酸中毒（未代偿），二者皆高为代谢性碱中毒（未代偿），AB＞SB 为呼吸性酸中毒，AB＜SB 为呼吸性碱中毒。

（7）剩余碱（base excess，简称 BE） 参考值：－3～＋3mmol/L，正值指示增加，负值为降低。

（8）阴离子隙（anion gap，简称 AG） 参考值：8～16mmol/L，是早期发现混合性酸碱中毒的重要指标。

2. 酸碱平衡紊乱类型的判断

判断酸碱失衡应先了解临床情况，一般根据 pH、p_{CO_2}、BE（或 AB）判断酸碱失衡，根据 p_{O_2} 及 p_{CO_2} 判断缺氧及通气情况。pH 超出正常范围提示存在失衡。但 pH 正常仍可能有酸碱失衡。p_{CO_2} 超出正常提示呼吸性酸碱失衡，BE 超出正常提示有代谢性酸失衡。但血液气体和酸碱分析有时还要结合其他检查，结合临床动态观察，才能得到正确判断。

（1）酸中毒 呼吸性酸中毒是由于肺泡通气不足引起二氧化碳潴留。表现为 p_{CO_2} 增高，根据 pH 值是否调节分为急性与慢性（代偿性与失代偿性）。代谢性酸中毒由于有机酸产生过多、碱大量丢失或酸性物质的潴留而致碳酸氢盐的减少，表现为 SB、BE 减低。

（2）碱中毒 呼吸性碱中毒因通气过度造成二氧化碳排出过多，表现为 p_{CO_2} 减低，根据 pH 值是否调节可分为急性与慢性（代偿性与失代偿性）。代谢性碱中毒一般由于酸性物质丢失过多，碱性盐摄入过量或缺钾造成的碳酸氢盐增多，表现为 SB、BE 明显增高。

六、临床病理学检查

1. 脱落细胞学检查

取分泌物（痰、乳头溢液）、吸取液（胸水、腹水）、刮出物（阴道分泌物）及尿等，做成涂片进行显微镜检查。常用于子宫颈癌、食管癌、贲门癌、肺癌、膀胱癌、乳腺癌以及癌性胸、癌性腹水的检查等。

2. 钳取活组织检查

从病变部位取小块活组织做检查，称为活组织检查，简称“活检”。它以外科直接钳取或内窥镜下钳取为主要手段。常用于皮肤癌、鼻咽癌、口腔癌、食管癌、贲门癌、胃癌、膀胱癌、肺癌、阴茎癌、子宫颈癌、结肠癌、直肠癌或肿大淋巴结等。

3. 吸取活检

肿瘤较大、无溃疡且处于身体表浅部位者，常可用吸取活检来代替切取活检。此法简便易行，不用手术切开等复杂过程，还能减少患者的痛苦。临床常用于甲状腺肿瘤、乳腺肿瘤等的诊断。

4. 经皮穿刺活组织病理诊断

需要借助于B超、X线、CT等，将穿刺针穿入病变部位，取活组织做病理诊断，临床可用于肝癌、胆囊癌、胰头癌的确诊。但因其仍有针道种植和导致癌瘤出血的可能，故临床不做常规使用。

思考题

1. 心电图由哪些波、段、间期组成？各有何意义？
2. 心电图的临床应用范围是什么？
3. 简述超声检查的临床应用。
4. 红细胞及血红蛋白增多、减少的参考值分别是多少？
5. 简述尿糖的正常值及临床意义。
6. 简述伤寒血清凝集试验的正常值及临床意义。

第三章
呼吸系统疾病

教学目标

1. 了解慢性支气管炎的病因及肺气肿的临床表现。
2. 理解慢性肺源性心脏病的概念。
3. 了解支气管哮喘及肺结核的治疗手段。
4. 熟悉肺炎的分类。
5. 了解原发性支气管肺癌的临床表现。

第一节 慢性支气管炎

慢性支气管炎（chronic bronchitis，简称慢支）是指气管、支气管黏膜及其周围组织的慢性非特异性炎症。临床上以咳嗽、咳痰伴或不伴有喘息及反复发作的慢性过程为特征。病情若缓慢进展，常并发阻塞性肺气肿，甚至肺动脉高压、肺源性心脏病。它是一种严重危害人类健康的常见病，尤以老年人多见。

一、病因和发病机制

慢性支气管炎病因十分复杂，至今尚未完全清楚，一般将病因分为外因和内因两个方面，现已公认主要有以下几种。

1. 外因

（1）吸烟　国内外的研究均证明吸烟与慢支的发生有密切关系，也是最主要的因素。吸烟时间愈长，烟量愈大，患病率也愈高。戒烟后可使症状减轻或消失，病情缓解，甚至痊愈。

（2）感染因素　感染是慢支发生发展的重要因素，主要为病毒和细菌感染，以鼻病毒、流感和副流感病毒、黏液病毒、腺病毒和呼吸道合胞病毒为多见。

在病毒和病毒与支原体感染损伤气道黏膜的基础上，可继发细菌感染。

（3）理化因素　主要指环境污染，包括大气污染，并和职业有关，如刺激性烟雾、粉尘、二氧化硫、二氧化氮、氯气、臭氧的慢性刺激，常为慢支的诱发病因之一。

（4）气候　寒冷常为慢支发作的重要原因和诱因。

（5）过敏因素　据调查，喘息型支气管炎往往有过敏史。在患者痰液中嗜酸性粒细胞数量与组胺含量都有增高倾向，说明部分患者与过敏因素有关。尘埃、尘螨、细菌、真菌、寄生虫、花粉以及化学气体等，都可以成为过敏因素而致病。

2. 内因

（1）呼吸道局部防御及免疫功能减低　正常情况下，下呼吸道始终保持无菌状态。全身或呼吸道局部的防御及免疫功能减弱，可为慢支发病提供内在条件。老年人常因呼吸道的免疫功能减退，免疫球蛋白减少，呼吸道防御功能退化，单核－巨噬细胞系统功能衰退等，导致患病率较高。

（2）植物神经功能失调　当呼吸道副交感神经反应增高时，对正常人不起作用的微弱刺激，可引起支气管收缩痉挛、分泌物增多，而产生咳嗽、咳痰、气喘等症状。

综合上述因素，在机体抵抗力减弱，气道存在不同程度敏感性（易感性）的基础上，如果有一种或多种外因的存在，使咳嗽、咳痰等长期反复作用，可发展成为慢支。如长期吸烟损害呼吸道黏膜，加上微生物的反复感染，可发生慢支，甚至发展成慢性阻塞性肺气肿或慢性肺心病。

二、临床表现

1. 症状

慢支常在寒冷冬季起病，较为缓慢，病程较长，因反复急性发作而加重。主要症状有慢性咳嗽、咳痰、喘息。开始症状轻微，如吸烟、接触有害气体、过度劳累、气候变化或变冷感冒后，则引起急性发作或症状加重，或由于上呼吸道感染迁延不愈，演变为慢支。

（1）咳嗽　支气管黏膜充血、水肿或分泌物积聚于支气管腔内均可引起咳嗽。咳嗽严重程度视病情而定，一般晨间咳嗽较重，白天较轻，晚间睡前有阵咳或排痰。

（2）咳痰　起床后或体位变动引起刺激排痰，常以清晨排痰较多，痰液一般为泡沫性白色黏液或浆液，偶可带血。急性发作伴有细菌感染时，则变为黏液脓性痰，咳嗽和痰量亦随之增加。随着病程进展亦可终年持续咳嗽。

（3）喘息或气急　喘息性慢支有支气管痉挛，可引起喘息，常伴有哮鸣音。

早期无气急现象。反复发作数年，并发阻塞性肺气肿时，可伴有轻重程度不等的气急，先有劳动或活动后气喘，严重时动则喘甚，生活难以自理。

总之，咳、痰、喘为慢支的主要症状。

2. 体征

早期可无任何异常体征。急性发作期两肺可有散在的干、湿性啰音，多在背部及肺底部，咳嗽后可减少或消失。啰音的多寡或产生部位不一定。喘息型者可听到哮鸣音及呼气延长，而且不易完全消失。并发肺气肿时有肺气肿体征。

3. 分型和分期

（1）分型　慢支可分为单纯型和喘息型两型。单纯型患者主要表现为咳嗽、咳痰；喘息型患者除有咳嗽、咳痰外尚有喘息，伴有哮鸣音，喘鸣在阵咳时加剧，睡眠时明显。

（2）分期　慢支按病情进展可分为三期。①急性发作期：指在一周内出现脓性或黏液脓性痰，痰量明显增加，或伴有发热等炎症表现，或咳、痰、喘等症状任何一项明显加剧者。②慢性迁延期：指有不同程度的咳、痰、喘症状迁延一个月以上者。③临床缓解期：经治疗或临床缓解，症状基本消失或偶有轻微咳嗽、少量痰液，保持两个月以上者。

三、实验室和其他检查

1. X线检查

早期可无异常或仅见两下肺纹理增多。病变反复发作，引起支气管管壁增厚，细支气管或肺泡间质炎症细胞浸润或纤维化时，可见两肺纹理增粗、紊乱，呈网状或条索状、斑点状阴影，以下肺野较明显。

2. 呼吸功能检查

早期常无异常。如有小气道阻塞时，最大呼气流速－容量曲线在75%和50%肺容量时，流量明显降低，它比第一秒用力呼气容积更为敏感；闭合容积可增加。发展到气道狭窄或有阻塞时，就有阻塞性通气功能障碍的肺功能表现，如第一秒用力呼气量占用力肺活量的比值＜70%，最大通气量低于预计值的80%；流速－容量曲线减低更为明显。

3. 血液检查

慢支急性发作期或并发肺部感染时，可见白细胞计数及中性粒细胞增多。喘息型患者嗜酸性粒细胞可增多。缓解期多无变化。

4. 痰液检查

细菌感染时，涂片或培养可见肺炎球菌、流感嗜血杆菌、甲型链球菌及奈瑟球菌等。涂片中可见大量中性粒细胞、已破坏的杯状细胞；喘息型患者常见较多的嗜酸性粒细胞。

四、诊断和鉴别诊断

根据咳嗽、咳痰或伴喘息，每年发病持续三个月，连续两年或以上，并排除其他心、肺疾患（如肺结核、肺癌、心力衰竭等）时，可做出诊断。如每年发病持续不足三个月，而有明确的客观检查依据（如 X 线检查、肺功能检查等），亦可诊断。

五、治疗

针对慢支的病因、病期和反复发作的特点，采取防治结合的综合措施。在急性发作期和慢性迁延期应以控制感染和祛痰、镇咳为主。伴发喘息时，应予解痉平喘治疗。对临床缓解期宜加强锻炼，增强体质，提高机体抵抗力，预防复发为主。应宣传、教育患者自觉戒烟，避免和减少各种诱发因素。

1. 急性发作期的治疗

（1）控制感染　视感染的主要致病菌和严重程度或根据病原菌药敏试验选用抗生素。

（2）祛痰、镇咳　对急性发作期患者在抗感染治疗的同时，应用祛痰、镇咳药物，以改善症状。迁延期患者尤应坚持用药，以求消除症状。常用药物有氯化铵合剂、溴己新（bromhexine）、氨溴索（ambroxol）、喷托维林（pentoxyverine）、可待因（codeine）等。

（3）解痉、平喘　常选用氨茶碱（aminophylline）、特布他林（terbutaline）等口服剂或用沙丁胺醇（salbutamol）等吸入剂。若气道舒张剂使用后气道仍持续阻塞，可使用糖皮质激素，如泼尼松（prednisone）20～40mg/d。

（4）气雾疗法　气雾湿化吸入或加复方安息香酊，可稀释气管内的分泌物，有利于排痰。

2. 缓解期的治疗

加强锻炼，增强体质，提高免疫功能。加强个人卫生，避免各种诱发因素的接触和吸入。

六、预防

首先是戒烟。注意保暖，避免受凉，预防感冒。改善环境卫生，做好个人劳动保护，消除及避免烟雾、粉尘和刺激性气体对呼吸道的影响。

第二节 阻塞性肺气肿

肺气肿（pulmonary emphysema）是指终末细支气管远端（呼吸细支气管、

肺泡管、肺泡囊和肺泡）的气道弹性减退、过度膨胀、充气和肺容积增大或同时伴有气道壁破坏的病理状态。按其发病原因肺气肿可分为五种类型：老年性肺气肿、代偿性肺气肿、间质性肺气肿、旁间隔性肺气肿、阻塞性肺气肿。

一、病因和发病机制

肺气肿的发病机制至今尚未完全阐明，一般认为是多种因素协同作用形成的。引起慢支的各种因素如感染、吸烟、大气污染、职业性粉尘和有害气体的长期吸入、过敏等，均可引起阻塞性肺气肿。本病为慢性不可逆的病变，致残率较高。

二、临床表现

1. 症状

慢支并发肺气肿时，在原有咳嗽、咳痰等症状的基础上出现了逐渐加重的呼吸困难。最初仅在劳动、上楼或登山、爬坡时有气急；随着病变的发展，在平地活动时，甚至静息时也感气急。慢支急性发作时，支气管分泌物增多，进一步加重了通气功能障碍，有胸闷、气急加剧，严重时可出现呼吸功能衰竭的症状，如紫绀、头痛、嗜睡、神志恍惚等。

2. 体征

早期体征变化不明显。随着病情的发展，可出现桶状胸，呼吸运动减弱，触诊语颤减弱；叩诊呈过清音，心浊音界缩小或不易叩出，肺下界和肝浊音界下降；听诊心音遥远，呼吸音普遍减弱，呼气延长，并发感染的肺部可有湿性啰音。

三、实验室和其他检查

1. X 线检查

胸廓扩张，肋间隙增宽，肋骨平行，活动减弱，膈肌下移且变平，两肺野的透亮度增加。有时可见局限性透亮度增高，表现为局限性肺气肿或肺大泡。肺血管纹理外带纤细、稀疏和变直；而内带的血管纹理可增粗、紊乱。心脏常呈垂直位，心影狭长。

2. 心电图检查

一般无异常，有时可呈肢体导联低电压。

3. 呼吸功能检查

慢支并肺气肿时，呼吸功能既有通气功能障碍，如第一秒用力呼气量占用力肺活量比值低于 70%，最大通气量低于预计值的 80%，尚有残气容积增加，残气容积占肺总量的百分比增加，超过 40% 说明肺过度充气，对诊断阻塞性肺气肿有重要意义。

4. 动脉血液气体分析

如出现明显缺氧、二氧化碳潴留时，则动脉血氧分压（p_{O_2}）降低，二氧化碳分压（p_{CO_2}）升高，并可出现失代偿性呼吸性酸中毒，pH 值降低。

5. 血液和痰液检查

一般无异常，继发感染时似慢支急性发作的表现。

四、并发症

可并发自发性气胸、肺部急性感染、慢性肺源性心脏病。

五、治疗

治疗的目的在于延缓病情发展，改善呼吸功能，提高患者工作、生活能力。为此，治疗主要针对以下方面。

①解除气道阻塞中的可逆因素；②控制咳嗽和痰液的生成；③消除和预防气道感染；④控制各种可矫治的合并症，如动脉低氧血症和血管方面的问题；⑤避免吸烟和其他气道刺激物、麻醉和镇静剂、非必需的手术或所有可能加重本病的因素；⑥解除患者常伴有的精神焦虑和忧郁。

第三节 慢性肺源性心脏病

肺源性心脏病（cor pulmonale，简称肺心病）主要是指肺组织或肺动脉及其交支的病变，引起肺循环阻力增加，从而发生肺动脉高压，致使右心室增大伴有或不伴有充血性心力衰竭的一组疾病。根据起病缓急和病程长短，可分为急性和慢性两类，临床上以后者多见。本节重点概述慢性肺源性心脏病。

慢性肺源性心脏病，是由于肺、胸廓或肺动脉血管慢性病变所致的肺循环阻力增加、肺动脉高压，进而使右心室肥大，甚至发生右心衰竭的一类心脏病。

一、病因

按原发病的不同部位，本病可分为三类。

1. 支气管、肺疾病

该类以慢支并发阻塞性肺气肿最为多见，占 80% ~90%，其次为支气管哮喘、支气管扩张、重症肺结核、尘肺等。

2. 胸廓运动障碍性疾病

该类较少见。如胸廓畸形、胸膜纤维化及胸廓改形手术后等。

3. 肺血管疾病

该类甚少见。累及肺动脉的过敏性肉芽肿病（allergic granulomatosis），广泛或反复发生的多发性肺小动脉栓塞及肺小动脉炎，以及原因不明的原发性肺动脉高压症，均可使肺小动脉狭窄、阻塞，引起肺动脉血管阻力增加、肺动脉高压和右心室负荷加重，发展成肺心病。

二、临床表现

本病发展缓慢，临床上除原有肺、胸疾病的各种症状和体征外，主要是逐步出现肺、心功能衰竭以及其他器官损害的征象。按其功能的代偿期与失代偿期进行分述。

1. 肺、心功能代偿期（包括缓解期）

此期主要是慢性阻塞性肺部疾病的表现。

2. 肺、心功能失代偿期（包括急性加重期）

本期临床主要表现以呼吸衰竭为主，如缺氧、二氧化碳潴留、有或无心力衰竭。

三、诊断

根据患者有慢支、肺气肿、其他肺胸疾病或肺血管的病变，引起肺动脉高压、右心室肥大或右心功能不全表现，如颈静脉怒张、肝肿大压痛、肝颈静脉反流征阳性、下肢浮肿及静脉高压等，并有前述的心电图、X 线表现，再参考心电向量图、超声心动图、肺阻抗血流图、肺功能或其他检查，可以做出诊断。

四、治疗

1. 急性加重期

积极控制感染；应联合应用抗菌药物，并采取综合措施；通畅呼吸道，改善呼吸功能；纠正缺氧和二氧化碳潴留；控制呼吸衰竭和心力衰竭。

2. 缓解期

原则上是采用中西药结合的综合措施，目的是增强患者的免疫功能，去除诱发因素，减少或避免急性加重期的发生，以期逐渐使肺、心功能得到部分或全部恢复。

第四节 支气管哮喘

支气管哮喘（bronchial asthma，简称哮喘），是由多种细胞（如嗜酸性粒细胞、肥大细胞、T淋巴细胞等）和细胞组分参与的气道慢性炎症性疾病。这种慢性炎症导致气道高反应性的增加，通常出现广泛多变的可逆性气流受限，并引起反复发作的喘息、气急、胸闷或咳嗽等症状，常在夜间和（或）清晨发作、加剧，多数患者可自行缓解或经治疗缓解。全世界约有1.5亿患者，我国约有1千万以上。

一、病因和发病机制

主要与遗传因素有关。过敏体质的人接触抗原后，在B细胞介导下，浆细胞产生免疫球蛋白E（IgE），后者附着在肥大细胞上。当再次接触抗原时，钙离子进入肥大细胞内，细胞释放组胺、嗜酸性粒细胞趋化因子等，使平滑肌立即发生痉挛，此为速发性哮喘反应（immediate asthmatic reaction，简称IAR）。更常见的是不少患者在接触抗原数小时至数十小时后方始发作哮喘，称为迟发性哮喘反应（late asthmatic reaction，简称LAR），为气道变应性炎症（allergic airway inflammation，简称AAI）的结果。

二、临床表现

1. 症状

表现为发作性伴有哮鸣音的呼气性呼吸困难或发作性胸闷和咳嗽。严重者被迫采取坐位或呈端坐呼吸，干咳或咳大量白色泡沫痰，甚至出现发绀等，有时咳嗽可为唯一的症状（咳嗽变异性哮喘）。哮喘症状可在数分钟内发作，历经数小时至数日，用支气管扩张药或自行缓解。某些患者在缓解数小时后可再次发作。在夜间及凌晨发作或加重是哮喘的特征之一。有些青少年，其哮喘症状表现为运动时出现胸闷、咳嗽和呼吸困难，称为运动性哮喘。

2. 体征

发作时胸部呈过度充气状态，有广泛的哮鸣音，呼气相延长。但轻度哮喘或非常严重的哮喘发作时，哮鸣音可不出现，后者称寂静胸。严重哮喘患者可出现心率增快、奇脉、胸腹反常运动和发绀。非发作期体检可无异常。

三、诊断

根据有反复发作的哮喘史，发作时有带哮鸣音的呼气性呼吸困难，可自行缓解或使用支气管解痉剂得以缓解等特征，以及典型的急性发作症状和体征即可诊断，但要排除可造成气喘或呼吸困难的其他疾病。一般诊断并不困难，但过敏原常不明确。

四、防治

防治原则包括消除病因、控制急性发作、巩固治疗、改善肺功能、防止复发、提高患者的生活质量。根据病情，因人而异，采取综合措施。

1. 消除病因

应避免或消除引起哮喘发作的变应原和其他非特异性刺激，祛除各种诱发因素。

2. 控制急性发作

哮喘发作时应兼顾解痉、抗炎、祛除气道黏液栓，保持呼吸道通畅，防止继发感染。

3. 促进排痰

痰液阻塞气道，增加气道阻力，加重缺氧，使炎性介质产生增加，进一步使气道痉挛，因此，排痰属重要治疗措施之一。

4. 重度哮喘的处理

重度哮喘的病情危重、复杂，必须及时合理抢救。

5. 缓解期治疗

目的是巩固疗效，防止或减少复发，改善呼吸功能。

第五节
肺炎

肺炎（pneumonia）是肺实质的炎症，可由多种病原体引起，如细菌、病毒、真菌、寄生虫等，其他如放射性、化学、过敏因素等亦能引起肺炎。

一、分类

1. 病因分类

根据痰液、纤维支气管镜刷取物以及支气管灌洗液的镜检和病原体培养，活检肺组织以及血清学检查等有助于辨明感染的病原体。

（1）细菌性肺炎　病原体包括：①需氧革兰阳性球菌，如肺炎链球菌、金黄色葡萄球菌、甲型溶血性链球菌等；②需氧革兰阴性菌，如肺炎克雷伯杆菌、流感嗜血杆菌、埃希大肠杆菌、铜绿假单胞菌等；③厌氧杆菌如棒状杆菌、梭形杆菌等。

（2）病毒性肺炎　如腺病毒、呼吸道合胞病毒、流感病毒、麻疹病毒、巨细胞病毒、单纯疱疹病毒等。

（3）支原体肺炎　由肺炎支原体引起。

（4）真菌性肺炎　如白色念珠菌、曲菌、放线菌等。

（5）其他病原体所致肺炎　立克次体（如 Q 热立克次体）、衣原体（如鹦鹉热衣原体）等感染。

2. 解剖分类

①大叶性（肺泡性）肺炎；②小叶性（支气管性）肺炎；③间质性肺炎。

二、葡萄球菌肺炎

1. 病因

葡萄球菌肺炎（Staphylococcal pneumonia）是由葡萄球菌引起的急性肺部化脓性感染。病情较重，常发生于免疫功能已经受损的患者，如糖尿病、血液病（白血病、淋巴瘤等）、艾滋病、肝病、营养不良、酒精中毒以及原已患有支气管肺炎者。儿童患流感或麻疹时，葡萄球菌可经呼吸道感染引起肺炎，若未予恰当治疗，病死率较高。皮肤感染灶（痈、疖、毛囊炎、蜂窝组织炎、伤口感染）中的葡萄球菌亦可经血循环产生肺部感染，细支气管往往受阻而伴发气囊肿，尤多见于儿童患者。脓肿可以溃破引起气胸、脓胸或脓气胸，有时还伴发化脓性心包炎、胸膜炎等。

葡萄球菌为革兰阳性球菌，有金黄色葡萄球菌（简称金葡菌）和表皮葡萄球菌两类。前者可引起全身多发性化脓性病变，血浆凝固酶使细菌周围产生纤维蛋白，保护细菌不被吞噬。凝固酶阴性的葡萄球菌偶亦可致病。

2. 临床表现

本病起病多急骤，有高热、寒战、胸痛，痰为脓性、量多、带血丝或呈粉红色乳状。病情重者可早期出现周围循环衰竭。医院内感染病例起病稍缓慢，但亦有高热、脓痰等。肺部X线显示肺段或肺叶实变，或呈小叶样浸润，其中有单个或多发的液气囊腔。X线阴影的易变性是金葡菌肺炎的另一重要特征。

3. 诊断

根据全身毒血症状、咳嗽、脓血痰、白细胞计数增高（可高达$50\times10^9/L$）、中性粒细胞比例增加、X线表现片状阴影伴有空洞和液平，可作出初步诊断。确诊有赖于痰的细菌培养阳性。

4. 治疗

治疗应在早期将原发病灶清除引流，同时选用敏感抗菌药物。医院外感染的金葡菌肺炎，仍可用青霉素。对于院内感染和部分院外发病者，多为凝固酶阳性的金葡菌，90%以上产生青霉素酶，应给予耐酶的β-内酰胺类抗生素，如苯唑西林钠（oxacillin sodium）、氯唑西林钠（cloxacillin sodium）或萘夫西林钠（nafcillin sodium）。甲氧西林钠（methicillin sodium，为抗葡萄球菌青霉素的代表药物，现已少用）已耐药的金葡菌称耐甲氧西林金黄色葡萄球菌（methicillin-resistant *Staphylococcus aureus*，简称MRSA），对此，可用万古霉素（vancomycin）、利福平、氟喹诺酮类药物以及丁胺卡那霉素治疗。并发脓胸、脑膜炎、心内膜炎以及肾、脑、心肌转移性脓肿时，每日可青霉素静脉用药或用上述苯唑西林钠、萘夫西林钠，并对脓腔作适当引流。

三、肺炎球菌肺炎

1. 病因

肺炎球菌肺炎是由肺炎链球菌引起的肺炎。肺炎链球菌是细菌性肺炎的最常见原因，占细菌性社区获得性肺炎的2/3。肺炎球菌肺炎一般四季均可见，但以冬季最多。本病最常见于年龄小或老的患者。咽部细菌检查表明，5%～25%的健康人为肺炎球菌的带菌者，冬季儿童及幼儿的父母检出率最高。

2. 病理学和发病机制

肺炎球菌一般通过吸入，经上呼吸道到达肺部。它们停留在细支气管内增生引起炎症，并在肺泡腔内产生大量含蛋白质的液体，这种液体起着病菌培养介质的作用，并可帮助病菌向邻近肺泡扩散，典型的结果是导致大叶性肺炎。

大叶性肺炎的最初阶段是肺泡充血，特点是有大量浆液性渗出物，血管扩张，细菌迅速增生。下一阶段称为“红色肝样变”，即实变的肺脏呈肝样外观：气腔充满多形核细胞，血管充血及红细胞外渗，因此肉眼检查呈淡红色。接着是“灰色肝样变”期，该期的纤维蛋白集聚与处于不同分解阶段的白细胞和红细胞有关，肺泡腔充满炎症渗出物。最后阶段是以渗出物吸收为特征的消散期。

3. 临床表现

肺炎球菌肺炎之前常有上呼吸道感染。通常以突发短期寒战开始，呼吸时患侧疼痛（胸膜炎）、咳嗽、呼吸困难及咳痰。疼痛可为放射性的，病变在下叶时，会疑为腹腔内脓毒感染，如胰腺炎。体温迅速上升至38～40.5℃，脉搏通常达100～140次/min，呼吸加快到20～45次/min。其他常见症状为恶心、呕吐、周身不适和肌肉疼痛。咳嗽一开始可能无痰，但一般逐渐变成带脓性、血丝或“铁锈”痰液。这些特点是健康人发生肺炎球菌肺炎的典型表现。在很多情况下，特别是婴幼儿和老年患者，本病较为隐袭。

体检无固定阳性体征，视病变特征及检查时患者所处的阶段而定。可有肺叶实变或胸膜渗出的典型肺部体征。支气管肺炎常见的表现是湿性啰音。

4. 并发症

严重且可能导致死亡的并发症为进展性肺炎，有时伴有成人呼吸窘迫综合征和（或）脓毒性休克。胸部X线检查可发现约25%的患者有胸膜渗出，且仅1%左右的患者有脓胸。有些患者产生病变邻近部位的感染（如脓胸或化脓性心包炎）。菌血症可造成肺以外的感染病灶，包括脓毒性关节炎、心内膜炎、脑膜炎及腹膜炎（腹水患者）。有些患者出现肺部重复感染，表现为在治疗过程中，暂时改善之后又出现发热和新的肺浸润而致病情恶化。

5. 诊断

凡急性发热伴胸痛、呼吸困难和咳嗽者都应怀疑为肺炎球菌肺炎。根据病史，胸部X线改变，适当标本的培养和革兰染色可做出初步诊断。确切诊断则需证明胸膜液、血液、肺组织或气管吸出物中有肺炎链球菌。

6. 治疗

对青霉素敏感的肺炎球菌株，青霉素是首选药物。非重症患者可口服青霉素或青霉素V 250～500mg，对无并发症的肺炎球菌肺炎推荐给予水剂青霉素50～200万单位静脉注射。万古霉素作为唯一具有持久活性的药物，对所有肺炎球菌均有抗菌活性，是在大多数情况下伴有高耐青霉素发生率的重症患者的首选药物。

其他有效的药物包括头孢菌素类，红霉素和克林霉素。四环素抗肺炎球菌效果的可靠性较差，病情严重的患者不应使用。

支持治疗包括卧床休息、补充液体及针对胸膜疼痛使用止痛剂。有发绀、明显缺氧、严重呼吸困难、谵妄的患者应给予氧疗，氧疗过程中需不断检查血气，尤其是对慢性肺疾病的患者。

第六节 肺结核

结核病是由结核杆菌引起的慢性传染病，可累及全身多个脏器，但以肺结核（pulmonary tuberculosis）最为常见。

一、病因和发病机制

结核菌属于分支杆菌，生长缓慢，在改良罗氏培养基上培养需4～6周才能繁殖成明显的菌落。涂片染色具有抗酸性，亦称抗酸杆菌。镜检为细小、稍弯的杆菌，对外界抵抗力较强，在阴湿处能生存5个月以上；但在烈日曝晒2h，5%～12%来苏儿接触2～12h，70%酒精接触2min，或煮沸1min，均能被杀灭。将痰吐在纸上直接烧掉是最简易的灭菌方法。

结核菌主要通过呼吸道传播。传染源主要是排菌的肺结核患者（尤其是痰涂片阳性、未经治疗者）的痰。健康人吸入患者咳嗽、打喷嚏时喷出的带菌飞沫，可引起肺部结核菌感染。传染的次要途径是经消化道进入体内。少量毒力弱的结核菌多能被人体防御机能杀灭；只有受大量毒力强的结核菌侵袭而人体免疫力低落时，感染后才能发病。其他感染途径，如通过皮肤、泌尿生殖道，则很少见。

二、结核菌感染和肺结核的发生与发展

1. 原发型肺结核

当人体抵抗力降低时，吸入结核菌在肺部形成渗出性炎症病灶，多发生在上叶底部、中叶或下叶上部（肺通气较大部位），引起淋巴管炎和淋巴结炎。原发病灶和淋巴结都可发生干酪性坏死。肺部原发病灶、淋巴管炎和局部淋巴结炎，统称为原发综合征。

2. 血行播散型肺结核

该型多由原发型肺结核发展而来，但成人更多见的是由继发于肺或肺外结核病灶（如泌尿生殖道的干酪样病灶）溃破到血管引起。

急性粟粒型肺结核是急性全身血行播散型结核病的一部分，起病急，有全身毒血症状，常可伴发结核性脑膜炎。X线显示肺内细小阴影如粟粒、等大、均匀地播散于两肺。早期病灶在透视下不够明显，常不能及时诊断，而误诊为其他发热性疾病，如伤寒、败血症等。

3. 浸润型肺结核

原发感染经血行播散而潜伏在肺内的结核菌绝大多数逐渐死亡。只有当人体免疫力低落时，原先潜伏在病灶内的结核菌始有机会重新繁殖，引起以渗出和细胞浸润为主、伴有不同程度的干酪样病灶，称为浸润型肺结核（内源性感染）。原发病灶也有直接进展成酷似浸润型肺结核的。

另外，与排菌患者密切接触，反复经呼吸道感染，也可因再感染而发生浸润型肺结核（外源性感染），但较少见。继发型肺结核以浸润型最为常见，多为成年患者。临床症状根据病灶性质、范围及人体反应性而异。病灶多在锁骨上下，X线显示为片状、絮状阴影，边缘模糊。当人体过敏性很高，大量结核菌进入肺部时，病灶干酪样坏死、液化，最后形成空洞和病灶的支气管播散。浸润型肺结核伴大片干酪样坏死灶时，常呈急性进展，具有高度毒性症状，临床上称为干酪性（或结核性）肺炎。干酪样坏死灶部分消散后，周围形成纤维包膜；或空洞的引流支气管阻塞，空洞内干酪物不能排出，凝成球状病灶，称为“结核球”。

病变处在炎症渗出、细胞浸润甚至干酪样坏死阶段时，经过适当的化学治疗可使炎症吸收消散。留下细小的干酪样病灶经过纤维包围，逐渐失水干燥，甚至钙化，成为残留的结节状病灶，称为纤维硬结病灶或临床痊愈。有效的化学治疗能使空洞逐渐缩小、闭合，或者空洞的组织缺损依旧存在，但其中的结核菌已全部消灭，称为“空洞开放愈合”。

4. 慢性纤维空洞型肺结核（慢纤洞型肺结核）

肺结核未及时发现或者治疗不当，空洞长期不愈，空洞壁逐渐变厚，病灶

出现广泛纤维化；随机体免疫力高低起伏，病灶吸收、修补与恶化、进展交替发生，称为慢性纤维空洞型肺结核。病灶常有反复的支气管播散，病程迁延，症状时有起伏，痰中带有结核菌，为结核病的重要传染源。X 线显示一侧或两侧单个或多个厚壁空洞，多伴有支气管播散病灶及明显的胸膜增厚。由于肺组织纤维收缩，肺门向上牵拉，肺纹呈垂柳状阴影，纵隔向病侧牵引。邻近或对侧肺组织常发生代偿性肺气肿，常并发慢性支气管炎、支气管扩张，继发感染和肺源性心脏病。肺组织广泛破坏，纤维组织大量增生，可导致肺叶或全肺收缩（“毁损肺”）。这些都是继发型肺结核的后遗表现。

三、临床表现

1. 症状

（1）全身症状　全身性症状表现为午后低热、乏力、食欲不振、体重减轻、盗汗等。当肺部病灶急剧进展播散时，可有高热，妇女可有月经失调或闭经。

（2）呼吸系统症状　一般有干咳或只有少量黏液痰。伴继发感染时，痰呈黏液性或脓性。约 1/3 患者有不同程度咯血。若发热持续不退，多提示结核病灶播散。有时硬结钙化的结核病灶因机械损伤血管，或因为结核性支气管扩张而咯血。大咯血时可发生失血性休克；有时血块阻塞大气道，可引起窒息。此时患者烦躁、神色紧张、挣扎坐起、胸闷气急、紫绀，应立即进行抢救。

当炎症波及壁层胸膜时，相应胸壁有刺痛，一般并不剧烈，随呼吸和咳嗽而加重。慢性重症肺结核时，呼吸功能减损，可出现渐进性呼吸困难，甚至紫绀。并发气胸或大量胸腔积液时，则有急骤出现的呼吸困难。

2. 体征

早期病灶小或位于肺组织深部，多无异常体征。若病变范围较大，患侧肺部呼吸运动减弱，叩诊呈浊音，听诊时呼吸音减低，或为支气管肺泡呼吸音。因肺结核好发于上叶的尖后段和下叶背段，故锁骨上下、肩胛间区叩诊略浊，咳嗽后闻及湿性啰音，对诊断有参考意义。当肺部病变发生广泛纤维化或胸膜增厚粘连时，则患侧胸廓下陷、肋间变窄、气管移位，叩诊呈浊音，而对侧可有代偿性肺气肿体征。

四、实验室和其他检查

1. 结核菌检查

痰中找到结核菌是确诊肺结核的主要依据。痰菌阳性说明病灶是开放性的（有传染性）。若排菌量多（每 1mL 10 万个以上），直接涂片检查易呈阳性，为社会传染源。厚涂片法能提高发现率。荧光显微镜检查适用于大量标本的快速检查。无痰或儿童不会咳嗽，可采用清晨的胃洗涤液查找结核菌。成人可用纤维支气管镜检查或从冲洗液中查找结核菌。

痰菌量较少（每 1mL 1 万个以下），可用集菌法。但因培养时间长、培养条件严格，临床应用受到限制。

2. 影像学检查

肺结核的常见 X 线表现有：纤维钙化的硬结病灶（斑点、条索、结节状，密度较高，边缘清晰）、浸润性病灶（云雾状、密度较淡、边缘模糊）、干酪性病灶（密度较高、浓度不一）和空洞（有环形边界的透光区）。肺结核病灶一般在肺的上部、单侧或双侧，存在时间较长，常有多种性质不同的病灶混合存在和肺内播散迹象。

3. 结核菌素试验

结核菌素试验又称结核菌素筛查试验，纯蛋白衍生物（purified protein derivative）试验，简称 PPD 试验。

PPD 试验阳性反应仅表示结核菌感染，并不一定患病。

PPD 试验阴性反应除提示没有结核菌感染外，还见于以下情况。结核菌感染后需经过一段时间变态反应才充分建立，在这之前 PPD 试验可为阴性。应用糖皮质激素等免疫抑制剂者，淋巴细胞免疫系统缺陷（如淋巴瘤、白血病、结节病、艾滋病等）患者和老年人，营养不良及麻疹、百日咳等患者，PPD 试验也常为阴性。严重结核病和各种危重患者对 PPD 试验也无反应，或仅为弱阳性，这都是由于人体免疫力连同变态反应暂时受到抑制的结果；待病情好转，又会转为阳性反应。

五、诊断

痰结核菌检查不仅是诊断肺结核的主要依据，也是考核疗效、随访病情的重要指标。肺结核患者咳痰有时呈间歇排菌，故常需连续多次查痰方能确诊。

X 线健康检查是发现早期肺结核的主要方法。虽无明显症状，但结合其他症状及检查，也可明确诊断。

六、治疗

抗结核化学药物治疗（简称化疗）对结核病的控制起着决定性的作用，合理的化疗可使病灶全部灭菌、痊愈。传统的休息和营养疗法只起到辅助作用。

1. 化疗原则

合理化疗是指对活动性结核病坚持早期、联用、适量、规律和全程使用敏感药物的原则。

2. 化疗方法

（1）“常规”化疗与短程化疗　以往常规使用异烟肼（isoniazid）、链霉素和对氨基水杨酸钠 12~18 个月治疗结核病。

（2）间歇用药、两阶段用药　在开始化疗的 1~3 个月内，每日用药，其后每周 3 次间歇用药，每次异烟肼、利福平、乙胺丁醇等剂量可以适当加大。

3. 常用的抗结核药物

常用药物包括异烟肼、利福平、吡嗪酰胺、链霉素、对氨基水杨酸钠等。

4. 化疗方案

视病情轻重、痰菌有无和细菌耐药情况，以及经济条件、药源供应等，选择化疗方案。

除化疗外，还可采用对症治疗、卡介苗接种及手术治疗。但近年来，外科手术在肺结核的治疗上已较少应用。

第七节 原发性支气管肺癌

原发性支气管肺癌（primary bronchogenic carcinoma）简称肺癌（lung cancer），是最常见的肺部原发性恶性瘤，是一种严重威胁人类健康和生命的疾病。半个世纪以来世界各国肺癌的发病率和死亡率逐渐上升。

一、病因

病因和发病机制迄今尚未明确。一般认为肺癌的发病与下列因素有关。

1. 吸烟

已经公认吸烟是肺癌的重要危险因素。国内外的调查均证明 80% ~90% 的男性肺癌与吸烟有关，女性 19.3% ~40%。吸烟者肺癌死亡率比不吸烟者高 10~13 倍。吸烟量越多、吸烟年限越长、开始吸烟年龄越早，肺癌死亡率越高。被动吸烟也容易引起肺癌。

2. 职业致癌因子

已被确认的致人类肺癌的职业因素包括长期接触石棉、无机砷化合物、二氯甲醚、铬及某些相关化合物、镍、氡及其相关物质的职业。约 15% 的美国男性肺癌和 5% 女性肺癌与职业因素有关；在石棉厂工作的吸烟工人肺癌死亡率为一般吸烟者的 8 倍，是不吸烟也不接触石棉者的 92 倍。可见石棉有致癌作用，还说明吸烟与石棉有致癌的协同作用。

3. 空气污染

空气污染包括室内小环境和室外大环境污染。如室内被动吸烟、燃料燃烧和烹调过程中可能产生的致癌物。有资料表明，室内用煤、接触煤烟或其不完全燃烧物为肺癌的危险因素，特别是对女性腺癌，烹调时加热所释放出的油烟雾也是致癌因素，不可忽视。

4. 电离辐射

大剂量电离辐射可引起肺癌，辐射的不同射线产生的效应也不同，如日本广岛释放的是中子和 α 射线，长崎则仅有 α 射线，前者患肺癌的危险性高于后者。美国 1978 年报告一般人群中电离辐射的来源约 49.6% 来自自然界，44.6% 为医疗照射，来自 X 线诊断的电离辐射可占 36.7%。

5. 饮食与营养

动物试验证明维生素 A 及其衍生物 β－胡萝卜素能够抑制化学致癌物诱发的肿瘤。一些调查报告认为摄取的食物中维生素 A 含量少或血清维生素 A 含量低时，患肺癌的危险性增高。维生素 A 类能作为抗氧化剂直接抑制苯并芘、亚硝酸铵等的致癌作用、抑制某些致癌物和 DNA 的结合，拮抗促癌物的作用，因此可直接干扰癌变过程。美国纽约和芝加哥开展前瞻性人群观察的结果也说明食物中天然维生素 A 类、β－胡萝卜素的摄入量与十几年后癌症的发生呈负相关，其中最突出的是肺癌。

此外，病毒感染、真菌毒素（黄曲霉素）、结核瘢痕、机体免疫功能低落、内分泌失调以及家族遗传等因素对肺癌的发生可能也起一定的综合作用。

二、病理和分类

1. 按解剖部位分类

（1）中央型肺癌　发生在段支气管以上至主支气管的癌肿称为中央型，约占 3/4，以鳞状上皮细胞癌和小细胞未分化癌较多见。

（2）周围型肺癌　发生在段支气管以下的癌肿称为周围型，约占 1/4，以腺癌较为多见。

2. 按组织学分类

目前国内外对肺癌的组织学分类仍不十分统一，但多数按细胞分化程度和形态特征分为鳞状上皮细胞癌、小细胞未分化癌、大细胞未分化癌和腺癌。

组织学分类如下：

- 肺癌
  - 非小细胞癌
    - 鳞状上皮细胞癌
    - 腺癌（包括支气管肺泡细胞癌）
    - 大细胞癌
    - 鳞腺癌
  - 小细胞癌

三、临床表现

肺癌的临床表现与其发生部位、大小、类型、发展的阶段、有无并发症或转移有密切关系，有 5%～15% 的患者发现肺癌时无症状。主要症状包括以下几方面。

1. 由原发肿瘤引起的症状

（1）咳嗽 这是最为常见的早期症状，肿瘤在气管内可有刺激性干咳或少量黏液痰，肺泡癌可有大量黏液痰。肿瘤引起远端支气管狭窄，咳嗽加重，多为持续性，且呈高音调金属音，是一种特征性的阻塞性咳嗽。当有继发感染时，痰量增多，且呈黏液脓性。

（2）咯血 由于癌肿组织血管丰富，常引起咯血。以中央型肺癌多见，多为痰中带血或间断血痰，常不易引起患者重视而延误早期诊断。如侵蚀大血管，可引起大咯血。

（3）喘鸣 由于肿瘤引起支气管部分阻塞，约有2%的患者可引起局限性喘鸣音。

（4）胸闷、气急 肿瘤引起支气管狭窄，特别是中央型肺癌，或肿瘤转移到肺门淋巴结，肿大的淋巴结压迫主支气管或隆突；或转移至胸膜，发生大量胸腔积液；或转移至心包发生心包积液，或有膈麻痹、上腔静脉阻塞以及肺部广泛受累，均可影响肺功能，发生胸闷，气急。如果原有慢性阻塞性肺病，或合并有自发性气胸，则胸闷、气急更为严重。

（5）体重下降 消瘦为肿瘤的常见症状之一。肿瘤发展到晚期，由于肿瘤毒素和消耗的原因，并有感染、疼痛所致的食欲减退，可表现为消瘦或恶液质。

（6）发热 一般肿瘤可因坏死引起发热，多数发热的原因是由于肿瘤引起的继发性肺炎所致，抗生素药物治疗疗效不佳。

2. 肿瘤局部扩展引起的症状

（1）胸痛 约有30%的肿瘤直接侵犯胸膜、肋骨和胸壁，可引起不同程度的胸痛。若肿瘤位于胸膜附近时，则产生不规则的钝痛或隐痛，疼痛于呼吸、咳嗽时加重。肋骨、脊柱受侵犯时，则有压痛点，与呼吸、咳嗽无关。肿瘤压迫肋间神经，胸痛可累及其分布区。

（2）呼吸困难 癌肿压迫大气道，可出现吸气性呼吸困难。

（3）咽下困难 癌肿侵犯或压迫食管可引起咽下困难，尚可引起支气管-食管瘘，导致肺部感染。

（4）声音嘶哑 癌肿直接压迫或转移至纵隔淋巴结肿大后压迫喉返神经（多见左侧），可发生声音嘶哑。

（5）上腔静脉阻塞综合征 癌肿侵犯纵隔，压迫上腔静脉时，上腔静脉回流受阻，产生头面部、颈部和上肢水肿以及胸前部淤血和静脉曲张，可引起头痛、头昏或眩晕。

（6）霍纳综合征（Horner syndrome） 位于肺尖部的肺癌，可压迫颈部交感神经，引起病侧眼睑下垂、瞳孔缩小、眼球内陷，同侧额部与胸壁无汗或少汗，即霍纳综合征。也常有肿瘤压迫臂丛神经造成以腋下为主、向上肢内侧放射的火灼样疼痛，在夜间尤甚。

四、影像学及其他检查

1. 胸部X线检查

本项检查是发现肺癌最重要的一种方法。可通过透视，正、侧位胸部X线摄片，发现块影或可疑肿块阴影。进一步选用高电压摄片、体层摄片、电子计算机断层扫描（CT）、磁共振显像（MRI）、支气管或血管造影等检查，以明确肿块的形态、部位、范围、与心脏大血管的关系，了解肺门和纵隔淋巴结的肿大情况和支气管阻塞、变形的程度以及肺部有无转移性病灶，以提供诊断和治疗的依据。

2. CT检查

CT检查的优点在于能发现普通X线检查不能显示的解剖结构，特别对位于心脏后、脊柱旁沟和在肺尖、近膈面下及肋骨头部位的扫描极有帮助。CT还可以辨认有无肺门和纵隔淋巴结肿大。如纵隔淋巴结直径大于20mm，肿瘤侵入纵隔脂肪间隙或包绕大血管，则基本不能手术。CT还能显示肿瘤有无直接侵犯邻近器官，CT对大于3mm的病灶多能发现。CT对转移癌的发现率比普通断层扫描高。

3. MRI检查

MRI检查对肺癌的诊断价值基本与CT检查相似。

4. 痰脱落细胞学检查

当怀疑肺癌时，胸部X线检查之后的下一个诊断步骤为获取组织标本进行组织学检查。痰细胞学检查的阳性率取决于标本是否符合要求、细胞学家的水平高低、肿瘤的类型以及送标本的次数（以3~4次为宜）等因素，非小细胞癌的阳性率较小细胞癌的阳性率高，一般在70%~80%。

5. 纤维支气管镜检查（简称纤支镜检）

这对明确肿瘤的存在和获取组织供组织学诊断均具有重要的意义。

6. 开胸手术探查

若经痰细胞学检查、纤支镜检和针刺活检均未能确立细胞学诊断，则考虑开胸手术探查，但必须根据患者年龄、肺功能、手术并发症等仔细权衡利弊后决定。

五、诊断

肺癌的治疗效果取决于肺癌的早期明确诊断，一般依靠详细的病史询问、体格检查和有关辅助检查，进行综合判断，80%~90%的患者可以确诊。

肺癌的早期诊断包括两方面的重要因素，一是患者对肺癌的防治知识应得到普及，对任何可疑的肺癌症状应及时进一步检查；二是医务人员应对肺癌的早期征象提高警惕，避免漏诊、误诊。对高发癌肿区、有高危险因素或有可疑征象的人群宜定期进行防癌或排除癌肿的有关检查。特别对40岁以上长期重度吸烟有下列情况者应作为可疑肺癌对象进行有关排癌检查：无明显诱因的刺激性咳嗽持续2~3周，治疗无效；或原有慢性呼吸道疾病，咳嗽性质改变者；持续或反复在短期内痰中带血而无其他原因可解释者；反复发作的同一部位的肺炎；原因不明的肺脓肿，无中毒症状，无大量脓痰，无异物吸入史，抗炎治疗效果不显著者；原因不明的四肢关节疼痛及杵状指（趾）；X线上的局限性肺气肿、段性肺不张或大叶性肺不张；孤立性圆形病灶和单侧性肺门阴影增大者；原有肺结核病灶已稳定，而形态或性质发生改变者；无中毒症状的胸腔积液，尤以血性、进行性增加者；尚有一些上述的肺外表现的症状，皆值得怀疑，需进行检查。

六、治疗

肺癌应是根据患者的机体状况，肿瘤的病理类型、侵犯的范围和发展趋势，合理地、有计划地应用现有的手段进行治疗。多采用联合治疗的方式，即小细胞肺癌多选用化疗或放疗加手术，非小细胞肺癌首先选用手术，然后是放疗或化疗。

思考题

1. 简述慢性支气管炎的常见病因。
2. 简述肺气肿的临床表现。
3. 慢性肺源性心脏病的诊断标准是什么？
4. 肺炎球菌肺炎常见的临床症状是什么？
5. 肺结核的常见症状是什么？
6. 肺癌常用的检查方法有哪些？

第四章 循环系统疾病

教学目标

1. 了解心力衰竭的诊断及治疗方法。
2. 了解原发性高血压的临床表现及治疗方法。
3. 熟悉冠状动脉粥样硬化性心脏病常见的临床类型。

第一节 心力衰竭

心力衰竭（heart failure，简称心衰）是指此时心脏不能泵出足够的血液以满足组织代谢需要，或只是在提高充盈压后方能泵出组织代谢所需要的相应血量，在通常情况下，是由于心肌收缩力下降所致的一种临床综合征。临床表现上反映了一种基本的异常：心肌收缩力减弱，心输出量不能满足身体的需要。不同程度的心衰，即便是最轻的一种也严重影响健康，必须予以治疗。

心力衰竭可分急性心力衰竭和慢性心力衰竭。

一、急性心力衰竭

由于器质性心脏病发展到心肌收缩力减退，使心脏不能将回心血量全部排出，心搏出量减少，引起肺静脉淤血，动脉系统严重供血不足。常见于急性心肌炎、心肌梗死，严重瓣膜狭窄，急性心脏容量负荷过重，快速异位心律等。临床上以极度烦躁、极度气促，咯白色泡沫或粉红色泡沫痰，双肺干、湿性啰音为特点。

1. 病因

此病常在一定诱因下发生，使心脏功能代偿的患者突然发病或使已有心力衰竭的患者病情加重，常发生在心脏功能正常或无心脏病变的患者。常见的病因如下。

（1）广泛的急性心肌梗死、急性心肌炎或急进型高血压时，左心室排血量急剧下降，肺循环压力升高。

（2）二尖瓣狭窄，尤其伴有心动过速时，心室舒张期缩短，左心房的血液不能充分地流入左心室，左心房淤血扩张，引起肺静脉压升高。

（3）严重的心律失常，如发作较久的快速性心律失常或重度心动过缓。

（4）输液过快或过多，心脏的负荷突然增加，原有左心衰竭的患者可引起急性肺静脉高压。

2. 临床表现

起病非常快，患者突然感到极度呼吸困难，迫坐呼吸、鼻翼煽动、恐惧表情、烦躁不安、频频咳嗽，咯大量白色或血性泡沫状痰液，严重时可有大量泡沫样液体由鼻腔涌出，面色苍白、口唇青紫、大汗淋漓、四肢湿冷，两肺布满湿性啰音，心脏听诊可有舒张期奔马律，脉搏增快，可呈交替脉。血压下降，严重者可出现心源性休克。

3. 诊断依据

①有心脏病病史。②突然出现烦躁，极度气急。③四肢湿冷。④咯白色泡沫或粉红色泡沫痰。⑤发绀、双肺布满湿性啰音、哮鸣音。

4. 治疗

治疗原则：镇静、清除泡沫痰、保持气道通畅，增强心肌收缩力、扩张动静脉、减轻心脏前后负荷。

（1）体位　取坐位、双腿下垂，减少静脉回心血量，减轻心脏前负荷。

（2）吸氧　加压高流量给氧每分钟 6～8L，可流经 25%～70% 乙醇后用鼻管吸入，也可使用有机硅消泡剂消除泡沫。

（3）镇静剂　皮下或肌内注射盐酸吗啡 5～10mg 或盐酸哌替啶（pethidine hydrochloride，又称杜冷丁）50～100mg，使患者安静，减少回心血量，减轻呼吸困难。但对老年人、神志不清、已有呼吸抑制、休克或合并肺部感染者禁用。

（4）减少静脉回流　患者取坐位或卧位，必要时可加止血带于四肢，轮流结扎三个肢体，每 5min 换一肢体，平均每肢体扎 15min，放松 5min，以保证肢体循环不受影响。

（5）快速利尿　静脉给予作用快而强的利尿剂，以减少血容量，减轻心脏负荷，应注意防止或纠正大量利尿时所伴发的低血钾症和低血容量。

（6）血管扩张剂　静脉滴注硝普钠（sodium nitroprusside）或甲磺酸酚妥拉明（phentolamine mesylate）以降低肺循环压力，也可舌下含化硝酸甘油或硝酸异山梨酯（isosorbide dinitrate）降低肺循环静脉压，但应注意动态测量血压，勿引起低血压。

（7）强心药　如无洋地黄类药物应用的禁忌证，可静脉注射快速作用的洋地黄类制剂，如去乙酰毛花苷（deslanoside，又称西地兰）、毒毛花苷 K（strophanthin K）等，对二尖瓣狭窄所引起的肺水肿，除伴有心室率快的心房颤动外，不用强心药，以免因右心室输出量增加而加重肺充血。

（8）氨茶碱　对伴有支气管痉挛者可选用。

（9）肾上腺皮质激素　氢化可的松（hydrocortisone）100～200mg 或地塞米松（dexamethasone）5～10mg 加入葡萄糖液中静滴亦有助于肺水肿的控制。

（10）原有疾病和诱发因素治疗　如有发作快速性心律失常，应迅速控制。

二、慢性心力衰竭

慢性心力衰竭是很常见的危重症，可分为左心衰竭、右心衰竭和全心衰竭。左心衰竭又分为左心室和左心房衰竭，前者主要由冠心病和高血压病引起，后者主要由二尖瓣狭窄所致。右心衰竭多由左心衰竭引起及肺心病所致。

1. 诱发因素

①病毒性上呼吸道感染和肺部感染是诱发心力衰竭的常见病因。②过重的体力劳动或情绪激动。③心律失常。④妊娠与分娩。⑤输液（或输血）过快或过量。⑥严重贫血或大出血。

2. 临床表现

心力衰竭的临床表现与何侧心室或心房受累有密切关系。左心衰竭的临床特点主要是由于左心房和（或）左心室衰竭引起肺淤血、肺水肿；而右心衰竭的临床特点是由于右心房和（或）右心室衰竭引起体循环静脉淤血和水钠潴留。

（1）左心衰竭　①呼吸困难，是左心衰竭的最早和最常见症状。主要由于急性或慢性肺淤血和肺活量减低所引起。阵发性夜间呼吸困难是左心衰竭的一种表现，患者常在熟睡中憋醒，有窒息感，被迫坐起，咳嗽频繁，出现严重的呼吸困难。②咳嗽和咯血，是左心衰竭的常见症状。③其他，可有疲乏无力、失眠、心悸等。

（2）右心衰竭　①腹部胀满，是右心衰竭较早的症状。常伴有食欲不振、恶心、呕吐及上腹部胀痛。②颈静脉怒张，是右心衰竭的一个较明显征象。③水肿，心衰性水肿多先见于下肢，呈凹陷性水肿，重症者可波及全身，下肢水肿多于傍晚出现或加重，休息一夜后可减轻或消失。④紫绀，右心衰竭者多有不同程度的紫绀。⑤神经系统症状，可有神经过敏、失眠、嗜睡等症状。⑥心脏体征，主要为原有心脏病表现。⑦肝肿大，可伴有腹水及压痛。

（3）全心衰竭　可同时存在左、右心衰竭的临床表现，也可以左或右心衰竭的临床表现为主。

3. 检查

X 线检查心肺对诊断有所帮助，必要时可行超声心动图和血流动力学监测。

4. 治疗

（1）病因治疗　①基本病因的治疗，如控制高血压、介入治疗冠心病；②消除诱因，如控制感染、控制心律失常等。

（2）减轻心脏负荷　休息、控制钠盐摄入、利尿剂的应用、血管扩张剂的应用。

（3）加强心肌收缩力　洋地黄类药物的应用，常用制剂有毒毛花苷 K、去乙酰毛花苷、地高辛（digoxin）、洋地黄毒苷（digitoxin）等。

（4）其他治疗　如有呼吸困难者可给予吸氧、并发症的治疗。

第二节　原发性高血压

原发性高血压（primary hypertension，又称高血压病）是常见的病因未明心血管疾病，收缩压和（或）舒张压高于正常。世界卫生组织（WHO）建议使用的血压标准是：正常成人收缩压应小于 140mmHg（18.6kPa），舒张压小于 90mmHg（12.0kPa）。继发性高血压亦称症状性高血压，是指有明确病因的高血压。我国高血压患病率明显上升，高发年龄在 35～74 岁。2012 年 10 月 8 日为我国第 14 个全国高血压日，根据所得最新测算数据，我国高血压患病人群已经超过 2 亿，但患者知晓率只有约 30%。

一、病因

高血压有明显的遗传倾向，但确切机制尚不清楚。环境因素（如饮食中的钠、肥胖、紧张）似乎仅作用于遗传敏感者。膳食中钠盐摄入量与人群血压水平和高血压病患病率呈正相关。

二、临床表现

高血压病根据起病缓急和病情进展情况，临床上分缓进型高血压病和急进型恶性高血压病两种。缓进型高血压病比较多见，约占 95%，起病隐匿，病情发展缓慢，病程长达 10～20 年以上。早期常无任何症状，查体时发现血压升高，个别患者可突然发生脑出血，此时才被发现高血压。

早期高血压患者可表现头痛、头晕、耳鸣、心悸、眼花、注意力不集中、记忆力减退、手脚麻木、疲乏无力、易烦躁等症状。这些症状多为高级神经功能失调所致，其轻重与血压增高程度可不一致。

后期血压常持续在较高水平，并伴有脑、心、肾等靶器官受损的表现。这些器官受损可以是高血压直接损害造成的，也可以是间接地通过加速动脉粥样硬化性疾病产生而造成的。如高血压可引起短暂性脑血管痉挛，使头痛头晕加重、一过性失明、半侧肢体活动失灵等，持续数分钟或数小时可以恢复，也可发生脑出血。对心脏的损害先是心脏扩大，后发生左心衰竭，可出现胸闷、气急、咳嗽等症状。肾脏受损害后，可见夜间尿量增多或小便次数增加，严重时发生肾功能衰竭，可有尿少、无尿、食欲不振、恶心等症状。

三、诊断

根据1999年世界卫生组织高血压专家委员会确定的标准和《中国高血压防治指南》的规定，18岁以上成年人高血压定义为：在未服用抗高血压药物情况下收缩压≥140mmHg和（或）舒张压≥90mmHg。患者既往有高血压史，目前正服用抗高血压药物，即使血压低于140/90mmHg，仍应诊断为高血压。高血压按血压的水平分为1～3级，再参考患者的危险因素分为低危、中危、高危和极高危4级（表4－1）。

1级高血压（轻度）：收缩压140～159mmHg或舒张压90～99mmHg；

2级高血压（中度）：收缩压160～179mmHg或舒张压100～109mmHg；

3级高血压（重度）：收缩压≥180mmHg或舒张压≥110mmHg。

表4－1　　高血压患者心血管危险分级标准

危险因素	血压水平		
	1级	2级	3级
无危险因素	低危	中危	高危
1～2个危险因素①	中危	中危	极高危
≥3个危险因素或糖尿病或靶器官损害②	高危	高危	极高危
有并发症③	极高危	极高危	极高危

注：①危险因素包括：吸烟；血胆固醇＞220mg/dL；糖尿病；男性年龄＞55岁，女性＞65岁；早发心血管疾病（发病年龄：女性＜65岁，男性＜55岁）家族史。

②靶器官损害：左心室肥厚（心电图或超声心电图）；蛋白尿或（和）血肌酐轻度升高（1.2～2.0mg/dL）；超声或X线证实有动脉粥样斑块（颈、髂、股或主动脉）；视网膜动脉局灶或广泛狭窄。

③并发症：心脏疾病（心绞痛、心肌梗死、冠状动脉血运重建术后、心力衰竭）；脑血管疾病（脑出血、缺血性脑卒中、短暂性脑缺血发作）；肾脏疾病（糖尿病肾病、血肌酐升高＞2.0mg/dL）；血管疾病（主动脉夹层、周围动脉疾病）；高血压视网膜严重病变（出血或渗出，视乳头水肿）。

四、治疗

原发性高血压不能根治，但治疗可改变其病程。

1. 生活习惯改变

适当休息，戒烟、戒酒或限制饮酒，合理膳食，增加体力活动。中度减轻体重和限制钠盐摄入均是抗高血压药物治疗的基础。无并发症的高血压患者只要其血压被控制，则不需要限制活动。

2. 抗高血压药物治疗

降压药根据疗效机制可分为10类，有效者近百种，临床常用者约20种。降压药的选择依据如下。

（1）利尿剂　利尿剂主要作为无并发症高血压患者的首选药物，主要适用于轻中度高血压，常用的药物有氢氯噻嗪（hydrochlorothiazide）、吲达帕胺（indapamide）等。该类药物的副作用是降低血钾。

（2）β－肾上腺素受体阻滞剂　β－肾上腺素受体阻滞剂的降压效果安全可靠，主要适用于轻中度高血压，尤其是静息时心律较快的中青年患者。主要药物有酒石酸美托洛尔（metoprolol tartrate）、阿替洛尔（atenolol）、盐酸普萘洛尔（propranolol hydrochloride）、马来酸噻吗洛尔（timolol maleate）等。该类药物的副作用是肢体冷感、疲乏，可出现激动不安、胃肠功能不良等。

（3）钙拮抗药（calcium antagonist）　该类药物又称钙通道阻滞剂（calcium channel blocker，简称CCB），降压效果十分可靠稳定，适用于各种高血压，尤其老年高血压，伴冠心病、心绞痛、糖尿病、妊娠高血压及合并肾脏损害的患者。主要药物有硝苯地平（nifedipine）、非洛地平（felodipine）、拉西地平（lacidipine）、苯磺酸氨氯地平（amlodipine besylate）等。该类药物的副作用是血管扩张导致的头痛、面部潮红及踝部水肿等。

（4）血管紧张素转化酶抑制剂（angiotensin converting enzyme inhibitor，简称ACEI）　该类药物不仅能有效降低血压，而且具有靶器官保护的作用。主要用于轻中或严重高血压，尤其是伴左心室肥厚、左心室功能不全或心力衰竭、糖尿病伴微量蛋白尿、肾损害并有蛋白尿等患者。主要药物有卡托普利（captopril）、马来酸依那普利（enalapril maleate）、苯那普利（benazepril）、雷米普利（ramipril）等。该类药物的副作用为“首剂现象”，多见于首次给药后30～90min，表现为严重体位性低血压、眩晕、晕厥、心悸等，其他不良反应有头痛、嗜睡、口干、干咳、性功能障碍等，常在连续用药过程中自行减轻或缓解。

此外在高血压的药物治疗过程中，降压药物的联合应用已认为是较好和合理的治疗方案。较常用：①利尿剂为基础的两种药物联合应用；②钙拮抗药为基础的两种药物合用；③其他的药物合用方法。

第三节 心律失常

成人正常的心律频率为60～100次/min，比较规则。在心脏搏动之前，先有冲动的产生与传导，心脏内的激动起源或者激动传导不正常，引起整个或部分心脏的活动变得过快、过慢或不规则，或各部分的激动顺序发生紊乱，引起心脏跳动的速率或节律发生改变，称为心律失常（arrhythmia）。临床表现是一种突然发生的规律或不规律的心悸、胸痛、眩晕、心前区不适感、憋闷、气急、手足发凉和晕厥，甚至神志不清。有少部分心律失常患者可无症状，仅有心电图改变。

一、病因与诱因

心律失常的基本原因为起搏或传导异常，在临床上分为三类。第一类是激动起源异常，包括窦性心律失常、异位心律、主动性异位心律，其中以各种窦性心律失常、期前收缩（亦称早搏）、心房颤动（简称房颤）最为常见。第二类是传导异常，包括窦房、房内、房室传导阻滞和室内传导阻滞、预激综合征。第三类是异位激动伴生理性传导障碍，大多为生理现象，无需特殊治疗。

二、临床表现

心律失常的症状可有很大的变异，取决于患者是否意识到，患者可感到心悸，或因血流动力学异常而产生更为严重的症状。

心悸（对心跳的感知）为常见的症状，可能由于心肌收缩力增强和心律失常引起。对心悸患者应进行检查以确定病因。

干扰血流动力学的心律失常，通常为持续的心动过缓或心动过速且可能致命。可有眩晕和昏厥表现，使患者不能驾车或从事某些职业，如飞行员、火车驾驶员等。产生血流动力学异常的心律失常需急诊观察，必要时住院。

三、诊断

病史常能提供足够的信息用来确定初步诊断，据病史可区分短暂的心律失常发作，如过早搏动，Ⅱ度房室传导阻滞，或是持久的心律失常。如在心律失常时做体格检查，观察周围动脉搏动（反映心室激动）和颈静脉波（反映心房和心室的激动），对诊断有重要意义。

四、治疗

重要是消除疑虑。大多数心律失常不引起症状，无重要的血流动力学影响，亦无预后意义，但如患者觉察到心律失常可产生忧虑。有些患者为良性心律失常，采取心理治疗常有帮助。少数病例，可找出诱发因素并加以纠正，如过多饮酒或咖啡。

1. 药物治疗

抗心律失常的药物治疗，是处理大部分心律失常的主要治疗方法。现在尚无通用的有效药物。所有抗心律失常的药物有效性与安全性的剂量范围很小，治疗量甚至可加重或致心律失常，因此用药时应密切观察。

根据药物对心肌细胞的电生理效应可将抗心律失常药物分为四类。Ⅰ类药物是钠通道阻滞剂，如硫酸奎尼丁（quinidine sulfate）、盐酸利多卡因（lidocaine hydrochloride）、英卡胺（encainide，又称恩卡尼）等；Ⅱ类药物为β受体阻滞剂，如盐酸普萘洛尔等；Ⅲ类药物为抑制电位依赖性钾通道，如盐酸胺碘酮（amiodarone hydrochloride）等；Ⅳ类为钙拮抗剂，如盐酸维拉帕米（verapamil hydrochloride）等。

2. 电学治疗

（1）起搏器　起搏器技术进展之快惹人注目。高技术的起搏器和程序控制现已常用。

（2）射频（radiofrequency，简称 RF）消融术　RF 消融是对许多类型的心律失常治疗的重要进展，消融相当安全。

3. 手术治疗

如切除室壁瘤以治疗由此引起的室性快速心律失常，冠状动脉旁路移植术防治因心肌缺血引起的心律失常等。

第四节 冠状动脉粥样硬化性心脏病

冠状动脉粥样硬化性心脏病（coronary atherosclerotic heart disease，简称冠心病）是粥样硬化病变导致冠状动脉狭窄、闭塞，影响冠状循环血流，引起心肌缺血、缺氧的心脏病。常见的有隐匿型冠心病、心绞痛、心肌梗死。据北京、广州、上海统计资料，近20年来冠心病死亡率增加1~3倍。由于导致本病的病因迄今未完全清楚，现代医学尚缺乏理想的治疗方法。95%以上心肌梗死多由冠心病发展而成，而急性心肌梗死死亡率很高，大多在30%~40%。该病是严重威胁人类生命健康的常见病。

上述几种临床类型可以合并出现，现仅就心绞痛和心肌梗死予以阐述。

一、心绞痛

心绞痛（angina pectoris）是冠状动脉供血不足导致心肌急性、暂时性缺血与缺氧所引起的临床综合征，心肌无组织学和细胞学受损表现。参照 WHO 可分为劳累性心绞痛、自发性心绞痛、混合性心绞痛。

1. 临床表现

（1）典型心绞痛以发作性胸痛为主要临床表现。疼痛部位主要在胸骨体上段或中段之后，可波及心前区，有手掌大小范围，甚至横贯前胸，界限不很清楚。常放射至左肩、左臂内侧达无名指和小指，或至颈、咽或下颌部。

（2）疼痛性质常为压迫、发紧或紧缩性，也可有烧灼感，但不尖锐，不像针刺或刀扎样痛，偶尔伴濒死的恐惧感觉。发作时患者往往不自觉地停止原来的活动，直至症状缓解。

（3）疼痛诱因常为体力劳动、情绪激动（如愤怒、焦急、过度兴奋等）、饱食、寒冷、吸烟、心动过速、休克等，疼痛发生于劳动或激动的当时，而不在劳累后。

（4）疼痛持续时间常在 3～5min，最长不超过 15min，一般在停止诱发症状的活动后即缓解，舌下含服硝酸甘油能在几分钟内使之消失。可数日或数周发作 1 次，也可 1 日内多次发作。

（5）平时一般无异常体征。心绞痛发作时常见心率加快、血压升高、表情焦虑、皮肤湿冷，有时出现第四或第三心音奔马律。

（6）临床各型心绞痛特点　a. 劳累性心绞痛：其特点是疼痛由体力劳累、情绪激动或其他足以增加心肌需氧量的情况所诱发，休息或舌下含用硝酸甘油后迅速消失。b. 自发性心绞痛：其特点是疼痛发生与心肌需氧量增加无明显关系，疼痛程度较重，时限较长，含用硝酸甘油不易缓解。c. 混合性心绞痛：其特点是疼痛既可在心肌需氧量增加时发生，也可在心肌需氧量无明显增加时发生。

2. 辅助检查

（1）X 线检查　心脏无异常或见心影增大、肺充血等。

（2）心电图检查　①静息时约半数在正常范围；②心绞痛发作时绝大多数患者可出现暂时性心肌缺血引起的 ST 段压低，有时出现 T 波倒置，在平时有 T 波持续倒置的患者发作时可变为直立（所谓“假性正常化”）；③心电图负荷试验。

（3）冠状动脉造影。

3. 治疗

（1）发作期的治疗

①发作时立刻休息　一般患者在停止活动后症状即可消除。

②药物治疗　a. 硝酸甘油 0.25～0.5mg，舌下含化，1～2min 即开始起作用，约 0.5h 后作用消失；b. 硝酸异山梨酯 5～10mg，舌下含化，2～5min 见效，作用维持 2～3h；c. 亚硝酸异戊酯，每安瓿 0.2mL，用时以手帕包裹敲碎，立即盖于鼻部吸入，作用快而短，10～15s 内开始，几分钟即消失。

③必要时吸氧。

（2）缓解期的治疗

①避免各种诱发因素，调节饮食，禁绝烟酒，减轻精神负担，保持力所能及的体力活动和锻炼，并注意劳逸结合。

②硝酸酯制剂 a. 硝酸异山梨酯（isosorbide dinitrate）5～10mg，口服，3次/日。b. 戊四硝酯（pentaerithrityl tetranitrate）10～20mg，口服，3～4次/日。c. 硝酸甘油缓释片2.5mg，每8h服1次；或用硝酸甘油贴膏贴在胸前或上臂皮肤缓慢吸收，可预防卧位型心绞痛发作。

③β受体阻滞剂 酒石酸美托洛尔12.5～100mg，口服，2～3次/日；阿替洛尔12.5～25mg，口服，2次/日。

④钙拮抗药和冠状动脉扩张剂 可根据病情适当选用。

（3）其他治疗

①不稳定型心绞痛的处理 可加阿司匹林75～150mg/d，口服；也可肝素或低分子肝素皮下注射。

②外科手术治疗 施行主动脉-冠状动脉旁路移植手术，主要用于内科治疗不能控制的心绞痛。

③经皮腔内冠状动脉成形术（percutaneous transluminal coronary angioplasty，简称PTCA） 在有指征的患者中可代替外科手术治疗而收到同样的效果。近年以放置支架取得了更好的效果。

二、心肌梗死

心肌梗死（myocardial infarction，简称MI）是心肌缺血性坏死，是在冠状动脉病变的基础上，发生冠状动脉血供急剧减少或中断，使相应的心肌严重而持久地急性缺血所致，属冠心病的严重类型。

1. 临床表现

（1）突然发生胸骨后或心前区持续性剧烈疼痛，多无明显诱因，且常发生于安静时，部分患者放射至下颌、颈部、背部上方或上腹部，休息和含用硝酸甘油多不能缓解，患者常烦躁不安、出汗、恐惧或有濒死感。少数患者无疼痛，一开始即表现为休克或急性心力衰竭。

（2）发热，心动过速，频繁的恶心、呕吐和上腹部胀痛，肠胀气，呃逆。

（3）心律失常以室性早搏最多见。

（4）心界增大，心率多增快，少数可减慢，心尖区第一心音减弱，可出现第四或第三心音奔马律以及心尖区粗糙的收缩期杂音。

2. 辅助检查

（1）心电图检查 根据其梗死部位不同在其相应导联上出现病理性Q波、

ST 段抬高呈弓背向上，与直立 T 波连接形成单向曲线。

（2）放射性核素检查　可显示心肌梗死的部位和范围。

（3）实验室检查　白细胞增多，红细胞沉降率增快。血清心肌酶含量增高。

3. 治疗

（1）监护和一般治疗

①休息与护理　绝对卧床休息 1～2 周，病情好转第 3 周可下床，第 4 周如无不适反应时可室内散步，病重者卧床时间宜适当延长。一切日常活动由护理人员帮助进行，进食不宜过饱，并保持大便通畅。

②吸氧　最初几日间断或持续通过鼻管或面罩吸氧。

③心肺监测　进行心电图、血压和呼吸监测 5～7d，必要时监测肺毛细血管压和静脉压。

（2）缓解疼痛

①疼痛剧烈者可立即应用盐酸哌替啶 50～100mg，或盐酸吗啡 5～10mg 皮下注射，必要时 1～2h 再注射 1 次，以后每 4～6h 可重复应用；较轻者可选用磷酸可待因（codeine phosphate）或盐酸罂粟碱（papaverine hydrochloride）30～60mg，肌内注射或口服。

②硝酸甘油 0.3mg 或硝酸异山梨酯 5～10mg，舌下含化；或静脉滴注硝酸甘油。

③疼痛顽固，上述治疗不能解除者，可用人工冬眠疗法，以盐酸哌替啶 50～100mg、盐酸异丙嗪（promethazine hydrochloride）25～50mg、二氢麦角碱（dihydroergotoxine）0.6～0.9mg 加入 5% 葡萄糖 500mL 中静脉滴注，需密切监测血压。

（3）其他

根据发病时间和病情及时选用溶栓或行冠状动脉成形术，使心肌恢复血供。出现心源性休克或心律失常等，需对症处理，以渡过危险期。

（4）康复期的处理

住院 4～6 周后，如病情稳定可逐渐增加活动，动态定期观察心电图和有无症状，同时可口服抗血小板聚集药物如小剂量阿司匹林等，稳定较长时期后参加力所能及的工作。

思考题

1. 简述急性心力衰竭的临床表现。
2. 简述原发性高血压的分级。
3. 简述常见降压药的种类。

第五章
消化系统疾病

教学目标

1. 熟悉急性胃炎的常见病因及临床表现。
2. 理解消化性溃疡的概念，了解其临床表现及治疗方法。
3. 了解胃癌的临床表现及治疗方法。
4. 了解肝癌的临床表现及实验室检查。

消化系统疾病包括食管、胃、肠、肝、胆、胰等脏器的疾病，在生活中十分常见，尤以中年人多发。在我国引起恶性瘤患者死亡的疾病中，肝癌占第二位。

第一节 急性胃炎

急性胃炎（acute gastritis）是由多种病因引起的急性胃黏膜炎症。急性发病，主要病变为糜烂和出血，并伴有明显上腹部症状。

一、病因

多数患者有明确的发病诱因，主要分为：急性应激、化学性损伤（如药物、乙醇、胆汁）和急性细菌感染等。急性应激可由严重创伤、大面积烧伤、脏器功能衰竭、休克等引起。最常引起胃炎的药物是非甾体抗炎药，高浓度乙醇、胆汁、胰液均可损伤胃黏膜导致胃炎。此外幽门螺旋杆菌（*H. pylori*）感染亦可引起。根据损伤表现和病理组织又可分为单纯性、糜烂性和腐蚀性三种。

二、临床表现

多数患者有明显症状，常表现为上腹部痛、饱胀不适、恶心、呕吐和食欲不振等，但有的患者可以突然呕血或（和）黑便为首发症状。

三、治疗及预后

可针对病因及临床表现进行治疗。急性单纯性胃炎病程较短，有自限性；其他各型急性胃炎经治疗后，不留下任何后遗症，但急性腐蚀性胃炎病程严重，后期可出现食管、胃幽门等部位的狭窄。

第二节 慢性胃炎

慢性胃炎（chronic gastritis）主要是由幽门螺旋杆菌感染引起的胃黏膜慢性炎症，是一种多发常见病。其发病率在各种胃病中居首位，并随着年龄的增长而升高。慢性胃炎分浅表性胃炎、萎缩性胃炎、肥厚性胃炎等。

一、病因

发病机制尚未完全明确，可能与下列因素有关。

1. 急性胃炎

急性胃炎后，胃黏膜病变持久不愈或反复发作，均可形成慢性胃炎。

2. 感染因素

慢性胃炎患者中87%由幽门螺旋杆菌感染，在患者血和胃黏膜中均可找到抗螺旋杆菌抗体，该病原体的分布与体内病变分布一致，用抗生素治疗后，症状和组织学变化可改善或消失。

3. 其他因素

如十二指肠液的反流、刺激性食物、药物及免疫异常等因素。

二、临床表现

本病进展缓慢，常反复发作。常见症状为上腹不适、饱胀、钝痛等消化不良症状，无规律性，一般饭后加重，同时可伴有食欲不振、嗳气、泛酸、恶心等症状。

三、治疗

1. 消除病因

祛除各种可能致病的因素，如避免进食对胃黏膜有强刺激的饮食及药品，注意饮食卫生，防止暴饮暴食。

2. 药物治疗

疼痛发作时可用硫酸阿托品（atropine sulfate）、溴丙胺太林（propantheline

bromide，又称普鲁本辛）、颠茄（belladonna）等。胃酸增高可用西咪替丁（cimetidine）、雷尼替丁（ranitidine）等。胃黏膜活检发现幽门螺旋杆菌者可用三联疗法，即枸橼酸铋钾、阿莫西林（amoxicillin，又称羟氨苄青霉素）及甲硝唑（metronidazole）或替硝唑（tinidazole）。胆汁反流明显者可用多潘立酮（domperidone）以增强胃窦部蠕动，减少胆汁反流，长期消化道出血导致缺铁性贫血患者可口服硫酸亚铁或肌注右旋糖酐铁，此外可用中药或中西药结合治疗。

3. 手术治疗

慢性萎缩性胃炎伴重度异型增生，目前多认为是癌前病变，应考虑手术治疗。

总之，慢性胃炎预后一般良好。浅表性胃炎可逆转至正常，亦可演变为萎缩性胃炎。只有极少数萎缩性胃炎可能演变为胃癌。

第三节 消化性溃疡

消化性溃疡（peptic ulcer）泛指胃肠黏膜在某种情况下被胃酸或胃蛋白酶消化造成的慢性溃疡，多发生于胃及十二指肠球部，是一种常见多发病。

一、病因

主要病因是胃酸分泌过多，幽门螺旋杆菌感染。另外也可因胃黏膜保护作用减弱、胃排空延缓、胆汁反流、遗传因素、药物因素、环境因素、精神因素等，造成对胃及十二指肠黏膜有损害作用的侵袭因素和黏膜自身防御或修复因素之间失去平衡。

二、临床表现

该病临床表现不一，以疼痛为主，部分患者可无症状，或以穿孔、出血为首发症状。

1. 疼痛

表现为上腹中部、偏右或偏左的节律性疼痛，呈隐痛、钝痛、胀痛、饥饿痛或烧灼痛，一般可以忍受。十二指肠溃疡的疼痛多发生在两餐之间，疼痛持续不减直至下餐进食或服用抗酸药物后缓解。胃溃疡疼痛多发生在餐后1h内，经1～2h缓解，直至下餐进食后再出现。疼痛的节律性可能与胃酸的分泌有关。进食后1h左右，胃酸分泌开始增多，刺激溃疡面引起疼痛。食物对酸有缓冲作用，抗酸剂可中和胃酸，因而缓解疼痛。午夜胃酸分泌增高且无食物，故患者常常在夜间痛醒。疼痛的症状与胃酸pH无明显关系。

2. 其他症状

除上腹部疼痛外，还有泛酸、嗳气、恶心等消化不良症状。

三、实验室检查

1. 幽门螺旋杆菌检测

幽门螺旋杆菌感染的诊断已成为消化性溃疡的常规检测项目。检查方法可分为侵入性和非侵入性。目前常用的侵入性试验有快速尿素酶试验（rapid urease test，简称 RUT）、组织学检查、黏膜涂片染色镜检等，其中 RUT 是首选方法。非侵入性试验主要有^{13}C或^{14}C－尿素呼气试验（urea breath test，简称 UBT）、血清学试验和粪便幽门螺旋杆菌抗原检测等。其中^{14}C－UBT 或^{13}C－UBT 诊断幽门螺旋杆菌感染的敏感性和特异性高，可以作为根除后复查的首选方法。

2. 胃液分析

目前胃液分析主要用于胃泌素瘤（gastrinoma）的辅助诊断。

3. 血清胃泌素测定

如果怀疑胃泌素瘤，应做该项检查。一般情况下，血清胃泌素值和胃酸分泌呈负相关，即胃酸低，胃泌素高，胃酸高，胃泌素低；胃泌素瘤则两者都高。

四、诊断

根据病史，凡有典型的周期性和节律性上腹部疼痛可诊断为消化性溃疡。但单纯依靠病史难以做出可靠诊断，确诊需要依靠 X 线钡餐检查和（或）内镜检查。

五、治疗

治疗的目的：祛除病因、消除症状、愈合溃疡、防止复发和并发症。

1. 药物治疗

原则以抑酸和保护胃黏膜为主，如幽门螺旋杆菌阳性者同时进行抗菌治疗。如出现大出血、穿孔或幽门梗阻应及时处理。

2. 非药物治疗

适当休息，避免过度劳累和精神紧张。饮食定时、定量，避免进食过冷、过热、粗糙及刺激性的食物。

第四节　胃癌

胃癌（gastric cancer）是消化道恶性瘤中最常见的癌肿，其发病率在不同国家、不同地区差异很大。我国属胃癌高发区，其中以西北地区最高。本病的发病率有逐年下降的趋势。胃癌多发于40岁以上，41～60岁者约占2/3，男女之比为（2～4）∶1。20世纪70年代初，我国城市恶性瘤死亡分类构成情况，以胃癌居首位。随着国家经济文化科学的发展，人民生活水平的提高，因胃癌导致的死亡率也呈逐年下降的趋势。

一、病因

病因尚未完全阐明，主要与幽门螺旋杆菌感染、环境因素和遗传因素有关。

1. 幽门螺旋杆菌感染

近年研究发现，胃癌高发区人群中幽门螺旋杆菌抗体水平明显高于低发区，该菌感染是人类胃癌发病的重要因素，幽门螺旋杆菌被视为Ⅰ类致癌物质。

2. 环境因素

胃癌发病与环境因素有关，其中包括食物、土壤、水源等。吸烟者胃癌发生率明显高于不吸烟者。

3. 遗传因素

遗传因素在胃癌发病中的作用不如在结肠癌、直肠癌中重要，但胃癌的家族史可能是一个危险因素。

4. 癌前疾病

能演变为胃癌的良性胃部疾病有胃溃疡、慢性胃炎、胃息肉、残胃。

二、临床表现

胃癌起病多隐匿。早期可无症状，或轻微上腹不适、纳差、疲倦等，局部可无体征，常误诊为慢性胃炎，直至癌肿发展至中晚期才出现较明显的临床症状。

1. 上腹疼痛

初为隐痛，后逐渐加重，多饭后发生，无间歇期，服抗酸剂不能缓解。

2. 食欲不振

胃癌患者常有食欲不振，尤其既往食欲良好者，近期出现食量锐减、进行性消瘦、精神萎靡、疲乏无力，应疑及本病。

3. 消化道出血

多为小量呕血或黑便，少数以急性上消化道大出血为首症。

4. 进行性贫血

少数患者以贫血为首症就诊，多为癌肿所致的慢性失血。

5. 其他

因肿瘤的部位、大小、转移与否而出现不同的症状。如贲门癌可较早出现吞咽困难；幽门癌肿可引起幽门梗阻；肺转移出现咳嗽、呼吸困难；肝转移出现肝痛、黄疸；骨转移出现骨痛等。

三、诊断

X 线钡餐检查和胃镜检查加活检是诊断的主要手段。

1. X 线钡餐检查

该检查对早期胃癌诊断的正确性不如胃镜加活检。

2. 胃镜检查诊断

分辨率更高的电子胃镜在临床上的应用，使胃癌的诊断正确率大大提高，大部分胃癌通过胃镜加活检可以做出正确诊断。但对小胃癌或微小胃癌可能被漏诊。

3. 胃癌的早期诊断

因 50% 以上的早期胃癌患者无任何症状，所以早期诊断较难。可采取尽量放宽胃镜检查、在胃癌高发区进行普查和对高危人群随访等措施来提高早期胃癌的诊断率。

四、治疗

胃癌的治疗效果取决于早期诊断，手术是目前根治胃癌最有效的方法。

1. 手术治疗

早期胃癌患者首选胃部分切除术，中晚期患者也应尽可能予以切除。

2. 化学治疗

抗癌药物为辅助手术疗法，在术前、术中和术后使用，以抑制癌细胞的扩散和杀伤残存癌细胞，提高手术疗效。联合用药疗效较单项化疗为优。

3. 内镜下治疗

早期胃癌可在内镜下进行黏膜切除，适于不能耐受手术的患者。

4. 其他治疗

中药治疗、放射治疗、激光微波治疗、免疫疗法均为辅助治疗，随着肿瘤基因治疗研究的进展，基因治疗将可能成为治疗胃癌的新方法。

五、预后

早期胃癌术后 5 年生存率高达 90% ~95%，但远处脏器转移的患者术后 5 年生存率几乎为 0。

六、预防

有幽门螺旋杆菌感染者应及早治疗，已有慢性胃炎、胃溃疡等患者除治疗外应定期进行复查。日常生活选择含纤维素丰富的蔬菜，如芹菜、胡萝卜、笋类等，可促进肠蠕动和提高细胞吞噬异物及癌细胞的能力。大蒜、豆芽、扁豆、香菇、卷心菜等富含维生素 C 及叶酸，也有抗癌作用。选择含有多种维生素（如维生素 A、维生素 C、维生素 D）以及丰富无机盐的新鲜水果，包括苹果、橘子、枇杷、芒果、乌梅等，也能起到一定的预防作用。

第五节 肠易激综合征

肠易激综合征（irritable bowel syndrome，简称 IBS）是胃肠功能性疾病，是一组包括腹痛、腹胀、排便习惯和大便性状异常改变的综合征。临床十分常见，又称肠功能紊乱、过敏性结肠炎、痉挛性结肠炎、黏液性结肠炎等。据统计，在有消化系症状的患者中，肠易激综合征占 50% ~70%，女性多于男性，多见中青年，被公认是一种具有特殊病理生理基础的身心疾病。

一、病因

病因尚未明确，情绪因素、饮食、药物或激素均可促发，但肠道功能的改变在肠易激综合征发病机制中起重要作用。

二、临床表现

症状可反复发作，病程长达数年至数十年。常见症状有腹痛、腹泻、便秘或腹泻便秘交替出现，腹部胀满；焦虑、紧张、失眠、乏力、气急、心悸、手足多汗、血压偏低、头面阵热；头晕、头痛、胸痛、背痛、呼吸不畅感、尿频、尿急等；有时可扪及痉挛的乙状结肠或粪块，结肠区轻压痛；直肠指检提示肛门括约肌张力增高且患者有痛感。

三、治疗

1. 治疗原则

消除紧张情绪、生活规律、改变饮食结构；药物对症治疗；理疗；中医中药治疗。

2. 用药原则

（1）解痉剂　如硫酸阿托品、氢溴酸山莨菪碱（anisodamine hydrobromide）、颠茄及维生素 K 等。

（2）止泻剂　如盐酸洛哌丁胺（loperamine hydrochloride）、盐酸地芬诺酯（diphenoxylate hydrochloride）等。

（3）抗抑郁药　如谷维素（oryzanol）、地西泮（diazepam）、盐酸多塞平

(doxepin hydrochloride) 等。

(4) 其他　如改善肠道菌丛的药物。

3. 心理和行为疗法

包括心理疗法、催眠术等。

第六节 急性胰腺炎

急性胰腺炎 (acute pancreatitis) 是常见的急腹症之一，多见于青壮年，女性高于男性。其发病率仅次于急性阑尾炎、肠梗阻、急性胆囊炎、胆石症。其病死率很高，达30% ~50%。本病常易引起误诊，误诊率高达60% ~90%。

一、病因

急性胰腺炎的病因很多，未完全明了，但多数与饮酒和胆道疾病有关。如胆道疾病、暴饮暴食、感染因素、手术与外伤等，其他如高血钙、甲旁亢，某些药物如肾上腺皮质激素、雌激素等及遗传因素、精神因素、血管因素等均可诱发本病。

二、临床表现

根据临床表现、有无并发症及临床转归，将急性胰腺炎分为轻型和重型。轻型急性胰腺炎只有轻微的脏器功能紊乱，治疗后恢复很顺利。重型急性胰腺炎是在急性胰腺炎的基础上伴有脏器功能障碍，可出现胰腺组织坏死、脓肿或假性囊肿等并发症。

1. 症状

(1) 腹痛　腹痛为主要表现症状，95%的患者多为突发性上腹或左上腹持续性剧痛或刀割样疼痛，常在饱餐或饮酒后发生。

(2) 恶心、呕吐　2/3 的患者有此症状，发作频繁。早期为反射性，内容为食物、胆汁。晚期可能出现麻痹性肠梗阻。

(3) 发热　多为中度热 (38 ~39℃)，一般3 ~5d 后逐渐下降。

(4) 其他　低血压及休克，水、电解质、酸碱平衡及代谢紊乱、黄疸等症状。

2. 体征

(1) 轻型急性胰腺炎　体征较轻，常和主诉腹痛不相称。

(2) 重型急性胰腺炎　患者表情痛苦，脉细速，血压低，上腹部压痛明显。

3. 病程

多数轻型急性胰腺炎患者经数日治疗后很快缓解，约一周左右症状消失。重型急性胰腺炎病情严重，在病程中伴有多种并发症，极少数患者起病急骤，无明显腹痛，而迅速出现休克、昏迷、心搏骤停，导致死亡。

三、并发症

1. 局部并发症

（1）胰腺脓肿　一般在起病4~6周后可形成脓肿，患者可出现高热不退，白细胞计数持续升高并伴有持续腹痛，有时在腹部检查可扪及上腹部肿块。

（2）假性囊肿　一般在3~4周后形成，大的囊肿体检常可扪及并有压痛。如囊壁破裂，囊内胰液流入腹腔可造成原发性腹水。

2. 全身并发症

（1）急性呼吸道衰竭　也称为急性呼吸道窘迫综合征（acute respiratory distress syndrome，简称ARDS），主要表现为突发性、进行性呼吸窘迫，气促、发绀、烦躁、出汗等严重低氧血症，常规氧疗不能缓解。

（2）急性肾衰竭　大约有1/4的重型急性胰腺炎患者可并发急性肾衰竭，死亡率高达80%。

（3）心律失常和心功能衰竭　重型急性胰腺炎可引起心包积液、心律失常和心力衰竭。

（4）其他　消化道出血、败血症、胰性脑病、凝血异常、高血糖、慢性胰腺炎及多器官功能衰竭（multiple organ failure，简称MOF）。

四、实验室和特殊检查

1. 血白细胞计数

多有白细胞增多及中性粒细胞核左移。

2. 血、尿淀粉酶测定

血清（胰）淀粉酶在起病后6~12h开始升高，48h开始下降，持续3~5d。血清淀粉酶超过正常值3倍可确诊为本病。淀粉酶的高低不一定反映病情轻重，出血坏死性胰腺炎淀粉酶值可正常或低于正常。其他急腹症如消化性溃疡穿孔、胆石症、胆囊炎、肠梗阻等都可有血清淀粉酶升高，但一般不超过正常值2倍。尿淀粉酶升高较晚，在发病后12~14h开始升高，下降缓慢，持续1~2周，但尿淀粉酶值受患者尿量的影响。

3. 血清脂肪酶测定

血清脂肪酶常在起病后24~72h开始上升，持续7~10d，对病后就诊较晚的急性胰腺炎患者有诊断价值，且特异性也较高。

4. 其他生化检查

暂时性血糖升高常见，可能与胰岛素释放减少和胰高血糖素释放增加有关。持久的空腹血糖高于10mmol/L反映胰腺坏死，提示预后不良。高胆红素血症可见于少数患者，多于发病后4～7d恢复正常。血清天冬氨酸转氨酶（aspartate aminotransferase，简称AST）、乳酸脱氢酶（lactate dehydrogenase，简称LDH）可增加。暂时性低钙血症（<2mmol/L）常见于重型急性胰腺炎，低血钙程度与临床严重程度平行，若血钙低于1.5mmol/L提示预后不良。急性胰腺炎时可出现高甘油三酯血症，这种情况可能是病因或是后果，后者在急性期过后可恢复正常。

5. 影像学检查

（1）腹部平片　可排除其他急腹症，如内脏穿孔等。“哨兵袢”和“结肠切割征”为胰腺炎的间接指征。弥漫性模糊影、腰大肌边缘不清，提示存在腹水。可发现肠麻痹或麻痹性肠梗阻征。

（2）腹部B超　应作为常规初筛检查。急性胰腺炎B超可见胰腺肿大，胰内及胰周围回声异常；亦可了解胆囊和胆道情况；后期对脓肿及假性囊肿有诊断意义。但因患者腹胀常影响其观察。

（3）CT显像　CT根据胰腺组织的影像改变进行分级，对急性胰腺炎的诊断和鉴别诊断、评估其严重程度，特别是对鉴别轻型和重型胰腺炎，以及附近器官是否累及具有重要价值。轻型可见胰腺非特异性增大和增厚，胰周围边缘不规则。重型可见胰周围区消失；网膜囊和网膜脂肪变性，密度增加；胸腹膜腔积液。增强CT是诊断胰腺坏死的最佳方法，疑有坏死合并感染者可行CT引导下穿刺。

五、治疗

大多数急性胰腺炎属轻型，经3～5d可自愈。原则上以内科处理为主，包括镇痛、减少胰液分泌，（使用抑肽酶）降低胰酶活性，纠正电解质紊乱，稳定血压，选用抗菌药物等治疗。重型胰腺炎应立即监护，积极采取综合抢救措施，以挽救生命。

六、预后

轻型急性胰腺炎预后良好，多在1周内恢复，不留后遗症。重型急性胰腺炎病情重，预后差。

第七节 食管癌

食管癌（esophageal cancer）是发生在食管上皮组织的恶性瘤，占所有恶性瘤的2%。全世界每年约有20万人死于食管癌。我国是食管癌高发区，发病年龄多在40岁以上，男性多于女性。但近年来40岁以下发病者有增长趋势。

一、病因

目前尚不完全清楚，食管癌的发生与人们的居住环境、饮食习惯、生活方式等因素有关。

二、临床表现

1. 早期症状

（1）咽下哽噎感　此症状最多见，进食时有停滞感或轻度梗阻感。

（2）胸骨后和剑突下疼痛　此症状较多见，咽下干硬、粗糙或刺激性食物后更明显，其性质可呈烧灼样、针刺样或牵拉样。

（3）咽喉部干燥和紧缩感　咽下干燥粗糙食物尤为明显，此症状的发生也常与患者的情绪波动有关。

2. 中晚期症状

（1）吞咽困难　进行性吞咽困难是绝大多数患者就诊时的主要症状。

（2）食物反流　常在吞咽困难加重时出现，反流量不大，内含食物与黏液，也可含血液与脓液。

（3）疼痛　表现为咽下疼痛，胸骨后或肩背等区域间歇性或持续性发作。

（4）其他症状　癌肿压迫喉返神经可致声音嘶哑；侵犯膈神经可引起呃逆或膈神经麻痹；压迫气管或支气管可出现气急和干咳；侵蚀主动脉则产生致命性出血。

三、实验室及特殊检查

1. 食管脱落细胞学检查

该检查方法简单易行，阳性率高达90%以上，是食管癌高发区进行普查和随访的主要手段之一。

2. X线检查

早期食管癌可见食管局部黏膜增粗、中断。中晚期可见病变处不规则狭窄，黏膜皱襞破坏，溃疡龛影。

此外还有 CT、内镜等检查协助确诊。

四、治疗

一般较早期病变采取手术治疗；对较晚期病变，位于食管中、上段且年高或有手术禁忌证者，宜采取放射治疗，多主张多种方式综合疗法。

1. 手术治疗

外科手术是治疗食管癌的首选方法。

2. 放射治疗

适于不能手术、有手术禁忌证或不愿手术者。一般选用钴 60（^{60}Co）治疗。

3. 化学药物治疗

用于无法手术的晚期患者，可联合应用化疗药物。

4. 内镜治疗

晚期有梗阻患者可采用内镜下放置食管支架治疗。

第八节 大肠癌

大肠癌（colorectal cancer）包括结肠癌和直肠癌，是常见的恶性瘤。北美、西欧发病率较高，美国结肠癌占全部癌死亡原因的第二位。我国南方特别是东南沿海，发病率明显高于北方。我国的发病年龄多在 40～60 岁。近年大肠癌（主要是结肠癌）发病率有上升趋势。

一、病因

尚未完全阐明，目前认为相关高危因素主要有以下几方面。

1. 饮食习惯

过多动物脂肪及动物蛋白质饮食，缺乏新鲜蔬菜及纤维素食品。

2. 遗传因素

大肠癌可分遗传性（家族性）和非遗传性（散发性）。

3. 其他高危因素

如腺瘤、息肉症、溃疡性结肠炎、结肠慢性血吸虫病均可导致癌变。

二、临床表现

该病的起病很隐匿，早期常见粪便隐血阳性，主要临床表现如下。

1. 排便习惯与粪便性状改变

如便次增加，腹泻，便秘，粪便带黏液、脓、血。中晚期消瘦，贫血以及急、慢性肠梗阻。

2. 腹痛

多表现为右腹钝痛。根据癌变部位不同及晚期癌变的转移，疼痛发生部位也不同。

3. 腹部肿块

腹部可扪及质硬、表面不光滑、活动度差的肿块，提示已到中晚期。

4. 其他

晚期患者进行性消瘦、恶病质，亦可出现黄疸和腹水等全身症状。

三、实验室检查

1. 粪便隐血检查

大便潜血试验持续阳性，癌胚抗原升高。该方法简单易行，可用于普查或早期诊断。

2. 结肠镜检查

这是大肠癌确诊的最好方法。结肠镜检见溃疡、肿块、狭窄等，组织切片可见癌细胞。

3. X 线钡剂灌肠

可见结肠充盈缺损、黏膜破坏、肠壁僵硬或肠腔狭窄梗阻征象，显示癌肿部位和范围。

四、治疗

关键在于早期发现、早期诊断、早期治疗。

1. 手术治疗

大肠癌根治的唯一方法是癌肿的早期切除。

2. 经结肠镜治疗

对结肠腺瘤癌变和黏膜内早期癌肿可以经结肠镜用高频电凝切除。

3. 化学药物治疗

大肠癌对化学药物不敏感，为辅助疗法。

4. 放射疗法

多用于已转移或晚期患者的姑息治疗。

第九节 肝硬化

肝硬化（cirrhosis）是不同病因引起的肝细胞广泛变性和坏死导致肝脏纤维

组织弥漫性增生的一类慢性、进行性、弥漫性肝病。肝硬化是肝损伤最常见的结局。美国肝硬化最常见的原因是酗酒，在45～65岁人群中，肝硬化死因占第三位，仅次于心脏疾病与癌症。大多数亚非国家，慢性肝炎是肝硬化的主要原因。在我国，肝硬化是消化系统常见病，主要为20～50岁男性，多为病毒性肝炎所致，并发症的死亡率高。

一、病因

1. 病毒性肝炎

乙型、丙型和丁型病毒性肝炎均可进展为肝硬化，而甲型、戊型不发展为肝硬化。

2. 慢性酒精中毒

欧美国家慢性酒精中毒为肝硬化最常见的原因，长期大量饮酒可导致肝硬化。

3. 药物和毒物

长期服用对肝脏有损害的药物和接触有毒化学物质可能诱发肝硬化。

4. 其他

胆汁淤积、血液循环障碍、遗传代谢性疾病等。

二、临床表现

肝硬化的肝功代偿期多无明显症状，有症状者表现为乏力、食欲下降、恶心、消瘦、腹痛、腹泻。失代偿期多表现食欲减退、腹胀、腹痛、腹泻、体重减轻、出血倾向、内分泌系统失调。

对伴有慢性胆道梗阻的患者可出现黄疸、瘙痒、皮肤黄色结节。有的患者因食管下端静脉曲张破裂出血造成呕吐或大量呕血（食管静脉曲张）。食管下端静脉血管的增粗、曲张由引流肠道至肝脏的血管内压增高引起，肝功能损害明显时可引起腹水。肾功能衰竭和肝性脑病也会逐渐发展形成。

其他慢性肝炎的症状如肌肉萎缩、肝掌（掌红斑）、皮肤蜘蛛痣、男性乳房增大（男子女性型乳房）、颏下唾液腺增大、脱发、睾丸缩小（睾丸萎缩）以及神经功能不正常（周围神经病）等。

三、实验室和辅助检查

1. 实验室检查

（1）血常规检查　代偿期多在正常范围，失代偿期可发生轻重不一的贫血。

（2）尿常规　一般在正常范围内，如肝硬化合并乙肝相关性肾炎时尿蛋白阳性；胆汁淤积引起的黄疸，尿胆红素阳性，尿胆原阴性；肝细胞损害引起的黄疸，尿胆原亦增加。

（3）此外，还有粪常规、肝功能试验等实验室检查。

2. 影像学检查

①超声检查，肝硬化的声像根据病因、病变和病理改变不同而有所差异；②CT；③放射性核素显像；④上消化道钡餐摄片；⑤MRI。

3. 特殊检查

胃镜、腹腔镜、肝活组织、腹水及门静脉等特殊检查。

四、诊断

1. 病史

是否有肝硬化病史、饮酒史、药物史等。

2. 症状体征

是否存在肝功能异常及门静脉高压症。

3. 影像学检查

B 超、CT、肝穿刺活检有助于本病的诊断。

五、治疗

综合治疗包括对病毒性肝炎的抗病毒治疗，酒精性肝硬化戒酒，肝功能异常、腹水以及肝肾综合征和肝昏迷等的对症治疗。

第十节 肝癌

肝癌分原发性和继发性。继发性肝癌系其他脏器的肿瘤经血液、淋巴或直接侵袭所致。原发性肝癌是发生于肝细胞或肝内胆管细胞的癌肿，为我国常见恶性瘤之一。根据卫生部肿瘤防治研究办公室报告，肝癌的年死亡数在我国恶性瘤中占第三位。本病发生于任何年龄，以 40～49 岁为多，男女之比为 3∶1～5∶1。

一、病因

病因尚不完全清楚，目前认为与慢性病毒性肝炎、肝硬化、黄曲霉素污染、接触化学物质等有关。

二、临床表现

本病起病隐匿，早期症状常不明显，可无任何表现。一旦出现症状已到中、晚期。

1. 肝区疼痛

右上腹疼痛最常见。表现为持续性或间歇性钝痛或胀痛，疼痛部位与肿瘤部位有关，随着病情发展疼痛加剧而难以忍受。如右叶肝癌多表现为右季肋部疼痛；左叶肝癌多表现为胃部区域疼痛，常误诊为胃病。

2. 消化道及全身表现

食欲减退、腹胀、恶心、进行性乏力、消瘦、发热、营养不良等。

3. 转移灶症状

癌肿转移到肺部出现咳嗽、咯血；转移到胸腔出现胸水征；转移到颅内出现定位征；转移到骨骼和脊柱可出现局部疼痛或神经压迫征。

4. 肝脏肿大

肝脏肿大呈进行性发展，有的患者为首发症。

5. 其他

脾肿大、腹水、黄疸、肝区血管杂音。

三、实验室和其他检查

1. 甲胎蛋白（alpha－fetoprotein，简称 AFP）

此为诊断肝癌最特异的指标，阳性率很高，常用于肝癌的普查、诊断、疗效判断及复发预测，但必须动态观察，更有价值。

2. 铁蛋白（ferritin）

近年发现肝癌细胞含有一种酸性异铁蛋白，称癌胚异铁蛋白，可能有助于早期诊断。故血清铁蛋白测定可作为疗效监测手段之一，特别是对甲胎蛋白阴性的患者尤有意义。

3. 肝功能试验及血清酶学检查

4. 超声波检查

B 型超声可测出 2cm 以上的肝癌，早期定位诊断甚有价值；CT 用于早期肿瘤定位诊断；MRI 可发现小于 1.5cm 的癌灶及转移灶。

四、治疗

根据肿瘤状况、肝功能和全身状况选择治疗手段。

1. 手术治疗

手术切除是治疗肝癌的首选。

2. 放射治疗

采用^{60}Co、γ 射线或电子直线加速器的 X 线、高能射线进行治疗。

3. 化学药物治疗

目前认为肝动脉插管化疗是不宜手术治疗肝癌患者的较好疗法。

此外还有介入放射学治疗、免疫治疗、激光动力学治疗、超声引导下微波凝固治疗、肝移植等治疗方法。

思考题

1. 简述急性胃炎的常见病因。
2. 简述消化性溃疡的治疗方法。
3. 简述胃癌的治疗方法。
4. 简述肝癌的临床表现。

第六章 泌尿系统疾病

教学目标

1. 了解肾脏疾病的诊断与防治。
2. 理解肾小球疾病的定义，了解其临床表现。
3. 了解肾病综合征的病理生理及治疗方法。
4. 了解尿路感染和慢性肾衰的临床表现及治疗原则。

第一节 泌尿系统疾病概述

泌尿系统是由肾脏、输尿管、膀胱、尿道及有关血管神经等组成的。其中肾脏不仅是人体主要的排泄器官，也是重要的内分泌器官，对维持机体内环境的稳定起重要作用。人体有两个肾脏，每个肾由约 100 万个（40 ~ 120 万）肾单位组成。肾单位由肾小体（包括肾小球和肾小囊）和肾小管（包括近端小管、髓袢和远端小管）组成。肾小体主要是通过肾小球的过滤作用形成原尿，肾小管主要为重吸收和排泄作用。若发生肾功能衰竭，就不能清除各种有害物质和多余水分，并使大量的营养物质流失，患者就会出现水肿、蛋白尿、血尿、腰痛、乏力和其他中毒症状，直接危及生命。

一、肾脏疾病的诊查

1. 病史、体检及必要的实验室检查

（1）病史　症状的严重程度与肾功能损害程度不一定相符。肾功能已严重损害的患者可能很长时间无明显症状，而某些并不到晚期但快速进展的患者可能伴有许多严重症状。采集病史的重点在于询问有无肉眼血尿、排尿困难、多尿，有无腰痛及腰痛性质夜尿、尿毒症的症状体征，泌尿系统疾病常见的临床表现如水肿、高血压、蛋白尿、血尿等。

（2）体检　全面体检。测量血压（卧位、直立位），检查心血管系统、肾脏、膀胱、前列腺等。

（3）实验室检查　尿常规、血常规、血清钾、钠、氯、碳酸氢盐、血糖、肌酐、尿素氮等测定。

综合上述信息，判断是否需进一步检查，以全面评估肾脏疾病。

2. 肾脏疾病的评估

（1）估计疾病病程　急性或慢性，这一鉴别对诊断、治疗、预后都很重要。

（2）尿液检查　常为有无肾脏疾病的主要诊断、鉴别诊断依据。

（3）肾小球滤过率测定　肾脏在单位时间内清除血浆中某一物质的能力，即为肾小球滤过率（glomerular filtration rate，简称 GFR）。一般测定菊粉清除率比较准确，临床常测定肌酐清除率。血肌酐值也可反映肾功能，一般在 110μmol/L 以下时，清除率大多正常。

（4）尿液常见的异常

①蛋白尿定量检查：每 24h 尿蛋白量持续超过 150mg 称为蛋白尿。若超过 3.5g 为大量蛋白尿或肾病范围蛋白尿。

产生蛋白尿的原因：功能性蛋白尿；肾小球性蛋白尿；肾小管性蛋白尿；溢出性蛋白尿。

②血尿检查：镜下血尿：新鲜尿离心沉渣 >3 个红细胞/高倍镜视野，1h 尿红细胞计数 >10 万或 12h 计数 >50 万。肉眼血尿：呈洗肉水样，尿液含血量 >1mL/L。

引起血尿的原因可能有：a. 泌尿系统疾病；b. 邻近器官疾病波及本系统；c. 全身性疾病；d. 药物与化学因素；e. 其他，如运动后血尿、特发性血尿等。

③管型尿检查：蛋白质在肾小管内凝固可形成管型，称管型尿。可因肾小管或肾小球疾病导致，也可因炎症、药物刺激使黏蛋白分泌增多而形成。

④白细胞尿、脓尿和菌尿：新鲜尿离心沉渣 >5 个白细胞/高倍镜视野，或 1h 尿白细胞计数 >40 万，或 12h 计数 >100 万者称白细胞尿。蜕变的白细胞称脓细胞，故亦称脓尿。多见于尿路感染、肾结核、急性肾小球肾炎、活动期系统性红斑狼疮等。清洁外阴后无菌技术下采集的中段尿标本，如涂片每个高倍镜视野均可见细菌，或培养菌落计数 $>10^5$ 个/mL 时，称菌尿（诊断尿路感染）。

3. 影像学检查

（1）超声显像　能够显示肾脏位置、大小、形态和内部结构，包括肾皮质、肾髓质、肾乳头和扩张的集合管或输尿管。优点是无痛苦、无创伤、不受肾功能影响，迅速、可复性强。尤其适于诊断肾先天性异常、肾囊性病变及肾积水、肾结石和肾活检定位。

（2）静脉尿路造影　凡疑有肾、输尿管、膀胱病变，或有不能解释的泌尿系统症状时，做静脉尿路造影检查均能发现或排除泌尿系统疾患。

（3）CT　B 超及静脉尿路造影检查后，未明确性质的肾脏疾病，做 CT 检查对实质性或囊性损害及后腹膜病变特别适用。对泌尿系肿块和创伤定位、定性诊断，CT 有较高价值。

（4）MRI　MRI 与 CT 相比最大优点为不需要使用造影剂，并发症少，对实质性损害优于 CT。

（5）肾血管造影　适用于肾血管性高血压、肾血管性病变、肾脏占位、肾创伤和不明原因的血尿诊断。

4. 肾脏活检

活检对明确诊断、指导治疗或判断预后有重要价值。若无肾穿刺禁忌证，对各类原发、继发及遗传性肾脏疾病，急性肾衰竭和移植肾疾病皆可行肾穿刺活检。

5. 常见综合征

（1）肾病综合征（nephrotic syndrome）　此为各种原因所致的大量蛋白尿、低蛋白血症、明显水肿和（或）高脂血症的临床综合征。

（2）肾炎综合征（nephritic syndrome）　此为以蛋白尿、血尿、高血压为特点的综合征。按病程及肾功能改变，分为急性肾炎综合征（急性起病，伴少尿、水肿和暂时性肾功能减退，病程不足一年者）、急进性肾炎综合征（肾功能急性进行性恶化，于数月内发展为少尿或无尿的肾衰竭者）、慢性肾炎综合征（病程迁延一年以上，伴或不伴肾功能减退者）。

（3）无症状性尿检异常　包括单纯性血尿和（或）无症状性蛋白尿及不能解释的脓尿（白细胞尿）。起病隐匿，除尿检异常外临床表现常不明显。通常肾性血尿和蛋白尿同时存在者，比单纯性血尿或单纯性蛋白尿者预后差，会出现高血压和慢性肾衰竭。

（4）急性及急进性肾衰综合征　急性肾衰竭（acute renal failure，简称 ARF），几日发生 GFR 下降，如脓毒症、肾毒性药物、休克等导致急性肾小管坏死是 ARF 常见病因；急进性肾衰竭（rapidly progressive renal failure，简称 PRF），几周发生 GFR 下降，如免疫损伤或血管炎引起毛细血管外增生性（新月体性）肾小球肾炎是 PRF 的重要病因。

（5）慢性肾衰竭综合征　慢性肾衰竭（chronic renal failure，简称 CRF）是指任何原因导致的进行性、不可逆性肾单位丧失。诊断时 GFR 降低至少已 3 ~ 6

个月，病程逾年。CRF 的诊断依据是双肾缩小。存在肾性骨病及尿毒症症状有助此综合征诊断。一些实验室检查如贫血、高磷血症、低钙血症也提示为 CRF，但非特异性。

二、肾脏疾病的防治

1. 一般治疗

（1）饮食与营养　如肾病综合征时，应限制蛋白质摄食。若肾功能受损，应严格限制蛋白质的摄入量。饮食治疗既要达到氮平衡，防止营养不良，又要减轻尿毒症症状及延缓肾功能进行性受损。还应限制盐和磷的摄入，以减少对肾肥大的刺激，改善肾小球硬化。

（2）预防和控制感染　许多肾脏疾病的发病及进展与感染有关，如急性肾小球肾炎和免疫球蛋白 A（IgA）肾病等。

（3）避免加重肾损害的因素　感染、妊娠、劳累和肾毒性药物（如氨基糖苷类抗生素等）均可损伤肾脏，或加重肾损害，予以避免。

2. 药物治疗

（1）糖皮质激素、细胞毒药物及其他免疫抑制剂治疗　由免疫机制参与的肾脏疾病，尤其活动期疗效较好。新型的细胞免疫抑制剂如环孢素（ciclosporin）等广泛用于肾移植。

（2）控制血压　肾小球病变常伴有高血压，持续存在的高血压是肾脏疾病进展的重要原因，选择具有肾脏保护作用的降压药物，如血管紧张素转化酶抑制剂（angiotensin - converting enzyme inhibitor，简称 ACEI）或 β 受体阻滞剂等。

（3）减少蛋白尿　如 ACEI 或血管紧张素Ⅱ受体拮抗剂（angiotensin Ⅱ receptor antagonist，简称 ARA）减少尿蛋白排泄，减少蛋白尿对肾脏的损害。

（4）维持水、电解质和酸碱平衡　其紊乱在肾脏疾病中非常多见，造成水肿、高血压、心力衰竭、肾衰竭。

（5）中医药　大黄、川芎、三七、丹参、雷公藤总苷（tripterygium glycosides）等。

（6）其他　包括促红细胞生成素（erythropoietin，简称促红素，EPO）、活性维生素 D 等广泛应用；降脂和抗凝治疗。

第二节 肾小球病

肾小球病（glomerulopathy）是指一组有相似临床表现，如血尿、蛋白尿、高血压等，但病因、发病机制、病理改变、病程和预后不尽相同的肾病。病变主要累及双肾的肾小球，是我国慢性肾衰的主要病因。根据病因分为原发性、继发性和遗传性肾小球病三大类。原发性肾小球病多病因不明；继发性肾小球病指继发于全身性疾病的肾损害，如系统性红斑狼疮、糖尿病等引起的肾小球损害；遗传性肾小球病为遗传变异基因所致的肾小球病，如奥尔波特（Alport）综合征等。

一、原发性肾小球病的分类

1. 临床分型

临床分为急性肾小球肾炎、急进性肾小球肾炎、慢性肾小球肾炎、隐匿型肾小球肾炎［无症状性血尿或（和）蛋白尿］综合征。

2. 病理分型

原发性肾小球病可分为以下四类。

（1）轻微病变性肾小球肾炎（微小病变性肾病）。

（2）局灶性节段性肾小球病变（局灶性节段性肾小球肾炎）。

（3）弥漫性肾小球肾炎　①膜性肾病；②增生性肾炎，又可分为系膜增生性肾小球肾炎、毛细血管内增生性肾小球肾炎、系膜毛细血管性肾小球肾炎、致密沉积物性肾小球肾炎、新月体（性）肾小球肾炎；③硬化性肾小球肾炎。

（4）未分类的肾小球肾炎。

病理类型中，微小病变性肾病隶属于轻微病变性肾小球肾炎，局灶性节段性肾小球肾炎和局灶性节段性肾小球硬化均隶属于局灶性节段性肾小球病变。肾小球病的临床和病理类型之间有一定联系，但二者又常难以有肯定的对应关系，同一病理类型可呈现多种不同的临床表现，而相同的一种临床表现可来自多种不同的病理类型。

二、发病机制

一般认为免疫机制是肾小球病的始发机制，在此基础上炎症介质（如补体、白介素、活性氧等）参与，导致肾小球损伤和产生临床症状。在慢性进展过程中也有非免疫非炎症机制参与。遗传和免疫遗传因素在肾小球肾炎的易感性、疾病的严重性和治疗反应上的重要性近年来备受关注。自身免疫导致或参与各种肾炎的证据也引起广泛重视。

三、临床表现

1. 蛋白尿

正常的肾小球滤过膜允许相对分子质量（M_r）<2～4 万的蛋白质顺利通

过，因此肾小球滤过的原尿中主要为小分子蛋白质（如溶菌酶、β_2-微球蛋白、球蛋白的轻链等），白蛋白（M_r6.9万）及M_r更大的免疫球蛋白含量较少。经肾小球滤过的95%以上蛋白质被近曲小管重吸收，正常人尿中蛋白质含量很低（<150mg/d），其中约一半蛋白质成分来自远端肾小管和髓袢升支分泌的蛋白质（汤-霍蛋白，Tamm-Horsfall protein）和尿道组织蛋白（如分泌型IgA）等，临床上尿常规定性试验不能测出。

2. 血尿

肾小球病特别是肾小球肾炎，其血尿常为无痛性、全程性，呈镜下或肉眼血尿。持续性或间发性血尿可为单纯性血尿，也可伴蛋白尿、管型尿。

3. 水肿

肾脏是排泄水、钠的主要器官。肾小球病患者，由于排泄障碍，水钠潴留而形成水肿。肾性水肿分为两大类。

（1）肾病性水肿　由于长期大量蛋白尿造成血浆蛋白过低，血浆胶体渗透压降低，液体从血管内渗入组织间隙，产生水肿。

（2）肾炎性水肿　主要是由于肾小球滤过率下降，而肾小管重吸收功能基本正常造成“球-管失衡”和肾小球滤过分数（肾小球滤过率/肾血浆流量）下降，导致水钠潴留。

4. 高血压

肾小球病常伴高血压，慢性肾衰竭患者90%出现高血压。持续存在的高血压会加速肾功能恶化。

5. 肾功能损害

急进性肾小球肾炎常导致急性肾衰竭；部分急性肾小球肾炎患者可有一过性肾功能损害；慢性肾小球肾炎及蛋白尿控制不好的肾病综合征患者随着病程进展至晚期常发展为肾衰竭。

四、急性肾小球肾炎

急性肾小球肾炎（acute glomerulonephritis）是一组以急性肾炎综合征为主要临床表现，以血尿、蛋白尿、高血压和水肿为特征的肾脏疾病。

1. 病因

本病常因β-溶血性链球菌“致肾炎菌株”感染所致，常见于上呼吸道感染（多为扁桃体炎）、猩红热、皮肤感染（多为脓疱疮）等链球菌感染后。多见男性儿童。

2. 临床表现

（1）尿检异常　几乎全部患者均有肾小球源性血尿，约40%有肉眼血尿。常为起病首发症状和患者就诊原因。

（2）水肿 80%以上患者有水肿，常为起病初发表现，典型患者晨起眼睑水肿或伴有下肢轻度凹性水肿，少数严重者涉及全身。

（3）高血压 约80%以上患者出现一过性轻、中度高血压，常与水钠潴留有关，利尿后血压逐渐恢复正常。少数严重患者出现高血压脑病。

（4）肾功能异常 早期可因肾小球滤过率下降，水钠潴留而尿量减少（400～700mL/d，甚至少于400mL/d）。肾小球一过性受损，表现轻度氮质血症。1～2周后尿量渐增，数日后肾小球功能恢复正常。极少数表现急性肾衰竭，易与急进性肾炎相混。

（5）免疫学检查异常 起病初期血清补体C3及总补体下降，于8周内渐恢复正常，对诊断本病意义很大。患者血清抗链球菌溶血素“O”滴度可升高，提示近期内曾有过链球菌感染。

3. 诊断

链球菌感染后1～3周发生血尿、蛋白尿、水肿和高血压，甚至少尿及氮质血症等急性肾炎综合征表现，伴血清C3下降，病情于发病8周内逐渐减轻至恢复正常者，临床即可诊断为急性肾炎。若肾小球滤过率进行性下降或病情于1～2个月尚未见全面好转者应及时做肾活检明确诊断。

4. 治疗

以休息、对症治疗为主。急性肾衰竭应予透析，待其自然恢复。不宜应用肾上腺皮质激素及细胞毒药物。

（1）一般治疗 急性期卧床休息，待肉眼血尿消失、水肿消退及血压恢复正常后逐步增加活动量。应予低盐（每日3g以下）饮食。肾功能正常者不需限制蛋白质摄入量，氮质血症时应限制蛋白质摄入，并以优质动物蛋白质为主。急性肾衰竭明显少尿者需限制液体摄入量。

（2）治疗感染灶 对反复发作的慢性扁桃体炎，待病情稳定后（尿蛋白检测少于“+”，尿沉渣红细胞少于10个/高倍镜视野）应考虑做扁桃体摘除，术前、术后2周需注射青霉素。

（3）对症治疗 包括利尿消肿、降血压，预防心脑合并症的发生。通常利尿治疗有效。利尿后高血压控制仍不满意时，可加用降压药物。

（4）透析治疗 少数发生急性肾衰竭而有透析指征时，应及时给予透析治疗，以帮助患者渡过急性期。

（5）中医药治疗 本病多属实证。根据辨证可分为风寒、风热、湿热，分别予以宣肺利尿、血解毒等疗法。本病恢复期仍以清热利湿为主，佐以养阴，不可温补。

5. 预后

绝大多数于4～8周内出现利尿、消肿、降压，尿检查随之好转。少量镜下血尿及蛋白尿有时迁延半年至一年才消失。仅不足1%患者因急性肾衰竭救治不当而死亡，多为高龄患者。对于远期预后，各家报道不一，但均认为多数病例预后良好，可完全治愈，6%～18%病例遗留尿异常和（或）高血压而转为慢性，或于“临床痊愈”数年后出现肾小球肾炎表现。一般认为老年患者、有持续性高血压、大量蛋白尿或肾功能损害者预后较差，散发者较流行者预后差；肾组织增生病变重，伴有较多新月体形成者预后差。

五、急进性肾小球肾炎

急进性肾小球肾炎（rapidly progressive glomerulonephritis，简称急进性肾炎）是指临床以急性肾炎综合征、肾功能急剧恶化及早期出现少尿性急性肾衰竭为特征，病理呈新月体肾小球肾炎表现的一组疾病。

1. 病因

由多种原因所致，包括：①原发性急进性肾炎；②继发于全身性疾病（如系统性红斑狼疮肾炎）的急进性肾炎；③在原发性肾小球病（如系膜毛细血管性肾小球肾炎）的基础上形成广泛新月体及病理类型转化而来的新月体肾小球肾炎。

2. 病理

肾脏体积常较正常增大。病理类型为新月体肾小球肾炎。

3. 临床表现

我国以免疫复合物型急进性肾炎多见，抗肾小球基膜性肾小球肾炎好发于青、中年，免疫复合物型肾小球肾炎及非免疫复合物型肾小球肾炎常见于中、老年，男性居多。可有呼吸道前驱感染，起病多较急，病情急骤进展。临床为急进性肾炎综合征，进行性少尿或无尿，数周内肾功能进行性恶化至尿毒症。常伴有中度贫血。免疫复合物型肾小球肾炎常伴肾病综合征。非免疫复合物型肾小球肾炎可有不明原因发热、乏力、关节痛或咯血等系统性血管炎表现。免疫复合物型肾小球肾炎血循环免疫复合物及冷球蛋白可呈阳性，并可伴血清补体C3降低。B型超声等影像学检查显示双肾增大。

4. 治疗

（1）强化疗法　应用血浆置换机分离患者血浆和血细胞，弃去血浆以等量正常人的血浆（或血浆白蛋白）和患者血细胞重新输入体内。通常每日或隔日1次替换血浆2～4L，直至血清抗体如抗肾小球基膜（glomerular basement membrane，简称GBM）抗体和抗中性粒细胞细胞质抗体（antineutrophil cytoplasmic antibody，简称ANCA）或免疫复合物转阴、病情好转，一般需置换约10次左右。该疗法需配合肾上腺皮质激素［口服泼尼松 1mg/(kg·d)，2~3 月后渐减］及细胞毒药物［口服环磷酰胺 2~3mg/(kg·d)，累积量不超过 6~8g］，以防机体大量丢失免疫球蛋白后大量合成而造成反跳。该疗法适用于各型急进性肾炎。

此外甲泼尼龙（methylprednisolone）冲击伴环磷酰胺治疗，为强化疗法之一。

（2）替代治疗　凡急性肾衰竭已达透析指征者，应及时透析。对强化治疗无效的晚期病例或肾功能已无法逆转者，则有赖于长期维持透析。肾移植应在病情静止半年至一年［抗肾小球基底膜性肾小球肾炎（anti-GBM glomerulonephritis）的患者血中抗 GBM 抗体转阴］后进行。对水钠潴留、高血压及感染等积极对症治疗。

5. 预后

及时明确诊断和早期强化治疗，显著改善预后。早期强化治疗部分患者得到缓解，可避免或脱离透析，甚至少数患者肾功能完全恢复。若诊断不及时，早期没有强化治疗，多于数周至半年内进展至不可逆肾衰竭。

六、慢性肾小球肾炎

慢性肾小球肾炎（chronic glomerulonephritis，简称慢性肾炎）是以蛋白尿、血尿、高血压、水肿为主要临床表现，起病方式不同，病情迁延，病变缓慢进展，有不同程度肾功能减退，最终发展为慢性肾衰竭的一组肾小球病。其病理类型及病期不同，主要临床表现各不相同，疾病表现呈多样化。

1. 病因

只有少数患者由急性肾炎发展所致，绝大多数慢性肾炎确切病因不清楚，起病即属慢性。可发生任何年龄，以青、中年男性多见。多数起病缓慢、隐匿。

2. 临床表现

临床表现呈多样性，蛋白尿、血尿、水肿为基本临床表现，亦可血压轻度升高，有不同程度的肾功能减退。病情时轻时重、迁延，渐进性发展为慢性肾衰竭。早期可有乏力、疲倦、腰部疼痛、纳差；水肿可有可无，一般不严重，有的无明显临床症状。

3. 实验室检查

多轻度尿异常，尿蛋白 1~3g/d，尿沉渣镜检红细胞增加，可见管型。肾功能正常或轻度受损。这种情况持续数年，甚至数十年，肾功能逐渐恶化出现相应临床表现（如贫血、血压增高等），进入尿毒症。

4. 诊断

凡尿检查异常（蛋白尿、血尿、管型尿）、水肿及高血压病史一年以上，无论有无肾功能损害均应考虑此病，排除继发性肾小球肾炎及遗传性肾小球肾炎后，临床上可诊断为慢性肾炎。

5. 治疗

主要原则为防止或延缓肾功能进行性恶化；改善或缓解临床症状；防治严重合并症。一般不宜给予糖皮质激素及细胞毒药物，可采用下列综合治疗措施。

（1）重点降压　以免因高血压加速肾小球硬化，导致肾功能恶化。

（2）肾功能不全氮质血症者应限制蛋白质及磷的摄入量。

（3）应用抗血小板聚集药物　包括小剂量阿司匹林、大剂量双嘧达莫（dipyridamole）或同时应用，注意预防感染及禁用对肾脏有损害的药物。

6. 预后

病情迁延，缓慢进展，最终至慢性肾衰竭。病变进展速度个体差异很大，主要取决于其病理类型；与是否注意保护肾脏及治疗是否恰当有关。

七、隐匿性肾小球肾炎

隐匿性肾小球肾炎，简称隐匿性肾炎，又称为无症状性血尿或（和）蛋白尿（asymptomatic hematuria and/or proteinuria）的一组肾小球病。病理改变多较轻，如可见于轻微病变性肾小球肾炎（肾小球中仅有节段性系膜细胞及基质增生）、轻度系膜增生性肾小球肾炎及局灶性节段性肾小球肾炎等病理类型。根据免疫病理表现，又可将系膜增生性肾小球肾炎分为 IgA 肾病和非 IgA 系膜增生性肾小球肾炎，因此必要时需肾活检确诊。

隐匿性肾炎无特殊疗法，以动态观察为主，包括定期查体、有关检验、预防感染和禁用肾毒药物，多数病情可长期稳定。

第三节 肾病综合征

肾病综合征（nephrotic syndrome，简称 NS）不是一种独立疾病，是多种病因和病理各异的肾小球疾病中的一组临床综合征。

一、病因

肾病综合征分原发性及继发性两大类，由多种不同病理类型的肾小球病引起。本节仅介绍原发性，继发性如糖尿病、过敏性紫癜及系统性红斑狼疮等均可参考有关章节。

二、病理生理

1. 大量蛋白尿

正常生理情况下，肾小球滤过膜屏障受损，对血浆蛋白通透性增加，致使原尿中蛋白质含量增多，当远超过近曲小管重吸收量时，形成大量蛋白尿。在此基础上，凡增加肾小球内压力及导致高灌注、高滤过的因素均可加重尿蛋白排出。

2. 低蛋白血症

由于血浆白蛋白从尿中丢失，同时原尿中部分白蛋白被分解（每日可达10g），肝脏代偿性合成白蛋白不足时，即出现低蛋白血症。此外肾病综合征因胃肠道黏膜水肿致饮食减退、蛋白质摄入不足、吸收不良，也加重低蛋白血症。除血浆蛋白减少外，血浆的某些免疫球蛋白（如IgG）和补体成分、抗凝及纤溶因子、金属结合蛋白及内分泌素结合蛋白也减少。尤其大量蛋白尿、肾小球病理损伤严重和非选择性蛋白尿时更为显著，患者易产生感染、高凝、微量元素缺乏、内分泌紊乱及免疫功能低下等并发症。

3. 水肿

肾病综合征时低蛋白血症引起血浆胶体渗透压下降，水分从血管腔内进入组织间隙，是造成肾病综合征水肿的基本原因。近年研究表明，约50%患者血容量正常甚或增加，血浆肾素水平正常或下降，提示某些肾脏原发水钠潴留因素在肾病综合征的发生中起一定作用。

4. 高脂血症

高胆固醇和（或）高甘油三酯血症、血清中低密度和极低密度脂蛋白浓度增加，常与低蛋白血症并存。其发生是由肝脏合成脂蛋白增加、脂蛋白分解及外周利用减弱所致。

三、原发性肾病综合征的病理类型

原发性肾病综合征的病理类型，主要根据损害部位和轻重分为以下五类：微小病变型肾病、系膜增生性肾小球肾炎、系膜毛细血管性肾小球肾炎、膜性肾病及局灶性节段性肾小球硬化。

1. 微小病变型肾病

光镜下可观察到近端肾小管上皮细胞脂肪变性，肾小球基本正常，免疫病理阴性。

2. 系膜增生性肾小球肾炎

光镜下可见肾小球系膜细胞和系膜基质弥漫增生，根据其增生程度分轻、中、重度。

3. 系膜毛细血管性肾小球肾炎（又称膜增生性肾小球肾炎）

光镜下常见病理改变为系膜细胞和系膜基质弥漫重度增生，并镶嵌于肾小球基底膜和内皮细胞之间，使毛细血管袢呈现所谓的“双轨征”。免疫病理检查常见 IgA 和补体 C3 呈颗粒状系膜区及毛细血管壁沉积。

4. 膜性肾病

肾小球呈弥漫性病变，在病变初期肾小球基底膜上皮侧有排列整齐的嗜复红小颗粒；而后呈钉突，基底膜逐渐增厚。免疫病理显示 IgG 和补体 C3 呈颗粒状并沉积于肾小球毛细血管壁。

5. 局灶性节段性肾小球硬化

病变呈局灶并表现为受累节段的硬化，相应肾小管萎缩、肾间质纤维化。免疫病理检查为 IgM 和补体 C3 呈团块状沉积于肾小球受累阶段。

四、临床表现与诊断

除与肾小球肾炎有些相似表现外，肾病综合征患者常具有以下四大特征。

（1）明显浮肿　其严重程度与血浆白蛋白降低水平有关。

（2）大量蛋白尿　定量检测小儿≥0.1g/(kg·d)，成人≥3.5g/d。

（3）低蛋白血症　血浆白蛋白<30g/L。

（4）高脂血症　脂蛋白成分均高于正常。

临床诊断比较简单，前两项为主要条件，再具有后两项中任一项即可诊断。病理分型应进行肾活检。

五、治疗原则

1. 一般治疗

休息、合理饮食。

2. 对症治疗

（1）利尿消肿　①噻嗪类利尿剂；②潴钾利尿剂；③髓袢利尿剂；④渗透性利尿剂；⑤白蛋白。合理使用利尿药很重要。

（2）控制尿蛋白　可选用第二代非甾体抗炎药物以及血管紧张素。

3. 主要治疗

①糖皮质激素；②细胞毒药物：环磷酰胺、硫唑嘌呤（azathioprine）和苯丁酸氮芥（chlorambucil）等；③环孢素。

4. 中医药治疗

①雷公藤根（去皮）或其提取物雷公藤总苷；②单味黄芪；③知柏地黄丸、六味地黄丸等。

5. 并发症防治

包括抗感染和透析等处理。

第四节 尿路感染

尿路感染分上尿路感染（主要为肾盂肾炎）和下尿路感染（主要为膀胱炎）。有些肾盂肾炎与急性膀胱炎临床表现极相似，鉴别不易，故临床统称尿路感染，简称尿感。结核杆菌、真菌、衣原体、支原体和某些病毒等微生物侵入尿路均可引起尿感，现介绍细菌感染引起的尿路炎症。尿路感染以女性居多，未婚女性发病率为2%，已婚女性发病率增加至5%，这与性生活有关。孕妇细菌尿发生率约为7%；男性极少发生尿路感染，但50岁以后因前列腺肥大，较多发生。老年女性和男性的尿路感染发病率高达10%，多为无症状性细菌尿。有临床症状的尿路感染，以生育年龄的已婚女性最为多见。

一、病因

最常见致病菌是肠道革兰阴性（Gram - negative，简称 G^-）杆菌。其中以大肠杆菌感染最常见，占尿路感染70%以上，还有其他变形杆菌、克雷白杆菌、产气杆菌、沙雷杆菌、产碱杆菌、粪链球菌、铜绿假单胞菌和葡萄球菌。其中铜绿假单胞菌感染常发生于尿路器械检查后；变形杆菌、克雷白杆菌感染常见于尿路结石病；凝固酶阴性葡球菌（柠檬色和白色葡球菌）感染多见于性生活活跃妇女。致病菌常为一种，极少数为两种以上混合感染。厌氧菌感染罕见，偶可发生于复杂性尿路感染。

二、发病机制

1. 感染途径

（1）上行感染　即细菌沿尿道上行至膀胱、输尿管乃至肾脏引起感染。最为常见。

（2）血行感染　细菌从体内感染灶侵入血流，到达肾脏引起肾盂肾炎。很少见。

（3）直接感染　外伤或尿道周围脏器发生感染时，细菌直接侵入而导致的尿路感染。

2. 机体抗病能力

主要是人对细菌侵入尿路有自卫能力。

（1）尿路通畅时，尿液冲走绝大多数细菌。

（2）男性排尿终末时，前列腺收缩，排泄前列腺液于后尿道，有杀菌作用。

（3）尿路黏膜有杀菌能力，分泌有机酸和IgG、IgA，有吞噬细胞的吞噬功能。

（4）尿液 pH 值低，内含高浓度尿素及有机酸，尿液过于低张或高张，均不利于细菌生长。

3. 易感因素

（1）复杂性尿路感染，常见尿路器质性梗阻（如结石）、功能性梗阻（如膀胱－输尿管反流）、尿路异物（如潴留导尿管）或肾实质病变（如糖尿病肾病、多囊肾）等。

（2）泌尿系统畸形和结构异常，如肾发育不良。

（3）使用尿路器械，不但将细菌带入尿路，而且常使尿路黏膜损伤，易引起尿路感染。

（4）尿道内或尿道口周围炎症病灶，如妇科炎症、细菌性前列腺炎等。

（5）免疫功能低下，如严重慢性病长期卧床、长期使用免疫抑制剂等。

（6）有些人因遗传因素致尿路黏膜局部防御尿路感染的能力缺陷，易于发生尿路感染。

4. 细菌的致病力

细菌进入膀胱后，能否引起尿路感染与其致病力有很大关系。

三、临床表现

1. 膀胱炎

主要表现尿频、尿急、尿痛、膀胱区不适等，一般无明显全身感染症状。常有白细胞尿，约 30% 血尿，偶见肉眼血尿。其致病菌多为大肠杆菌，占 75% 以上，已婚女性凝固酶阴性葡球菌占 15%。

2. 急性肾盂肾炎

发病急，除尿路刺激征外，腰痛、肋脊角压痛或（和）叩痛，全身感染性症状如寒战、发热、头痛、恶心、呕吐、白细胞增高等。中段尿培养阳性。无高血压及氮质血症。致病菌多为大肠杆菌，其他如变形杆菌、克雷白杆菌、产气杆菌、沙雷杆菌等亦不少见，约 5% 为粪链球菌等引起。肾浓缩功能可下降，治疗后恢复正常。

3. 无症状性细菌尿

隐匿型尿路感染，即为有菌尿而无任何尿路感染症状，常在健康人群中进行筛选时，或其他慢性肾脏病做常规尿细菌学检查时发现。其发病率随年龄增长而增加，超过 60 岁妇女发病率为 10%，菌尿可来自膀胱或肾，其致病菌多为大肠杆菌。目前认为，老年人易发生无症状性细菌尿，菌尿本身不影响老年人寿命。约 70% 的孕妇发生无症状性细菌尿，如不治疗，约 20% 以后发生急性肾盂肾炎，故产前检查应包括尿细菌定量培养。

四、实验室和其他检查

1. 尿常规检查

尿蛋白常阴性或微量；尿沉渣白细胞多增高；如发现白细胞管型则有助于肾盂肾炎的诊断。尿红细胞增加，少部分明显镜下血尿，极少数肉眼血尿。

2. 白细胞尿

有症状的尿路感染常有白细胞尿，如标本不清洁，尤其混进白带，将严重影响检查结果。

3. 细菌学检查

尿路感染诊断确立，主要依靠尿细菌学检查。检查的方法有尿细菌定量培养、尿涂片镜检细菌、尿化学性检查。

4. 影像学检查

尿路感染急性期不宜做 X 线静脉肾盂造影检查，必要时 B 超检查确定有否梗阻、结石。

五、诊断

1. 尿路感染诊断

不靠临床症状和体征，主要依靠实验室检查，尤其是细菌学检查。尿路感染诊断以真性细菌尿为准绳，凡女性有细菌尿者，均可诊断为尿路感染。

2. 尿路感染定位诊断

真性细菌尿只表明存在尿路感染，但感染在上尿路或下尿路，需定位诊断。尿路感染定位有几种方法，如膀胱冲洗后尿培养法等。目前仍无令人满意的实验室定位方法。如患者全身感染性症状较明显，发热 >38℃，有明显肋脊角疼痛和压痛、叩痛，白细胞增高者，可诊断为肾盂肾炎。此外，致病菌为变形杆菌、铜绿假单胞菌等和复杂性尿路感染，应多考虑肾盂肾炎。以下尿路感染症状群为主诉者，先给 3d 抗菌疗法，如治愈，则常为膀胱炎；如复发，则多为肾盂肾炎。

六、治疗

1. 一般治疗

多饮水，增加尿量，促进细菌和炎性渗出物从尿液中排出。

2. 抗感染治疗

无药敏试验结果时，应选用对 G^- 杆菌有效的抗菌药物，常用复方磺胺甲噁唑［sulfamethoxazole + 甲氧苄啶（trimethoprim），简称 SMZ - TMP］或喹诺酮类药物。膀胱炎要求抗菌药物尿药浓度高；肾盂肾炎是肾实质疾病，尿药和血药浓度需高，最好用杀菌药，用复方磺胺甲噁唑、喹诺酮类、氨基糖苷类抗生素、头孢菌素类、阿莫西林等均能达到上述目的。

3. 尿路感染疗效的评定标准

（1）见效　治疗后复查，细菌尿阴转。

（2）治愈　完成抗菌药物疗程，细菌尿阴转。停止抗菌药物后 1 周和 1 月再各追踪复查 1 次，如无细菌尿，或虽有细菌尿但仅为重新感染，可认为原先的尿路感染已治愈。

（3）治疗失败　治疗后仍持续有细菌尿或在追踪期间内复发。

七、预后

（1）急性非复杂性尿路感染经治疗后，90% 以上可治愈。

（2）急性复杂性尿路感染治愈率低，除非纠正易感因素，否则很难治愈，治疗后超过半数仍持续有细菌尿或经常复发。

（3）演变为慢性肾盂肾炎，可发生于复杂性尿路感染，发生于非复杂性尿路感染者罕见。

第五节 间质性肾炎

间质性肾炎又称肾小管 - 间质性肾炎。主要病变为肾小球和间质组织的功能损害，临床表现为肾小球和间质功能不全。根据病程和间质病理改变分为急性间质性肾炎和慢性间质性肾炎两大类。

一、急性间质性肾炎

急性间质性肾炎（acute interstitial nephritis，简称 AIN），是一组以肾间质（炎细胞浸润）及肾小管（退行性变）急性病变为主要表现的疾病。根据病因可分为药物过敏性 AIN、感染相关性 AIN 及原因不明的特发性 AIN。

1. 病因

可由多种病因引起，但以药物所致者最常见，如抗菌药及非甾体抗炎药等所致。

2. 临床表现

（1）全身过敏表现　常见药疹、药物热及外周血嗜酸性粒细胞增多。有时关节痛及淋巴结肿大。但由非甾体抗炎药引起者常无全身过敏表现。

（2）尿检查异常　常出现无菌性白细胞尿、血尿及蛋白尿。蛋白尿多呈轻度，非甾体抗炎药引起微小病变型肾病时常见大量蛋白尿，由此引起肾病综合征。

（3）肾功能损害　常出现急性肾衰竭。腰痛，伴或不伴少尿。常因肾小管功能损害，出现肾性糖尿、低相对密度及低渗透压尿。

3. 诊断

①近期用药史；②全身过敏表现；③尿检查异常；④肾小管及肾小球功能损害。

一般认为具有上述前两项，再加后两项中任何一项，即可诊断。但非典型病例（尤其由非甾体抗炎药引起者）常无第2项，必须依靠肾穿刺病理检查确诊。

4. 治疗

（1）停用致敏药物　祛除过敏源后，多数轻症患者即逐渐自行缓解。多饮水、休息。

（2）免疫抑制治疗　重症病例宜服糖皮质激素（如泼尼松每日30～40mg，病情好转后逐渐减量，共服2～3个月），加快疾病缓解。很少需并用细胞毒药物。

（3）透析治疗　急性肾衰竭病例应及时进行透析治疗。

二、慢性间质性肾炎

慢性间质性肾炎（chronic interstitial nephritis，简称CIN）是一组以肾间质（纤维化及炎症）及肾小管（萎缩）慢性病变为主要表现的疾病。

1. 病因及发病机制

CIN病因多种多样，说明可通过不同机制致病。常见病因如下所述。

（1）微生物感染　如细菌、病毒、真菌感染。

（2）理化因素损伤　如药物（镇痛药、环孢素等）、重金属或放射线照射。

（3）免疫性疾病　如干燥综合征。

（4）代谢性疾病　如高尿酸血症、高草酸血症或高钙血症。

（5）病因不明　如巴尔干（Balkan）肾病等。

（6）其他　近年发现某些含马兜铃酸的中药如关木通、木防己（广防己）、马兜铃亦可引起CIN。

2. 病理

双肾缩小，肾实质萎缩。光镜下弥漫性肾间质纤维化伴炎细胞（淋巴及单核细胞）浸润，肾小管萎缩，严重时可见肾小球周围纤维化及肾小球缺血性硬化。

3. 临床表现

本病多缓慢隐袭进展。早期一般无任何症状，一旦就诊往往到了晚期，常首先呈现肾小管功能障碍。近端肾小管重吸收功能障碍导致肾性糖尿，乃至范科尼（Fanconi）综合征；远端肾小管浓缩功能障碍导致夜尿多，尿相对密度及渗透压降低；肾小管酸化功能障碍导致肾小管性酸中毒。随后出现肾小球功能损害，血肌酐逐渐增高，直至进展为尿毒症。与肾损害同时，常伴随出现高血压及贫血。尿常规一般轻度异常。

4. 诊断

本病确诊主要靠病理检查，临床疑诊时即应尽早进行肾活检。

5. 治疗

对 CIN 早期病例，应积极祛除致病病因，延缓肾功能损害的进展。对肾小管性酸中毒、高血压及肾性贫血予相应处理。病情进入尿毒症后应行透析或肾移植治疗。

第六节 慢性肾脏病

慢性肾脏病（chronic kidney disease，简称 CKD）是指肾损害≥3 个月，肾损害指肾脏结构或功能异常，伴或不伴 GFR 降低。

CKD 是世界范围内的公共健康问题。CKD 由于起病隐匿、早期症状不明显，知晓率、早期诊断率和治疗率均很低。据美国和荷兰的统计资料，CKD 在普通人群中发病率为 6.5% ~10.0%。我国尚无全国性调查资料，据在北京市石景山区完成的 40 岁以上人群的调查，CKD 发病率为 9.4%，知晓率仅 7.3%。国外的研究提示，所诊断的 CKD 患者中多数是由筛查发现的，这证明筛查的必要性及有效性。CKD 的早期症状不明显，患者容易忽视，故被称为“沉默的杀手”。首次就诊的 CKD 患者中约 1/4 已经达到终末期肾脏病，肾功能正常者仅约 1/3，肾脏替代治疗前去医院就诊的不足 1/2。虽然美国的 CKD 占患者的 7%，但费用却占国家医疗预算费的 24%。我国医疗费用较发达国家低，但也让普通家庭难以承受。

一、病因

我国近 200 位医生报告了 CKD 的病因构成比，由高到低排列为：慢性肾炎 41.7%、糖尿病肾病 20.5%、高血压肾损害 13.3%、慢性间质性肾炎 8.2%、梗阻性肾病 4.5%、药物性肾损害 4.5%、感染相关肾损害 3.1%、遗传性肾病 2.3%、其他 1.9%。糖尿病和高血压正成为发达国家和发展中国家患 CKD 的最主要原因。

二、诊断

美国肾脏基金会《慢性肾脏病临床实践指南》中规定，有下面一项异常即可诊断为 CKD：①肾脏损伤（血、尿成分异常，影像学检查异常或病理学检查异常）≥3 个月，有或无 GFR 异常；②GFR $< 60mL/(min \cdot 1.73m^2)$ 超过 3 个月，有或无肾脏损伤证据。

三、治疗

从总体情况来看，CKD 具有患病率高、合并心血管疾病率高和死亡率高的“三高”，以及知晓率低、防治率低和合并心血管疾病认知率低的“三低”特点。尿毒症患者心血管病发病率比普通人群高 20 倍，尿毒症患者心血管疾病死亡率是普通人群的 35 倍。大量研究证实，早期适当的干预能够延缓 CKD 的进展，甚至防止终末期肾病的发生，也能降低心血管疾病的发病率及病死率。重视 CKD 的防治，对 CKD 患者的肾功能、心脏及其他系统合并症进行监控，对高血压、贫血、营养、血脂、钙磷代谢及骨病各环节的系统治疗可使每一个 CKD 患者受益。

第七节 慢性肾功能衰竭

慢性肾功能衰竭（chronic renal failure，简称 CRF）是各种原因导致肾脏慢性进行性损害，使其不能维持基本功能，临床以代谢产物和毒素潴留、水电解质和酸碱平衡紊乱以及某些内分泌功能异常等表现为特征的一组综合征。其终末期称尿毒症。

一、病因

包括各种原发性和继发性肾脏疾病。我国 CRF 病因中，目前仍以原发性肾小球疾病居首，占 60% 左右。其次为高血压肾小动脉硬化、糖尿病肾病、慢性肾盂肾炎、多囊肾、系统性红斑狼疮肾炎等。国外，糖尿病肾病占首位，其他如高血压、慢性肾小球肾炎和多囊肾较多见。

二、临床表现

CRF 早期（代偿期）仅肌酐清除率（creatinine clearance rate，简称 CCr）下降，血尿素氮（BUN）、血肌酐不高，仅有原发病表现。进一步发展“健存”肾单位不能适应机体最低代谢要求，进入失代偿期，最后进展至终末期即尿毒症晚期，所有肾功能指标更差。

1. 胃肠道

首发症状食欲不振、恶心、呕吐。晚期口腔出现尿臭，常有口腔溃疡、食管炎、胃炎、十二指肠炎。主要为尿素等代谢产物对黏膜刺激所致。

2. 心血管系统

慢性肾衰竭患者常有心血管并发症，如动脉粥样硬化、高血压甚至心力衰竭等。

3. 血液系统

尿毒症患者血液异常，包括贫血、出血倾向、白细胞功能异常。

4. 呼吸系统

肺水肿、间质性肺炎、胸膜炎，亦常有胸腔积液。

5. 神经肌肉

表现多见中枢及周围神经病变。

6. 皮肤表现

瘙痒、皮色灰黄、青铜色变、尿素霜等。

7. 骨骼系统

肾性骨营养不良（肾性骨病）分为甲旁亢骨病（纤维性骨炎、骨活检矿化率增高）、低转化性骨病（骨软化、骨质下降）、混合性骨病。

8. 内分泌代谢紊乱

肾性骨病（甲旁亢）；肾性贫血（促红细胞生成素分泌降低）；甲状腺功能减退症；下丘脑－垂体对甲状腺、肾上腺、生长激素和性腺功能调节紊乱，男性常性功能减退、睾丸缩小、乳房发育；女性不孕、月经异常。

9. 感染

感染是 CRF 主要死因之一。常见部位为呼吸系统、泌尿系统、皮肤等。有时感染部位隐匿，表现不典型，仅尿毒症症状进行性加重。

10. 代谢性酸中毒

此为尿毒症最主要的死因之一。

11. 水电解质平衡失调

慢性肾衰竭可导致失水或水过多；失钠或钠潴留；高钾血症或低钾血症；高钙血症或低钙血症；高磷血症；高镁血症及铝蓄积。

三、实验室和特殊检查

1. 血常规

正细胞、正色素性贫血；酸中毒和感染时白细胞升高；血小板功能减退。

2. 尿常规

尿量 < 1000mL/d；尿渗透压降低；尿相对密度低；尿蛋白量随原发病和尿量多少而不同；尿沉渣镜检见红细胞、白细胞、上皮细胞和颗粒管型、蜡样管型。

3. 肾功能检查

肾功能不全代偿期：肌酐清除率下降。氮质血症期：肌酐清除率下降、血尿素氮和肌酐上升，无尿毒症症状、无代谢性酸中毒。尿毒症期：肌酐清除率 < 25mL/min 时，血肌酐和尿素氮明显增高，如甲亢、发热、高蛋白饮食及消化道出血时，血浆尿素氮增加，此时可能低估患者肾功能；而低蛋白饮食，使血尿素氮水平降低。一般以血肌酐水平和内生肌酐清除率评估患者肾功能。

4. 血生化检查

血浆蛋白降低，血钙降低，血磷升高；血钾、血钠随病情而定。

四、诊断

有慢性肾脏疾病或引起肾损害的疾病如糖尿病、高血压、系统性红斑狼疮、痛风等病史，双肾缩小纵径 < 8.5cm、贫血、低钙、高磷血症等可助其诊断。正确诊断和有效治疗原发病对延缓慢性肾衰竭、保护肾功能具有非常重要的意义。目前我国慢性肾衰竭病因以原发性肾小球肾炎最常见。糖尿病肾病常 15 ~ 20 年病史。根据病史、体征、特检有助于诊断。

慢性肾衰竭恶化的因素：①原发病未有效控制或加重；②血容量不足（低血压、休克、脱水等）；③感染（呼吸道、泌尿道）；④肾毒性药物（氨基苷类、造影剂等）；⑤尿路梗阻；⑥心衰和严重心律失常；⑦创伤、大手术等应激状态；⑧血压波动等。

五、治疗

1. 早、中期治疗

祛除病因及加重因素、营养疗法等。

2. 终末期肾衰竭治疗

除上述外，主要是对症治疗，既要综合考虑，又要个体化针对性处理，是内科疾病中治疗较为复杂的疾病。对符合条件的患者，有效的疗法主要是肾透析和肾移植。肾透析也称为血液净化疗法，可有效清除体内代谢产物及毒素，替代患者肾脏部分排泄功能，是目前终末期肾衰竭最有效的治疗方法之一。肾透析包括血液透析和腹膜透析，现在临床上多采用腹膜透析。任何病因所致的不可逆性肾衰竭均可接受透析治疗。

同种肾移植是目前治疗终末期肾衰竭最有效方法。成功肾移植可恢复肾脏的全部功能。

思考题

1. 简述肾小球病的定义及临床表现。
2. 肾病综合征的治疗方法有哪些？
3. 简述慢性肾功能衰竭的临床表现及治疗原则。

第七章

血液系统疾病

教学目标

1. 明确缺铁性贫血的概念。
2. 了解缺铁性贫血的临床表现。
3. 了解再生障碍性贫血的治疗原则。
4. 了解白血病的概念及临床表现。

第一节 缺铁性贫血

缺铁性贫血（iron deficiency anemia）是由于体内贮存铁消耗殆尽，不能满足正常红细胞生成的需要而发生的贫血，属小细胞低色素性贫血。

缺铁性贫血是世界上最常见的贫血，在育龄妇女和婴幼儿中的发病率很高。

一、病因和发病机制

1. 铁摄入不足

（1）育龄妇女、婴儿和生长发育时期的儿童、青少年的铁需要量增加。

（2）饮食搭配不当，含铁量较低。

（3）药物或胃、十二指肠疾病影响了铁的吸收。

2. 慢性失血

慢性失血是缺铁性贫血常见的原因，以消化道慢性失血或妇女月经过多更为多见。

二、临床表现

缺铁性贫血的临床症状是由贫血、组织缺铁及发生缺铁的基础疾病所组成，其症状和贫血严重程度相关。

1. 贫血的表现

头晕、头痛、面色苍白、乏力、易倦、心悸、活动后气短、眼花及耳鸣等。

2. 组织缺铁的表现

儿童、青少年发育迟缓，体力下降，智商低，容易兴奋，注意力不集中，烦躁、易怒或淡漠，异食癖和吞咽困难等。

3. 体征

除皮肤黏膜苍白外，毛发干燥、易脱、易断，指甲扁平、失光泽、易碎裂，部分患者脾脏轻度大。小儿可有神经精神系统异常。

三、实验室检查

1. 血象

血象呈现典型的小细胞低色素性贫血，网织红细胞大多正常或有轻度增多。

2. 骨髓象

骨髓象呈现增生活跃，中、晚幼红细胞增多，核分裂细胞多见。骨髓涂片做铁染色后，铁粒幼细胞极少或消失，细胞外铁亦缺少。

3. 生化检查

血清铁降低，总铁结合力增高，转铁蛋白饱和度降低，以血清铁和总铁结合力改变明显。

四、诊断

临床上将缺铁性贫血分为以下三个阶段。

1. 缺铁或称潜在性缺铁期

该期仅有体内贮存铁的消耗，血清铁蛋白 $<14\mu g/L$ 或骨髓铁染色显示铁粒幼细胞 $<15\%$ 或消失，细胞外铁缺如。此时血红蛋白及血清铁等指标是正常的。

2. 缺铁性红细胞产生期

该期红细胞摄入铁较正常时为少，除血清铁蛋白 $<14\mu g/L$ 外，运铁蛋白饱和度 $<10\%$，但血红蛋白正常。

3. 缺铁性贫血

该期红细胞内血红蛋白明显减少，呈现小细胞低色素性贫血。血清铁蛋白 $<14\mu g/L$，运铁蛋白饱和度 $<15\%$；骨髓铁染色，男性血红蛋白 $<120g/L$，女性 $<110g/L$。

五、治疗

1. 对因治疗

祛除引起铁缺乏的病因。

2. 补充铁剂

以口服铁剂为首选，常用的有琥珀酸亚铁和富马酸亚铁等。餐后服用，忌与茶同时服用。在血红蛋白完全正常后，仍需继续补充铁剂 3 ~6 个月。对口服铁剂不能耐受的患者，可改用其他给药途径，常用的是右旋糖酐铁或山梨醇铁肌内注射。

六、预防

重视营养知识的教育及妇幼保健工作，改进婴幼儿的喂养，提倡母乳喂养和及时添加辅食，妊娠期及哺乳期妇女应予铁剂补充。在钩虫流行地区应大规模地进行防治工作，及时治疗各种慢性出血性疾病等。

第二节 再生障碍性贫血

再生障碍性贫血（aplastic anemia，简称再障）是一组由于化学、物理、生物因素及不明原因引起的骨髓造血功能衰竭，以造血干细胞损伤、外周血红细胞、中性粒细胞、血小板全部减少为特征的疾病。临床上常表现为较严重的贫血、出血和感染。

一、病因

1. 化学因素

包括一些药物的毒副作用，如抗肿瘤药、磺胺类药物、氯霉素以及解热镇痛药等；另外，与工业用化学物品有关，如苯和苯的衍生物等。

2. 物理因素

X 线、镭、放射性核素等可因阻挠 DNA 的复制而抑制细胞的有丝分裂，使造血干细胞数量减少，干扰骨髓细胞的生成。

3. 生物因素

包括病毒性肝炎及各种严重感染等。

二、临床表现

再生障碍性贫血的主要临床表现为贫血、出血和感染。

1. 重型再生障碍性贫血

此病简称重型再障，也称急性再障，起病急，进展迅速。

（1）贫血进行性加重，伴明显的乏力、头晕及心悸等。

（2）出血部位广泛，除皮肤黏膜外，还常有深部出血，如便血、血尿、子宫出血或颅内出血等，其中颅内出血是常见的致死原因。

（3）皮肤感染、肺部感染多见，严重者可发生败血症，引起高热或高热中毒症。

2. 慢性再生障碍性贫血

此病简称慢性再障，起病及进展较缓慢。

（1）贫血往往是首发和主要表现。

（2）出血较轻，以皮肤黏膜为主。除妇女易有子宫出血外，很少有内脏出血。

（3）感染以呼吸道多见，合并严重感染者少。慢性再障亦可转变为重型再障。

三、实验室检查

1. 血象

全血细胞减少，网织红细胞计数降低明显。

2. 骨髓象

骨髓穿刺物中骨髓颗粒很少，脂肪滴增多。多部位穿刺涂片呈现增生不良，粒系及红系有核细胞减少，淋巴细胞、浆细胞、组织嗜碱细胞相对增多。巨核细胞很难找到或缺如，慢性再障骨髓增生减低程度比急性再障轻。

四、诊断

临床上有严重贫血并伴有出血、感染和发热的患者，血象表现为全血细胞减少，网织红细胞绝对值减少，脾不大，骨髓多部位穿刺显示增生低下，骨髓小粒非造血细胞增多；能排除其他全血细胞减少的疾病（如阵发性睡眠性血红蛋白尿、骨髓增生异常综合征、低增生性急性白血病和恶性组织细胞病等），可诊断为再障。

五、治疗

1. 支持及对症治疗

（1）注意个人卫生，特别是皮肤及口腔卫生。当中性粒细胞 $<0.2\times10^9/L$、血小板 $<20\times10^9/L$ 时，需要对症处理，防止颅内或腔道出血。

（2）对症治疗，包括输血、止血及控制感染，早期应用强力抗生素。

2. 雄激素

雄激素可以刺激骨髓造血，常用睾酮衍生物司坦唑醇（stanozolol）、达那唑（danazol）等，特别是对造血微环境健全、尚有残留造血干细胞的患者疗效较好，但对重型再障无效。

3. 免疫抑制剂

常用如环孢素等。目前，抗淋巴细胞球蛋白（antilymphocyte globulin，简称ALG）与抗胸腺细胞球蛋白（antithymocyte globulin，简称 ATG）联合使用是治疗重型再障的临床金标准。

4. 造血细胞因子

这主要用于重型再障，具有促进血象恢复的辅助作用，包括粒细胞刺激因子（granulocyte colony stimulating factor，简称 G-CSF）及促红细胞生成素等。

5. 造血干细胞移植

这主要用于重型再障，是一种疗效确切的手段。

第三节 急性白血病

急性白血病（acute leukemia）是造血干细胞的克隆性恶性疾病，发病时骨髓中的白血病细胞大量增生并浸润全身脏器及骨髓，正常造血受阻。临床主要表现为贫血、出血、肝脾和淋巴结肿大及感染等。

一、病因

1. 病毒感染

近年来的研究显示，白血病可能是由病毒引起的。目前认为 C 型 RNA 肿瘤病毒与白血病的发病有关。

2. 电离辐射

X 线诊断与治疗、^{32}P 治疗等，与白血病的发生有关。

3. 化学因素

某些化学物质如苯和氯霉素等通过对骨髓的损害，也可诱发白血病。

4. 遗传因素

家族性白血病占白血病的 7‰，同卵双生同患白血病的概率较其他人群高 3 倍。

5. 其他血液病

原发性血小板增多症、骨髓纤维化和真性红细胞增多症、阵发性血红蛋白尿、多发性骨髓瘤、淋巴瘤等血液病最终可能发展成急性白血病。

二、临床表现

起病多数较急，患者主要表现如下。

1. 贫血

贫血症状较早出现，且病情发展迅速。患者多因此而到医院就诊。

2. 发热

发热温度高低不一，可伴有畏寒、出汗等。常由感染所致，以口腔、牙周、咽峡、呼吸道以及肛周等部位的感染最为多见。

3. 出血

出血可发生在全身各处，以皮肤黏膜、鼻腔、牙龈、阴道等为好发部位。严重者也可有消化道、泌尿道以及颅内出血等，常危及生命。

4. 器官和组织浸润

①常见肝脾和淋巴结肿大；②骨髓浸润，常伴有胸骨压痛；③其他部位浸润，包括睾丸、皮肤、牙龈、眼眶等部位，临床不多见；④中枢神经系统浸润，轻者表现为头痛、头晕，重者有呕吐、颈项强直，甚至抽搐、昏迷等，多似脑膜炎的表现；亦可出现截瘫或偏瘫等，但比较罕见。

三、实验室检查

1. 血象

白细胞绝大多数在（10～100）$\times 10^9$/L。血片分类检查，原始加幼稚细胞常占30%以上。血红蛋白和血小板多低于正常，晚期血小板往往极度减少。

2. 骨髓象

多数病例骨髓象有核细胞显著增多，主要是白血病性原始细胞（白血病细胞），占非红系细胞的30%以上，形态学亦存在异常。正常的幼红细胞和巨核细胞减少。

3. 脑脊液检查

出现中枢神经系统白血病时，脑脊液压力增高，白细胞数增多（$>0.01\times 10^9$/L），蛋白质增多（>450mg/L）。而糖定量减少，涂片中可找到白血病细胞。

4. 其他检查

其他如免疫检查及核型分析等。

四、诊断

根据临床表现、血象和骨髓象特点，诊断一般不难。诊断成立后，应进一步分型。

五、治疗原则

1. 一般治疗

主要是防治感染、纠正贫血、控制出血以及根据个体情况进行的对症和支持治疗。

2. 化学治疗

抗白血病药物多达20余种，目前多采用联合化疗，目的是达到完全缓解病情并延长生存期。急淋白血病的化学治疗目前常用长春新碱（vincristine）、柔红霉素（daunorubicin）、天冬酰胺酶（L-天冬酰胺酶，L-asparaginase）、泼尼松（prednisone）四种药物联合应用，即VDLP方案；急非淋白血病的化学治疗常用柔红霉素加阿糖胞苷（arabinoside），即DA方案，或高三尖杉酯碱（homoharringtonine）加阿糖胞苷即HA作为一线治疗方案。

3. 中枢神经系统白血病的治疗

常为髓外白血病复发的根源，以急性淋巴细胞白血病尤为突出，可用甲氨蝶呤鞘内注射。

4. 造血干细胞移植

条件具备的患者应在完全缓解后及早进行，这是目前最有效的治疗手段。

第四节　过敏性紫癜

过敏性紫癜（allergic purpura）是一种常见的血管炎性疾病，又称出血性毛细血管中毒症。是由于变态反应引起的毛细血管广泛性炎症，导致血管壁渗透性增高和脆性增加所致。以皮肤紫癜、消化道黏膜出血、关节肿胀疼痛和肾炎等症状为主要临床表现，少数患者还伴有血管神经性水肿。过敏性紫癜任何年龄均可发病，以儿童及青少年多见，2岁以下小儿及老年人少见；男性多于女性；四季均有发病，以春秋两季居多。

一、病因及发病机制

过敏性紫癜病因复杂，主要与以下因素有关。

1. 感染

过敏性紫癜在发病前2周左右往往有上呼吸道感染史，常见细菌为β-溶血性链球菌，其他有金黄色葡萄球菌、肺炎球菌等。

2. 食物

主要是由鱼、虾、蟹、蛋、牛乳等异体蛋白质引起的过敏。

3. 药物

如青霉素、氯霉素、磺胺类药物、异烟肼、解热镇痛药、阿托品、肾上腺皮质激素类和碘化物等。

4. 其他因素

如植物花粉、昆虫叮咬、寒冷、肠道寄生虫等。

二、临床表现

多数过敏性紫癜患者发病前1~3周有全身不适、低热、乏力及上呼吸道感染等前驱症状，随之出现典型临床表现。

1. 皮肤症状

主要表现为皮肤紫癜。紫癜大小不一，可融合成片，形成淤斑。紫癜主要局限于四肢，尤其是下肢及臀部，躯干极少发生。可同时伴有皮肤水肿、荨麻疹，经7~14d逐渐消退。仅有皮肤症状而无其他临床表现的，称为单纯皮肤型过敏性紫癜。

2. 消化道症状

病变累及消化道黏膜及腹膜脏层毛细血管时，将会产生一系列消化道症状及体征，如恶心、呕吐、呕血、腹泻及黏液便、便血等。其中腹痛最为常见，常为阵发性绞痛，多位于脐周、下腹或全腹。发作时可因腹肌紧张及明显压痛、肠鸣音亢进而误诊为外科急腹症。幼儿可因肠壁水肿、蠕动增强等导致肠套叠。除皮肤紫癜外主要表现为消化道症状者，称为腹型过敏性紫癜。

3. 肾脏表现

病变累及肾小球毛细血管时，可出现血尿、蛋白尿及管型尿。肾脏症状可出现于疾病的任何时期，但以紫癜发生后一周多见。一般认为尿变化出现愈早，肾炎的病情愈重，少数病例因反复发作而演变为慢性肾炎、肾病综合征，甚至肾功能衰竭。过敏性紫癜所引起的这些肾脏损害称为过敏性紫癜性肾炎，亦称肾型过敏性紫癜。

4. 关节症状

病变累及关节部位毛细血管时，可出现关节肿胀、疼痛、压痛及功能障碍等表现，多发生于膝、踝、腕、肘等大关节。关节肿胀一般较轻，呈游走性，反复发作，经数日而愈，不遗留关节畸形。此类称为关节型过敏性紫癜。

以上四种类型中若有两种以上在病程中出现则称为混合型过敏性紫癜。

5. 其他症状

除以上症状外，少数患者还可因病变累及眼部、脑及脑膜血管，而出现视神经萎缩、虹膜炎、视网膜出血及水肿、中枢神经系统相关症状、体征。

三、实验室检查

本病缺乏特异性实验室检查，通常检查血、尿、便常规、肾功能、血小板计数、出血时间和凝血时间、毛细血管脆性试验等。

四、诊断及鉴别诊断

1. 诊断

主要诊断依据如下：①发病前 1～3 周有低热、咽痛、全身乏力或上呼吸道感染史；②典型四肢皮肤紫癜，可伴腹痛、关节肿痛及血尿；③血小板计数、功能及凝血相关检查正常；④排除其他原因所致的血管炎及紫癜。

2. 鉴别诊断

本病需与下列疾病进行鉴别：①血小板减少性紫癜；②风湿性关节炎；③肾小球肾炎、系统性红斑狼疮；④外科急腹症等。

由于本病的特殊临床表现及绝大多数实验室检查正常，鉴别一般无困难。

五、治疗

1. 祛除致病因素

包括防治上呼吸道感染，清除局部病灶（咽、扁桃体炎症），驱除肠道寄生虫，避免摄入可能致敏的食物或药物。

2. 一般治疗

对于轻症患者，支持性治疗即可，包括卧床休息，注意水、电解质平衡及营养。大便隐血试验阳性患者，可用流食。

3. 药物治疗

治疗药物大致有如下种类。

（1）H_2受体阻滞剂，如西咪替丁（cimetidine）等。药物作用机制可能是竞争拮抗组胺，阻滞组胺激活小血管 H_2受体，使其通透性降低，减轻皮下组织黏膜及内脏器官水肿和出血。还起到免疫调节作用，减轻免疫性肾脏损害。但目前疗效尚未完全肯定。

（2）糖皮质激素，如泼尼松等。对单纯皮肤型过敏性紫癜患者疗效较好。

（3）免疫抑制剂，如高三尖杉酯碱、环磷酰胺（cyclophosphamide）等。免疫抑制剂能抑制变态反应的发生，减轻毛细血管通透性和脆性，从而减轻血管炎症和组织水肿。也可与糖皮质激素合用治疗肾型过敏性紫癜患者。

（4）生物制剂，如胸腺肽（thymosin）等，作为免疫调节剂可以起到辅助治疗的作用。

六、预后

部分儿童患者通常在 2 周内恢复。大部分患者再次接触过敏源可反复发作，复发间隔时间数周至数月不等。肾脏受累的程度及转归是决定预后的重要因素。约有 2% 的患者发展为终末期肾炎，预后较差。

第五节 特发性血小板减少性紫癜

特发性血小板减少性紫癜是由于机体的免疫因素造成了血小板的破坏，导致外周血中血小板减少，从而引发的出血性疾病。

一、临床表现

临床可分为急性型和慢性型。

1. 急性型

（1）多发生于儿童。80% 以上的患者在发病前 1 ~ 2 周都有急性上呼吸道感染史，特别是病毒感染史。

（2）起病急骤，部分患者可有畏寒、发热等。症状主要表现为皮肤和黏膜出血，包括全身皮肤淤点、紫癜、淤斑，可有血疱及血肿形成。鼻出血、牙龈出血、口腔黏膜及舌出血常见。损伤及注射部位可出现渗血或形成大片淤斑。

（3）当血小板低于 $20 \times 10^9/L$ 时，可出现内脏出血，如呕血、黑粪、咯血、血尿、阴道出血等，颅内出血是致死的主要原因。出血量过大或范围过广的患者，可出现程度不等的贫血、血压降低甚至失血性休克。

2. 慢性型

（1）主要见于 40 岁以下的青年女性。常隐性发病，一般无前驱症状。

（2）出血症状轻，但反复发作，每次发作持续数周或数月，可迁延数年。多为皮肤、黏膜出血，如淤点、淤斑及外伤后出血不止等。鼻出血、牙龈出血较为常见，严重的内脏出血较少见。月经过多者常见，此可为部分患者唯一临床症状。部分患者病情可因感染等而骤然加重，出现广泛、严重内脏出血。长期月经过多者，可出现失血性贫血。

二、实验室检查

1. 血小板检查

①急性型血小板多在 $20 \times 10^9/L$ 以下，慢性型常在 $30 \times 10^9/L$ 左右；②血小板平均体积偏大，易见大型血小板；③出血时间延长，血块收缩不良；④血小板功能一般正常。

2. 骨髓象

急性型骨髓巨核细胞数量轻度增加或正常，慢性型骨髓巨核细胞显著增加。

同时伴有细胞发育成熟障碍，急性型尤为明显。血小板形成的巨核细胞显著减少，血小板抗体阳性。

3. 血常规检查

部分患者可有不同程度的贫血。

三、诊断与鉴别诊断

有广泛出血累及皮肤、黏膜及内脏，多次检查血小板计数减少，脾不大或轻度大，骨髓巨核细胞增多或正常，并有成熟障碍者，排除其他血小板减少症即可确诊。

四、治疗

1. 一般治疗

出血严重者应注意休息。血小板低于 20×10^9/L 者，应严格卧床，避免外伤。有外伤者应使用止血药物及采取局部止血处理。

2. 糖皮质激素

应用糖皮质激素是目前的首选治疗方法，现主张短疗程大剂量应用。

3. 免疫抑制剂

此为二线治疗方法，也可用于难治性患者。

4. 脾切除

符合指征的患者可以考虑脾切除。

5. 其他治疗

如使用雄激素，与糖皮质激素配合治疗。

6. 急症处理

这适用于血小板低于 20×10^9/L；出血严重、广泛；疑有或已发生颅内出血；近期将实施手术或分娩者。可采用血小板悬液输注和静脉输注丙种球蛋白。

思考题

1. 缺铁性贫血的临床表现包括几个方面?
2. 再生障碍性贫血的治疗手段有哪些?
3. 白血病患者的血象、骨髓象有哪些特点?

第八章
内分泌代谢性疾病

教学目标

1. 了解甲状腺功能亢进的临床表现及治疗方法。
2. 了解糖尿病的发病机制及并发症。
3. 了解高脂血症的诊断标准以及标准体重计算公式、体重质量指数。

第一节 甲状腺功能亢进

甲状腺功能亢进（hyperthyroidism，简称甲亢）系由多种病因导致甲状腺激素（thyroid hormone，简称 TH）分泌过多引起的临床综合征，以格雷夫斯病（Graves disease，简称 GD）最多见。GD 又称毒性弥漫性甲状腺肿，是一种伴 TH 分泌增多的器官特异性自身免疫病。女性多见，男女比例为 1∶4～1∶6，各年龄组均可发病，以 20～40 岁多见。多数起病缓慢，少数在精神创伤或感染等应激后急性起病。

一、病因

GD 为自身免疫性甲状腺疾病的一种特殊类型，与其他自身的免疫性甲状腺病如慢性淋巴细胞性甲状腺炎、特发性黏液性水肿等有较密切联系，有一定的家族倾向。一般认为，本病以遗传为背景，在感染、精神创伤等因素作用下，诱发体内的免疫功能紊乱。GD 的发病与甲状腺兴奋性自身抗体的关系十分密切。

二、临床表现

典型表现有高代谢综合征、甲状腺肿及眼征。

1. 高代谢综合征

（1）高代谢综合征　患者常有疲乏无力、怕热多汗、皮肤温暖潮湿、体重锐减和低热等，危象时可有高热。

（2）精神、神经系统　表现为神经过敏、多言好动、紧张忧虑、焦躁易怒、失眠不安、思想不集中、记忆力减退等。偶见寡言抑郁、神情淡漠。可伴有手、眼睑、舌震颤，腱反射亢进等症状。

（3）心血管系统　可有心悸、胸闷气短，严重者可发生甲亢性心脏病。

（4）消化系统　食欲亢进，多食消瘦，大便呈糊状，可有脂肪泻。病情严重者可有肝肿大及肝功能损害。

（5）肌肉骨骼系统　表现为甲亢性肌病、肌无力及肌萎缩，多见于肩胛与骨盆带近躯体肌群。

（6）生殖系统　女性常有月经减少或闭经；男性有勃起功能障碍，偶有乳腺发育，血催乳素及雌激素增高。

（7）内分泌系统　表现为交感神经和肾上腺髓质兴奋症象。

（8）造血系统　周围血淋巴细胞及单核细胞增多，白细胞总数偏低。血容量增大，可伴紫癜或贫血。

2. 甲状腺肿

程度不等的弥漫性、对称性甲状腺肿大，随吞咽动作上下移动；质软、无压痛，肿大程度与甲亢轻重无明显关系；常可听到收缩期吹风样或连续性收缩期增强的血管杂音。

3. 眼征

突眼为重要的体征之一，多与甲亢同时发生。少数患者仅有突眼而缺少其他临床表现。

三、诊断与实验室检查

1. 诊断

临床上，遇有病程较长的不明原因的体重下降、低热、腹泻、手抖、心动过速、心房纤颤、肌无力、月经紊乱、闭经等均应考虑甲亢的可能性。

2. 实验室检查

通常采用的方法有：游离甲状腺素、总甲状腺素测定；促甲状腺激素（thyroid stimulating hormone，简称 TSH）测定；甲状腺摄^{131}I 率；甲状腺自身抗体测定；超声检查、放射性核素扫描等。

四、治疗

1. 一般治疗

适当休息，补充营养。精神紧张或失眠者，辅用地西泮（安定）类镇静剂。

2. 甲状腺功能亢进症的治疗

（1）抗甲状腺药物治疗　常用的抗甲状腺药物分为硫脲类和咪唑类。硫脲类有甲硫氧嘧啶（methylthiouracil，简称 MTU）及丙硫氧嘧啶（propylthiouracil，简称 PTU）；咪唑类有甲巯咪唑（thiamazole，又称 methimazole，简称 MM）和卡比马唑（carbimazole，简称 CMZ）。两类药物均可抑制 TH 合成，还可抑制免疫球蛋白生成，抑制淋巴因子和氧自由基的释放，使甲状腺中淋巴细胞减少。

（2）其他药物治疗　如复方碘口服溶液（仅用于术前准备和甲状腺危象）；β受体阻滞剂（用于改善甲亢初治期的症状，近期疗效显著）；放射性^{131}I治疗等。

（3）手术治疗　需慎重选择适应证，应由内分泌和普外科医生会诊，共同决定。

3. 甲状腺危象防治

祛除诱因，积极治疗甲亢是预防危象发生的关键，尤其要注意积极防治感染和做好充分的术前准备。

4. 浸润性突眼的防治

严重突眼不宜行甲状腺次全切除，慎用^{131}I治疗。浸润性突眼的主要治疗措施有：保护眼睛，防止结膜炎、角膜炎发生；早期选用糖皮质激素或免疫抑制剂及非特异性抗炎药物；对严重突眼、暴露性角膜溃疡或压迫性视神经病变者，可行手术或球后放射治疗，以减轻眶内或球后浸润；药物控制高代谢综合征，稳定甲状腺功能在正常状态等。

5. 妊娠期甲状腺功能亢进症的治疗

妊娠可加重甲亢，故宜于甲亢治愈后再妊娠。但甲亢时不必盲目中止妊娠，治疗时应禁用放射性碘，宜用抗甲状腺素药物控制甲亢，用药剂量不宜过大；抗甲状腺药可进入乳汁，产后如需继续服药，一般不宜哺乳；妊娠期一般不宜做甲状腺次全切除术，如计划手术治疗，宜于妊娠中期（即妊娠第 4 ~ 6 个月）施行。

6. 胫前黏液性水肿的防治

轻型病例不需治疗。重者可用倍他米松软膏等局部外用，疗效好，但停药后易复发。

第二节 糖尿病

糖尿病（diabetes mellitus）是由多种病因引起的以慢性高血糖为特征的代谢紊乱。高血糖是由于胰岛素分泌不足或作用的缺陷，或者两者同时存在而引起。

除糖类（碳水化合物）外，尚有蛋白质、脂肪代谢异常。病程长者可引起多系统损害，导致眼、肾、神经、心脏、血管等组织的慢性进行性病变，引起功能缺陷及衰竭。临床上分为Ⅰ型（胰岛素依赖型）和Ⅱ型（非胰岛素依赖型）两种。

一、病因和发病机制

糖尿病病因及发病机制十分复杂，目前尚未完全阐明，传统学说认为与以下因素有关。

1. 遗传因素

糖尿病是遗传性疾病。遗传学研究表明，糖尿病发病率在血统亲属中与非血统亲属中有显著差异，前者较后者高出5倍。在糖尿病Ⅰ型的病因中，遗传因素表现在孪生子女的共显性为50%，而在糖尿病Ⅱ型中共显性达90%以上，因此引起糖尿病Ⅱ型的遗传因素明显高于糖尿病Ⅰ型。

2. 精神因素

近十年来，中外学者确认了精神因素在糖尿病发生、发展中的作用。认为伴随着精神的紧张、情绪的激动及各种应激状态，会引起升高血糖激素的大量分泌，如生长激素、去甲肾上腺素、胰升糖素及肾上腺皮质激素等。

3. 肥胖因素

目前认为肥胖是糖尿病的一个重要诱发因素。60% ~80%的成年糖尿病患者在发病前均为肥胖者，肥胖的程度与糖尿病的发病率呈正相关。

4. 长期摄食过多

饮食过多而不节制，营养过剩，使原已潜在有功能低下的胰岛素β细胞负担过重，而诱发糖尿病。现在国内外亦形成了“生活越富裕，身体越丰满，糖尿病越多”的概念。

近年来，随着对糖尿病研究和认识的不断深入，从分子生物学、电镜超微结构、免疫学、生理生化学等多角度进行探索，对糖尿病的病因及发病机制又有了新的认识。该病还与感染、妊娠、基因缺陷等因素有关。目前认为糖尿病是由几种基因受损所造成的：Ⅰ型糖尿病，人类第六对染色体短臂上的HLA－D基因损伤；Ⅱ型糖尿病，胰岛素基因、胰岛素受体基因、葡萄糖溶酶基因和线粒体基因损伤。

二、临床表现

1. 代谢紊乱综合征

该综合征表现为“三多一少”，即多尿、多饮、多食和体重减轻。Ⅰ型患者大多起病较快，症状明显且严重；Ⅱ型患者多数起病缓慢，早期常无症状，而后逐步发展成为典型的“三多一少”。肥胖患者起病后也会体重减轻。患者可有皮肤瘙痒，尤其表现为外阴瘙痒。高血糖可使眼房水、晶体渗透压改变而引起屈光改变以致视力模糊。

2. 并发症

（1）急性并发症　有糖尿病酮症酸中毒和高渗性非酮症糖尿病昏迷；常发生疖、痈等皮肤化脓性感染，反复发生。泌尿道感染以肾盂肾炎和膀胱炎最常见，其中肾乳头坏死是严重的并发症。

（2）慢性并发症　主要表现为血管病变，包括大、中动脉粥样硬化和微循环障碍、微血管瘤形成和微血管基底膜增厚。微血管病变主要表现在视网膜、肾、神经、心肌组织，其中尤以糖尿病肾病和视网膜病为重要。其中糖尿病肾病，即毛细血管间肾小球硬化症，是Ⅰ型糖尿病患者的主要死亡原因。

（3）神经病变　该病变部位主要在周围神经，通常为对称性，下肢较上肢严重，病情进展缓慢。临床上先出现肢端感觉异常，分布呈袜子或手套状，伴麻木、针刺、灼热或如踏棉垫感，有时伴痛觉过敏。

（4）眼部的其他病变　这包括黄斑变性、白内障、青光眼、屈光改变、虹膜睫状体病变等。

（5）糖尿病足　糖尿病患者因末梢神经病变，下肢动脉供血不足以及细菌感染等多种因素，引起足部疼痛、皮肤深溃疡、肢端坏疽等病变，统称为糖尿病足。

三、实验室检查

1. 尿糖测定

尿糖阳性是诊断糖尿病的重要线索。每日4次尿糖定性检查（三餐餐前和晚上9~10时或分段检查）和24h尿糖定量可为调整降糖药物剂量提供参考。

2. 血糖测定

血糖升高是目前诊断糖尿病的主要依据，正常范围为3.9~5.6mmol/L，血糖也是判断和控制糖尿病病情的主要指标。

3. 葡萄糖耐量试验

该试验有口服和静脉注射两种，其中口服葡萄糖耐量应在清晨空腹进行。

4. 其他检查

如糖化血红蛋白、糖化血浆白蛋白、血浆胰岛素和C－肽测定等。

四、治疗

治疗原则是早期治疗、长期治疗、综合治疗、治疗措施个体化。治疗的目标是使血糖达到或接近正常水平，纠正代谢紊乱，消除糖尿病症状，防止或延缓并发症，维持良好健康和劳动（学习）能力，保障儿童生长发育，延长寿命，降低病死率。

1. 饮食治疗

制定每日饮食的总热量。其中碳水化合物约占饮食总热量的50% ~60%，蛋白质占15%，脂肪约占30%。

2. 运动治疗

适当运动有利于减轻体重、提高胰岛素敏感性，改善血糖和脂质代谢紊乱。Ⅰ型糖尿病患者，体育锻炼宜在餐后进行，运动量不宜过大，并予餐前在腹壁皮下注射胰岛素，使运动时不会过多增加胰岛素吸收速度，以避免运动后的低血糖反应。

3. 口服药物治疗

口服降糖药主要有磺酰脲类（如格列本脲，glibenclamide）、双胍类（如盐酸二甲双胍，metformin hydrochloride）、α-糖苷酶抑制剂（如阿卡波糖，acarbose）和噻唑烷二酮类（如罗格列酮，rosiglitazone）等。

4. 胰岛素治疗

适应证主要有：Ⅰ型糖尿病；Ⅱ型糖尿病有并发症或伴发症者，如酮症酸中毒、高渗性昏迷和乳酸性酸中毒等；重症感染、消耗性疾病、视网膜病变、肾病、神经病变及严重心脑血管疾病等；其他如外科大手术前后、全胰腺切除引起的继发性糖尿病、妊娠和分娩以及Ⅱ型患者经饮食及口服降糖药治疗未获得良好控制等。

按起效快慢和维持时间，胰岛素制剂可分为速（短）效（胰岛素注射液）、中效和长（慢）效（精蛋白锌胰岛素注射液，protamine zinc insulin injection）三类。

第三节 高脂血症

高脂血症（hyperlipidemia）是指人体血液中总胆固醇（total cholesterol，简称TC）、甘油三酯（triglycerides，简称TG）及低密度脂蛋白异常增高所引起的一系列临床综合征。

随着人们生活水平的不断提高，高脂血症在我国已不少见。据调查，成人中血总胆固醇或甘油三酯升高者占10% ~20%，甚至儿童中也有近10%血脂升高，而且高脂血症的发生率还有逐渐上升的趋势。因患者往往同时还有高密度脂蛋白-胆固醇（high density lipoprotein - cholesterol，简称HDL - C）的降低，所以“高脂血症”改称“血脂异常”更为合适。由于其危害大，医学上已将其列为心脑血管疾病的最危险因素之一，如何预防和治疗高脂血症成为目前人们较为关注的问题。

一、分类

1. 血脂蛋白的种类

血脂蛋白包括：乳糜微粒（chylomicrons，简称 CM）、极低密度脂蛋白（very low density lipoprotein，简称 VLDL）、低密度脂蛋白（low density lipoprotein，简称 LDL）、中间密度脂蛋白（intermediate density lipoprotein，简称 IDL）与高密度脂蛋白（high density lipoprotein，简称 HDL）等。其中 HDL－C 可保护心脏，降低心脏病的发生率，故又称为“好胆固醇”；而 LDL－C 因与心脏病的发生息息相关，故又称为“坏胆固醇”。

2. 高脂血症分型

世界卫生组织（WHO）根据血中不同种类的血脂异常，临床上把高脂血症分为六种类型。

Ⅰ型：是由于 CM 过高造成的甘油三酯过高症。

Ⅱa 型：是由于 LDL 过高造成的血胆固醇过高症。

Ⅱb 型：除了 LDL 过高造成血胆固醇过高外，还伴有轻度到中度的 VLDL 过高造成的甘油三酯过高症。

Ⅲ型：是由于 CM 残余物与 IDL 累积造成的胆固醇及甘油三酯过高症。

Ⅳ型：是由于 VLDL 升高造成的甘油三酯过高症，也常伴有轻度到中度的胆固醇过高现象，唯其 LDL 正常。

Ⅴ型：是由于 CM 与 VLDL 过高造成的甘油三酯过高症。

3. 高脂血症简化分类

按照中华医学会心血管病分会血脂异常防治建议，将高脂血症的分类简化为以下几类。①单纯性高胆固醇血症：血清 TC 含量增高；②单纯性高甘油三酯血症：血清 TG 含量增高；③混合型高脂血症：血清 TC 和 TG 含量均增高；④低高密度脂蛋白血症：HDL－C 含量降低。

二、病因和发病机制

根据病因，高脂血症通常分为原发性和继发性两种。原发性高脂血症无全身系统性疾病等诱因，多与遗传有关；继发性高脂血症是由于全身系统性疾病所引起的血脂异常。可引起血脂升高的系统性疾病有：糖尿病、肾病综合征、肾功能衰竭、胰腺炎、肥胖症、痛风、酒精中毒等。另外还与下列因素有关。

1. 食物摄取

如高胆固醇饮食、高饱和脂肪酸饮食、高糖饮食以及饮酒等。

2. 生活习惯

如吸烟、缺乏运动、肥胖等。

3. 年龄、性别因素

有资料显示，年龄本身可使血清胆固醇增加。在45~50岁前，女性的血清胆固醇含量低于男性，随后会高于男性，可能是由于体内雌激素减少所致。

三、临床表现

单纯的高脂血症通常没有明显的自觉症状和体征。若血脂增高时间较长，脂质在血管内皮沉积而引起动脉粥样硬化时，会产生头晕、头痛、冠心病、脑血管病和周围血管病变等。极少数患者可出现黄色瘤、角膜弓和高脂血症眼底改变，但多发生于家族性高脂血症患者。

四、实验室检查

（1）血浆外观检查　主要观察浑浊度。

（2）脂蛋白电泳　主要用于分型。

（3）超速离心　可确认是否为Ⅲ型。

（4）脂蛋白代谢分析　主要是生化检测。

（5）基因突变分析　用于原发性或家族性的检测。

五、诊断标准

1. 诊断

高脂血症的诊断主要是依靠实验室检查，即血脂测定，其中最为重要的是血清胆固醇和甘油三酯含量测定，应用这两项技术几乎可检出所有高脂血症。但在高脂血症的诊断中还应注意病史、家族史、某些临床体征及影响血脂的各种因素。一般总胆固醇值超过5.8mmol/L或血甘油三酯值超过1.73mmol/L者即可诊断为高脂血症。为了慎重起见，应再加做完整的血脂蛋白检验等。

2. 血脂正常值

①总胆固醇：3~5.2mmol/L；②甘油三酯：1.70mmol/L以下；③低密度脂蛋白-胆固醇：3.12mmol/L以下；④高密度脂蛋白-胆固醇：1.04mmol/L以上。

六、治疗

1. 一般治疗

包括控制体重、增加运动量、戒烟以及服用辅助性预防药物，如阿司匹林、维生素E等。

2. 饮食治疗

包括限制膳食中的饱和脂肪酸及胆固醇（动物内脏、海鲜等）的摄入量；少吃高糖食物（糕点甜食及糖果等）；多吃水果及蔬菜，以补充钾和维生素；多吃鲜乳和豆制品，以补充钙；多吃鱼类，以补充不饱和脂肪酸和优质蛋白质；少吃肥肉和煎炸类食物等。

3. 调脂药物治疗

目前我国对于药物治疗高脂血症的建议为：在明确诊断的基础上，经饮食疗法 3 ~6 个月后，血清总胆固醇、甘油三脂、低密度脂蛋白 - 胆固醇或高密度脂蛋白 - 胆固醇仍明显异常；已有冠心病或其他动脉粥样硬化者，均应采取药物治疗。治疗药物种类有：他汀类调脂药［洛伐他汀（lovastatin）、普伐他汀（provastatin）、辛伐他汀（simvastatin）］；烟酸及其衍生物［烟酸（micotinic acid）、阿昔莫司（acipimox）］；贝丁酸类［非诺贝特（fenofibrate）、苯扎贝特（bezafibrate）］等。

七、高脂血症的危害性

高脂血症是引发全身动脉粥样硬化的危险因素。血脂如未得到有效控制，容易引发高血压、冠心病、脑血管硬化及周围血管病等。有研究证明，高脂血症患者，血脂水平下降 1%，心脑血管疾病的死亡率可下降 2%。因此，降低血脂水平是预防和治疗心脑血管疾病的重要及有效的手段。

第四节 肥胖症

肥胖症（obesity）是一组常见的、古老的代谢综合征。当人体进食热量多于消耗热量时，多余热量以脂肪形式储存于体内，其量超过正常生理需要量，且达一定值时遂演变为肥胖症。正常成年男性脂肪组织质量占体重的 15% ~18%，女性占 20% ~25%。随年龄增长，脂肪所占比例相应增加。

一、分类及病因

1. 单纯性肥胖症

无明显内分泌、代谢病病因者称为单纯性肥胖症，分为以下两型。

（1）体质性肥胖症（幼年起病型肥胖症）　此症有肥胖家族史；自幼肥胖，一般从出生后半岁左右起由于营养过度造成肥胖，直至成年；呈全身性分布，脂肪细胞呈增生肥大；限制饮食及加强运动疗效差，对胰岛素较不敏感。

（2）获得性肥胖症（成年起病型肥胖症）　此症起病于 20 ~25 岁，由于营养过度及遗传因素而肥胖；以四肢肥胖为主，脂肪细胞单纯肥大而无增生；饮食控制和运动的疗效较好，对胰岛素敏感。

2. 继发性肥胖症

这是继发于神经－内分泌－代谢紊乱基础上的肥胖症。有下丘脑病、垂体病、胰岛病、甲状腺功能减退症、肾上腺皮质功能亢进症（向心性肥胖）、性腺功能减退症等。

二、临床表现

肥胖症的临床表现随不同病因而异，就单纯性肥胖症而言，轻者常无症状，中、重度肥胖者可有下列症状。

1. 肺泡低换气综合征

由于大量脂肪堆积于体内，体重过高，活动时需消耗能量，耗氧量亦增多。胸腹部脂肪较多时，腹壁增厚，横隔抬高，换气困难，故而缺氧，以致气促，甚至发生继发性红细胞增多症、肺动脉高压，形成慢性肺心病而心力衰竭，如体重减轻后可恢复。

2. 心血管系统综合征

重度肥胖者可能由于脂肪组织中血管增多，有效循环血容量、心搏出量、心输出量及心脏负担均增高。有时伴有高血压、动脉粥样硬化，进一步加重心脏负担，引起左心室肥大。同时心肌内外有脂肪沉着，更易引起心肌劳损，以致左心扩大与左心衰竭。

3. 内分泌代谢紊乱

女性肥胖者多闭经不育，有时有多囊卵巢伴经少或闭经、多毛、男性化等综合征；男性肥胖者性激素改变较明显，雌激素增多而雄激素减少，多有阳痿不育、类无睾症等。

4. 消化系统综合征

肥胖者便秘腹胀较常见，可有不同程度的肝脂肪变性而肿大，伴胆石症者有慢性消化不良、胆绞痛等。

5. 其他

肥胖者血浆尿酸增加，使痛风的发病率明显高于正常人；患者皮肤上可有淡紫纹或白纹，分布于臀外侧、大腿内侧、膝关节、下腹部等处。褶皱处易磨损，引起皮炎、皮癣；汗多怕热、抵抗力较低而易感染。

三、诊断标准

1. 标准体重计算公式

标准体重（kg）=［身高（cm）－100］×0.9。实际体重超过标准体重的20%即可诊断，但必须排除肌肉发达或水分潴留的因素。

2. 皮肤褶皱卡钳测量皮下脂肪厚度

人体脂肪总量的1/2～2/3贮于皮下，故此法有一定代表性。常测部位为三角肌和肩胛角下。成年男性≥4cm，女性≥5cm即可诊断。多处测量更好。

另外，还可用X线片估计皮下脂肪厚度。

3. 体重质量指数

体重质量指数（body mass index，简称BMI）= 体重（kg）/身高^2（m^2）。一般认为中国人BMI大于24为超重，大于28为肥胖。

四、治疗

预防易奏效且重要，特别是有肥胖家族史者。妇女产后及绝经期、男性中年以上或病后恢复期，应预防肥胖。

治疗肥胖症以控制饮食及增加体力活动为主，不能仅靠药物，长期服药不免发生副作用，且未必能持久见效。

轻度肥胖者，仅需限制脂肪、甜食、啤酒等的摄入，使每日总摄入热量低于消耗量；多做体力劳动和体育锻炼。如能使体重每月减轻500～1000g，而渐渐达到标准体重者，不必用药物治疗。

中度以上肥胖者需严格控制总摄入热量。食物中宜保证适量含必需氨基酸的动物性蛋白质（摄入量占总蛋白质的1/3较为合适）。脂肪摄入量应严格限制，同时应限制钠的摄入，以免体重减轻时发生水潴留。据研究，饮食治疗早期蛋白质消耗较多，以致体重下降较快而呈负氮平衡。当持续低热量饮食时，发生保护性氮质贮留反应，逐渐重建氮平衡，于是脂肪消耗渐增多。但脂肪产热量多于蛋白质，故脂肪组织消失量明显少于蛋白质组织消失量。因此饮食治疗往往效果不显著，在此情况下，宜鼓励运动疗法以增加热量消耗。

当饮食及运动疗法未能奏效时，可采用药物辅助治疗。药物主要有：食欲抑制剂——中枢性食欲抑制剂（安非拉酮，amfepramone）；消化吸收阻滞剂——糖类吸收阻滞剂、脂质类吸收阻滞剂（奥利斯特，orlistat，又称奥利司他）等；脂肪合成阻滞剂；胰岛素分泌抑制剂；代谢刺激剂；脂肪细胞增生抑制剂。

第五节
骨质疏松症

骨质疏松症（osteoporosis）是以骨组织显微结构受损，骨矿成分和骨基质等比例不断减少，骨质变薄，骨小梁数量减少，髓腔增宽，骨脆性增加，负重功能减低从而导致骨折危险度升高的一种全身骨代谢障碍性疾病。老年人患病率男性约为60%，女性约为90%。骨质疏松症被国际医学界摆在了与高血压、动脉硬化、糖尿病、肿瘤并列的位置上，是当前的五大疾病之一。目前全世界约2亿人患有骨质疏松症。最新研究表明，在我国一直被认为是老年人特有疾病的骨质疏松症，实际上在儿童时期就已存在。目前我国骨质疏松症患者约9000万人，其中约2000万人发生过骨折，给患者带来了极大痛苦。

一、分类

1. 依据病因分类

依据病因可分为原发性骨质疏松、继发性骨质疏松和特发性骨质疏松。

（1）原发性骨质疏松　这分为两类：一类是绝经后骨质疏松症（Ⅰ型），年龄多在50岁以上的女性；另一类是老年性或增龄性骨质疏松症（Ⅱ型），多见于70岁以上男女患者。

（2）继发性骨质疏松　由某些疾病或药物病理性损害骨代谢所诱发的骨质疏松属于继发性骨质疏松，如代谢性疾病、内分泌疾病、结缔组织疾病和影响骨代谢的药物等引起的骨质疏松。

（3）特发性骨质疏松　这主要见于8～14岁青少年，无明确的原因，有的与遗传关系密切，如成骨不全症等。

2. 依据病理分类

依据病理特点可分为高转换型骨质疏松和低转换型骨质疏松。

（1）高转换型骨质疏松症　又称绝经后骨质疏松症（Ⅰ型）。

（2）低转换型骨质疏松症　即老年性骨质疏松症（Ⅱ型）。

二、病因和发病机制

骨质疏松症的病因和发病机制仍未阐明。凡可使骨的净吸收增加、促进骨微结构紊乱的因素都会促进骨质疏松症的发生。

1. 骨吸收及其影响因素

（1）妊娠和哺乳　妊娠期间，母体血容量增加，钙的分布容量可增加一倍。胎儿的钙、磷和其他矿物质完全由母体供给。如摄入不足或存在矿物质的吸收障碍，必须动用骨盐维持血钙水平，因此容易增加骨质疏松的发生概率。

（2）雌激素　性激素为青春期骨骼突发生长的始动因子，突发生长延迟可致峰值骨量（peak bone mass，简称PBM）下降。雌激素缺乏使破骨细胞功能增强，骨丢失加速，这是绝经后骨质疏松症的主要病因。

（3）维生素D　维生素D缺乏可导致骨盐动员加速，骨吸收增强。

（4）甲状旁腺素（parathyroid hormone，简称PTH）　一般认为，PTH作用于成骨细胞，通过其分泌的骨吸收因子促进破骨细胞的作用。随着年龄的增加，肠钙吸收减少，血PTH逐年增高，导致骨吸收增多和骨质疏松。

（5）细胞因子。

2. 骨形成及其影响因素

骨的形成主要由成骨细胞介导，成骨细胞来源于骨原细胞。影响骨形成的因素有以下几方面。

（1）遗传因素　研究发现，多种基因的表达水平和基因多态性可影响 PBM 和骨转换。这些基因可能包括维生素 D 受体、雌激素受体、β 肾上腺素能受体、糖皮质激素受体的基因和细胞因子等的基因。

（2）钙的摄入量　钙是骨矿物质中最主要的成分，钙不足将影响骨矿化。

（3）生活方式和生活环境　活动和锻炼有助于提高 PBM。成骨细胞和骨细胞具有接受应力、负重等力学机械刺激的接受体，故成年后的体力活动是刺激骨形成的一种基本方式，而活动过少者易于发生骨质疏松症。此外，吸烟、酗酒、高蛋白质或高盐饮食、大量饮用咖啡、维生素 D 摄入不足和光照减少等均为骨质疏松症的易发因素。长期卧床和失重（如太空宇航员）也可导致骨质疏松症。

三、临床表现

1. 疼痛

此为原发性骨质疏松症最常见的症状，以腰背痛多见，占疼痛患者中的 70%～80%。其次为肩背、颈部或腕踝部，可因坐位、立位、卧位或翻身时疼痛，时好时坏。

2. 骨骼变形

可导致脊柱变形，弯腰、驼背、身材变矮。

3. 骨折

常见骨折部位是脊椎骨、腕部（桡骨头）和髋骨（股骨颈）。

4. 呼吸功能下降

胸、腰椎压缩性骨折、脊椎后弯、胸廓畸形等，可使肺活量和最大换气量显著减少，患者往往可出现胸闷、气短、呼吸困难等症状。

四、实验室检查及诊断

骨质疏松症诊断需依靠临床表现、骨量测定、X 线及骨转换生化检查的指标等综合分析判断。

1. 生化检查

测定血、尿的矿物质及某些生化指标有助于判断骨代谢状态及骨更新率的快慢，对骨质疏松症的鉴别诊断有重要意义。

（1）骨形成指标　包括血清碱性磷酸酶、骨钙素、I 型前胶原 C 端肽、N 端肽等。

（2）骨吸收指标　包括尿羟脯氨酸、尿羟赖氨酸糖苷、血浆抗酒石酸盐酸性磷酸酶等。

（3）血、尿骨矿成分的检测　包括血清总钙、无机磷、镁及尿钙、磷、镁的测定。

2. X线检查

目前X线仍不失为一种较易普及的检查骨质疏松症的方法。

3. 骨矿密度测量

主要有单光子吸收测定法（single photon absorptiometry，简称SPA）、双能X线吸收测定法（dual - energy X - ray absorptiometry，简称DEXA）、定量CT（quantitative CT，简称QCT）、超声波（ultrasonic wave，简称UW）等。

五、治疗

1. 治疗原则

（1）对症处理　如对疼痛、骨折等可采取药物、物理、外科的方法处理。对继发性骨质疏松症的原发病进行合理的治疗。

（2）阻止、延缓骨量丢失，增加骨量　措施包括药物治疗，平衡的饮食以保障摄取足够的营养，补充钙质、维生素D及矿物质，进行适当的运动。

（3）预防骨折发生和发展。

2. 非药物治疗

这包括营养治疗（主要补充钙、维生素D）和健身运动等。

3. 药物治疗

这分为骨吸收抑制剂［包括降钙素（calcitonin）、二膦酸盐如羟乙膦酸盐（etidronate）、激素替代疗法、选择性雌激素受体调节剂等］和促进骨形成制剂（如氟制剂氟化钠）的应用。

原发性Ⅰ型骨质疏松症属高代谢型，是由于绝经后雌激素减少，使骨吸收亢进引起骨量丢失，因此应选用骨吸收抑制剂如雌激素、降钙素、钙制剂。

原发性Ⅱ型骨质疏松症，其病因是由于增龄老化所致调节激素失衡使骨形成低下，应用骨形成促进剂，如维生素D、蛋白同化激素（苯丙酸诺龙，ncontrolone phenylpropionate）、钙制剂、氟化剂和维生素K_2等。

思考题

1. 甲亢的临床表现有哪些？
2. 哪些因素可以诱发糖尿病？
3. 高脂血症的分类及诊断标准是什么？

第九章
风湿性疾病

教学目标

1. 理解类风湿关节炎的定义，了解其临床表现。
2. 理解系统性红斑狼疮的定义，了解其临床表现及治疗原则。
3. 了解强直性脊柱炎的临床表现及治疗原则。

第一节
概述

风湿性疾病现一般简称为风湿病（rheumatism），是一大类病因各不相同，以内科治疗为主的肌肉骨骼系统疾病，包括弥漫性结缔组织病及各种病因引起的关节和关节周围软组织（肌肉、肌腱、韧带等）疾病。风湿指关节、关节周围软组织、肌肉、骨的慢性疼痛。风湿病学在东西方都是相对年轻的学科，我国20世纪80年代初开始形成，与国际相比有一定差距，但提高较快。

弥漫性结缔组织病简称结缔组织病，是风湿病的一大类，除有风湿病的慢性病程、肌肉及关节病变外，还有以下特点：①属自身免疫病；②病理基础为血管和结缔组织的慢性炎症；③病变侵犯多个系统，临床个体差异很大；④糖皮质激素治疗有一定反应；⑤由于诊断和治疗合理，近年生存率明显延长。

目前疾病谱逐渐变化，自身免疫病的诊治成为医学的常见问题。结缔组织病是非器官特异性自身免疫性疾病，其慢性病程和器官损害造成医疗中许多难点，早期诊断，合理治疗，可改善预后。

一、风湿病的范畴和分类

（1）结缔组织病　系统性红斑狼疮（systemic lupus erythematosus，简称

SLE)、类风湿关节炎(rheumatoid arthritis,简称 RA)、原发性干燥综合征(primary Sjögren's syndrome,简称 pSS)、系统性硬化病(systemic sclerosis,简称 SSc)、多肌炎/皮肌炎(polymyositis/dermatomyositis,简称 PM/DM)。

(2)脊柱关节病　强直性脊柱炎(ankylosing spondylitis,简称 AS)、莱特尔(Reiter)综合征、银屑病关节炎、炎症性肠病关节炎。

(3)退行性变　骨关节炎(osteoarthritis,简称 OA)。

(4)晶体性　痛风、假性痛风。

(5)感染因子相关性　反应性关节炎、风湿热。

(6)其他　纤维肌痛、周期性风湿、骨质疏松症等。

二、风湿病的系统诊查

1. 病史采集、体格检查

根根疾病特点进行初步诊断,并指导进一步辅助检查的方向。

2. 实验室检查

(1)一般检测　常规血、尿、肝肾功能检查,辅助确诊。

(2)特异检查　包括关节液、自身抗体、补体。

(3)关节液　鉴别炎症性或非炎症性关节病变及导致炎症性反应的可能原因。

(4)自身抗体　抗核抗体谱、类风湿因子(rheumatoid factor,简称 RF)、抗中性粒细胞胞浆抗体(antineutrophil cytoplasmic antibody,简称 ANCA)、抗磷脂抗体。

(5)补体　补体旁路途径活性(alternative complement pathway activity,简称 AP - CH50)C3、C4 有助于 SLE 和血管炎诊断、活动性、治疗反应的判断。

3. X 线及影像学

用于鉴别诊断、疾病严重性分期、药物疗效判断等。包括 X 线平片、CT、MRI、血管造影、活组织检查。

三、治疗

1. 原则

确诊后尽早综合处理。

2. 目的

改善预后,保持关节、脏器功能,解除症状,提高生活质量。

3. 方法

教育、心理、锻炼、理疗、药物、手术治疗等。

4. 药物治疗

非甾体抗炎药、慢作用抗风湿药、细胞毒药物、糖皮质激素、免疫调节剂。

第二节 类风湿关节炎

类风湿关节炎（RA）是以对称性、周围性多个关节炎症性病变为主要临床表现的全身性多系统性自身免疫疾病。基本病理改变是慢性滑膜炎，滑膜细胞增生、炎性细胞侵及下层软骨和骨，造成关节破坏，主要表现受累关节疼痛、肿胀、功能下降，病变呈持续反复发作。RA 呈全球性分布，我国患病率为 0.32% ~0.36%，欧美白人为 1%。该病是我国人群丧失劳动力和致残的主要病因之一。

一、病因

发病原因尚不清楚，可能与感染因子、遗传等多种因素有关。

二、病理

RA 基本病理改变主要是关节滑膜炎，亦可累及呼吸和心血管组织。

三、临床表现

任何年龄都可发病，35 ~59 岁占 80%，60 岁以上者发病率明显高于 30 岁以下者。女性患者约 3 倍于男性。最常以缓慢、隐匿方式起病，先有数周低热、乏力、全身不适、体重下降等，逐渐出现典型关节症状。少数较急剧起病，数日内出现多个关节症状。

1. 关节表现

（1）晨僵　95% 以上患者有该症状。病变关节夜间静止不动后出现较长时间（至少 1h）僵硬，如胶黏着样感觉。晨僵持续时间和关节炎症的程度呈正相关，常作为观察本病活动指标之一。

（2）部位　关节受累多呈对称性，最常侵犯腕、掌指关节、近端指间关节，其次趾、膝、踝、肘、肩、髋关节等。

（3）疼痛和肿胀　疼痛是最早关节症状，持续性钝痛或胀痛，时轻时重，非常痛苦。疼痛关节常伴压痛。受累关节皮肤色素沉着。肿胀多因关节腔内积液或其周围软组织炎症引起。病程较长者因滑膜慢性炎症肥厚引起。

（4）关节畸形　这多见于较晚期患者。关节周围肌肉萎缩、痉挛使畸形加重。

（5）特殊关节受累表现　如颈椎、肩、髋关节、颞颌关节均可受累。

（6）关节功能障碍　关节肿痛和结构破坏均可引起关节活动障碍。美国风湿病学院将 RA 影响生活的程度分为以下四级。

Ⅰ级：照常进行日常生活和各项工作。

Ⅱ级：可进行日常生活和某种职业工作，但对参与其他项目活动受限。

Ⅲ级：可进行日常生活，但参与某种职业工作或其他项目活动受限。

Ⅳ级：日常生活的自理和参与工作的能力均受限。

2. 其他表现

类风湿结节、类风湿血管炎（眼、肺、肾、心等）、神经系统受累、干燥综合征、贫血、胃肠道慢性炎症等。

四、实验室和其他检查

1. 实验室检查

（1）血象　轻、中度贫血。活动期血小板增加，白细胞分类多正常。

（2）血沉　此为观察滑膜炎症活动性和严重性的指标。

（3）C－反应蛋白（C－reactive protein，简称 CRP）　炎症过程中的急性期蛋白之一，C－反应蛋白升高说明 RA 处于活动期。

（4）类风湿因子（rheumatoid factor，简称 RF）　一种自身抗体，分 IgM、IgG 和 IgA 型。常规测定 RF 为 IgM 型，约 70% 患者为阳性［RF(＋)］，其数量与 RA 的活动性、严重性呈正相关。RF 在 SLE、PSS、SSc、亚急性细菌性心内膜炎、慢性肺结核、高球蛋白血症等疾病患者，甚至 5% 正常人为低滴度 RF(＋)，故 RF 阳性者须结合临床表现，才能诊断 RA。

（5）免疫复合物和补体　70% 患者血清中有各种类型免疫复合物，尤其活动期和 RF(＋) 者。

（6）关节滑液　正常关节腔内滑液不超过 3.5mL。关节炎症时滑液增多，其黏度低，含糖量低于血糖。

2. 其他检查

（1）关节 X 线检查　诊断病变关节分期、监测病情演变，其中手指及膝关节 X 片最有价值。Ⅰ期关节周围软骨肿胀阴影，关节端骨质疏松；Ⅱ期关节间隙软骨破坏变窄；Ⅲ期关节面虫凿样破坏；Ⅳ期晚期关节半脱位和关节破坏后纤维性和骨性强直。

（2）类风湿结节的活检　典型病理改变有助本病诊断。

五、诊断

国际上普遍采用美国风湿病学院 1987 年修订的 RA 诊断标准。

①晨僵持续至少1h（每日），病程至少6周；②有3个或3个以上关节肿，至少6周；③腕、掌指、近指关节肿至少6周；④对称性关节肿至少6周；⑤有皮下结节；⑥手X片改变，至少骨质疏松和关节间隙狭窄；⑦类风湿因子RF阳性（滴度>1∶20）。

上述7项中有4项者即诊断RA。

六、治疗

目前缺乏根治方案及预防措施。

治疗目的：①减轻或消除因关节炎引起的关节肿痛、压痛、晨僵或关节外症状；②控制疾病发展、防止和减少关节破坏，尽可能保持受累关节功能；③促进已破坏关节骨修复，改善其功能。

1. 一般治疗

休息、关节制动（急性期）、关节功能锻炼（恢复期）、物理疗法等。急性期、发热、内脏受累者卧床休息。

2. 药物治疗

WHO将抗RA药物分为改善症状和控制疾病发展两类。前类又分为非甾体抗炎药、慢作用抗风湿药、糖皮质激素；后类药物尚在探索和实验阶段。

（1）非甾体抗炎药　通过抑制环加氧酶（cyclooxygenase，简称COX）减少花生四烯酸代谢为前列腺素，达到控制关节肿痛的目的，是治疗本病不可缺少的、非特异性对症药物。这类药包括多种，其结构、药动学不同，剂量用法亦各相异，但有以下共同特点：①治疗本病时以口服为主；②除个别外均属酸类化合物；③因胃黏膜前列腺素的合成受抑制，服药后出现胃肠道不良反应如胃部不适、胃痛、恶心、泛酸，甚至胃黏膜溃疡、出血、穿孔；④久用这类药物后可出现肾间质性损害。常用的这类药物有布洛芬（ibuprofen）、萘普生（naproxen）、双氯芬酸钠（diclofenac sodium）等。上述药物至少需服用2周方能判断其疗效，效果不明显者可改用另一种，不宜同时服两种。

（2）慢作用抗风湿药　本类药物起效时间长于非甾体抗炎药而命名。又因其作用于RA病程中不同的免疫环节，并认为其有控制病情进展的可能，故曾命名为改变病情药。其中部分属免疫抑制剂。临床诊断RA后，应尽早采用本类药与非甾体抗炎药联合应用的方案。本类常用药：甲氨蝶呤（methotrexate）、柳氮磺吡啶（sulfasalazine）、金诺芬（auranofin）、青霉胺（penicillamine）、雷公藤总苷（tripterygium glycosides）、硫唑嘌呤（azathioprine）、环磷酰胺（cyclophosphamide）、环孢素（cyclosporine）等。

（3）糖皮质激素　本类药为非首选药物，适用关节以外症状或关节炎明显又不能为非甾体抗炎药控制或慢作用抗风湿药尚未起效时。

3. 外科手术治疗

包括关节置换和滑膜切除手术。前者适用于较晚期、有畸形、失去功能的关节。后者可使病情缓解，当滑膜再次增生时病情又趋复发。

七、预后

疾病的自然病程、规律各个患者不一。约 10% 在短期发作后可自行缓解，不留后遗症。约 15% 在极短期 1 ~2 年可有关节和骨明显破坏。大多数患者是发作与缓解交替过程，并出现轻重不等的关节畸形和功能受损。

疾病早期尽可能充分合理治疗，此时关节炎尚有逆转可能，待至关节软骨破坏，已不可逆。部分患者可因内脏血管炎、感染、淀粉样变性等引起死亡。

第三节 系统性红斑狼疮

系统性红斑狼疮（systemic lupus erythematosus，简称 SLE）是一种病因未明、自身免疫介导、炎症性结缔组织病。患者体内产生多种自身抗体，损害各系统、各脏器和组织。几乎各种自身免疫性疾病的临床表现均有可能发生在 SLE。许多学者称之为自身免疫性疾病的原型。本病好发于育龄女性，女男比例 (7 ~9)∶1，儿童和老人该比例下降。

一、病因和发病机制

本病病因尚未明确。目前认为与遗传、环境、内分泌、感染等因素有关。

二、临床表现

临床表现复杂多样，可损害任何系统、脏器和组织。许多患者隐匿起病，开始仅累及 1 ~2 个系统，表现轻度关节炎、皮疹或隐匿性肾炎，部分长期处在亚临床状态或轻型症状，部分由轻型突然变为重症，更多由轻型逐渐出现多系统损害；也有开始累及多个系统，甚至起病即表现狼疮危象，危及生命。SLE 自然病程多表现为病情的加重与缓解交替。

1. 全身表现

最常见的是发热、疲乏。

2. 皮肤与黏膜

蝶形红斑是 SLE 的特征性改变，口腔溃疡或黏膜糜烂也是常见表现。

3. 关节、肌肉表现

常见关节痛，多呈对称性、游走性，也有晨僵现象。肌痛和肌无力也非常常见。

4. 肾脏损害

SLE 临床肾损害的发生各家报道不一，发生率在 50% ~70%。

5. 神经系统损害

多表现癫痫和精神症状，SLE 可损害神经系统的任何部分，引起各种神经精神损害表现。轻者偏头痛、性格改变、记忆力减退或轻度认知障碍。

6. 血液系统表现

常见贫血、白细胞下降或血小板减少。

7. 浆膜炎

常出现胸膜炎、心包炎和腹膜炎。

8. 肺部表现

SLE 肺间质浸润，有时胸片酷似粟粒性肺结核，应结合病史、体征和实验室检查鉴别。SLE 肺损害的咳嗽症状较轻，痰量较少、一般无黄色黏稠，但少数病情危重者、伴有肺动脉高压者或血管炎累及支气管黏膜者可咯血。

9. 心脏表现

常出现心脏增大、心肌炎、心律失常，少数二尖瓣脱垂、心绞痛或心肌梗死。

10. 消化系统表现

恶心、呕吐、腹痛、腹泻或便秘，其中腹泻较常见，可伴蛋白质丢失性肠病。

11. 眼睛

结膜炎、葡萄膜炎、眼底改变、视神经病变等。

12. 继发性干燥综合征

表现口干、眼干、阴道干。

三、实验室检查

1. 抗核抗体谱（antinuclear antibodies，简称 ANAs）

1948 年发现 SLE 患者骨髓和血液存在狼疮细胞，启动 SLE 临床实验研究。1956 年发现狼疮细胞因子，该因子作用于细胞核。从血浆中提取、确定狼疮细胞因子为抗核抗体（antinuclear antibody，简称 ANA）。ANA 对 SLE 诊断的敏感性高达 95%，但特异性较低。

2. 其他检查方法

包括其他自身抗体、免疫病理及与 SLE 活动性相关的其他实验室检查。

四、诊断和鉴别诊断

1. 诊断 SLE 线索

SLE 表现各种各样。临床误诊率很高，20 世纪 70 年代美国狼疮基金会调查结果：SLE 最初出现狼疮样症状至被确诊的平均时间为 3 年。其诊断率与医生对该病的认识和警惕有关。随着检验技术和对 SLE 认识的提高，SLE 诊断率逐渐提高。

2. 诊断标准

目前普遍采用美国风湿病学会 1997 年推荐的 SLE 诊断标准（表 9－1）。该分类标准的 11 项中，符合 4 项或 4 项以上者，在排除外感染、肿瘤或其他结缔组织病后，可诊断为 SLE。其敏感性和特异性分别为 95% 和 85%。需强调的是，患者病情的初始或许不具备分类标准中的 4 条，随着病情的进展，方出现其他项目的表现。11 条分类标准中，免疫学异常和高滴度抗核抗体更具有诊断意义。一旦患者免疫学异常，即使临床诊断不够条件，也应密切随访，以便尽早做出诊断和及时治疗。

表 9－1　美国风湿病协会 1997 年推荐的 SLE 分类标准

症　状	具体表现
1. 颊部红斑	固定红斑，扁平或高起，在两颧突出部位
2. 盘状红斑	片状高超皮肤的红斑，粘附有角质脱屑和毛囊栓；陈旧性病变可发生萎缩性瘢痕
3. 光过敏	对日光有明显的反应，引起皮疹
4. 口腔溃疡	口腔或鼻咽部溃疡，一般为无痛性
5. 关节炎	非侵蚀性关节炎，累及 2 个或更多的外周关节，有压痛，肿胀或积液
6. 浆膜炎	胸膜炎或心包炎
7. 肾脏病变	尿蛋白 >0.5g/24h 或 + + +，或管型（红细胞，血红蛋白，颗粒管型或混合管型）
8. 神经病变	癫痫发作等
9. 血液学疾病	溶血性贫血或白细胞减少，或淋巴细胞减少，或血小板减少
10. 免疫学异常	抗双链 DNA（dsDNA）抗体阳性，或抗 Sm 抗体（以首例发现此抗体的患者名字 Smith 命名）阳性，或抗磷脂抗体阳性
11. 抗核抗体	抗核抗体滴度异常

五、治疗

1. 一般治疗

（1）加强宣教。患病前多对 SLE 比较陌生，确诊后常表现害怕和失望。

（2）对症治疗、祛除各种影响疾病预后的因素，尤其应控制高血压，防治各种感染。

2. 药物治疗

目前 SLE 不能根治，合理治疗可使多数患者达到病情完全缓解。强调早期诊断、早期治疗。因组织、脏器的活动性损害，治疗常可逆转，但慢性病理损害不可逆转。常用糖皮质激素、免疫抑制剂，如环孢素、环磷酰胺、硫唑嘌呤以及大剂量丙种球蛋白等。

3. 特殊治疗

主要是血浆置换和干细胞移植。近年来对血浆置换存在争议，干细胞移植对 SLE 的前景尚未明朗，基因治疗是未来治疗 SLE 的研究方向。

六、预后

一年存活率 96%，5 年存活率 85%，10 年存活率超过 75%。

第四节 强直性脊柱炎

强直性脊柱炎（简称 AS），是属于 RF 阴性的脊柱炎。这组疾病还包括莱特尔综合征（Reiter's syndrome）、银屑病关节炎、肠病性关节炎、反应性关节炎和未分化脊柱关节病。它们的共同特点有如下几个方面：①血清 RF 阴性；②均可影响脊柱，有不同程度骶髂关节炎；③非对称性周围关节炎，下肢关节多于上肢关节；④病理改变，以肌腱、韧带、筋膜的附着点炎症为主；⑤有家族聚集倾向；⑥与人白细胞抗原（human leukocyte antigen，简称 HLA）中的 HLA - B_{27} 有相关性。其中以 AS 最为常见。

AS 是主要影响脊柱和骶髂关节的慢性全身性疾病。骶髂病变是其突出表现之一，常见症状为腰骶部僵硬和疼痛，晚期发生脊柱强直。AS 男性发病率比女性高 3 倍，多发于 20 ~ 40 岁人群。患者有家族聚集性，其一级亲戚发生 AS 的机会比一般人群高 10 ~ 20 倍。患者 HLA - B_{27} 阳性率很高，说明本病有遗传基础，虽然环境因素也起作用。HLA - B_{27} 阳性者发生脊柱炎危险性约 20%。

一、病因

病因与遗传和感染两个因素有关。具有 HLA - B_{27} 的家族发病率高，而且与某些微生物感染有关。

二、发病机制

发病机制尚不清楚，研究比较多的有“分子模拟机制”学说。

三、临床表现

起病隐匿，早期厌食、低热、乏力和消瘦等。少数急骤起病，高热、关节肿痛，尤其膝或髋单关节受累时，应与感染性关节炎鉴别。

1. 关节表现

（1）腰骶部僵硬和疼痛　约75%成人以腰痛为首发症状，多隐匿起病，常表现腰骶部、臀部或大腿根部钝痛，早期疼痛可较剧烈。

（2）其他部位附着点炎症　如胸痛、足跟痛及足底痛、颈椎疼痛僵硬，肋胸骨连接部、脊椎骨突、髂嵴、大转子、坐骨结节、胫骨结节部位亦可有局部疼痛或压痛。

（3）脊柱活动受限　病程进展，整个脊柱自下而上强直。先腰椎前凸曲线消失，胸椎后突呈驼背。随颈椎活动受限，患者体态变为头向前俯、胸廓扁平、腹部突出，呼吸靠膈肌运动。最后脊柱各个方向活动受限，行走时只能看见前面有限的一段路面。

（4）外周关节症状　占半数以上。受累关节以髋、膝、肩等大关节为主，也累及踝、肘及腕关节。

2. 关节外表现

（1）虹膜炎　约25%患者出现虹膜炎，常反复发作，表现畏光、流泪、视物模糊。多无后遗症。

（2）心血管表现　少数严重AS患者出现主动脉炎、主动脉根部纤维化和主动脉环扩张，导致主动脉瓣关闭不全和心脏扩大，甚至心衰。

（3）肺部表现　病程较长时，病变造成胸廓活动受限。

（4）肾脏损害　少数肾淀粉样病变，有合并IgA肾病，出现血尿和蛋白尿。

（5）神经系统　①慢性进行性马尾综合征（syndrome of cauda equina）为AS后期表现，较少见；②自发性寰枢椎前脱位伴脊髓压迫；③脊柱骨折尤其颈椎骨折压迫神经，严重者危及生命。

四、实验室和特殊检查

1. 实验室检查

①少数出现轻度贫血、白细胞和血小板增高；②血沉和C-反应蛋白常升高；③90%以上患者HLA-B_{27}阳性；④血IgA常增高；⑤RF阴性。

2. 特殊检查

X线、CT或MRI影像学检查。

五、诊断

根据腰骶部疼痛僵硬等症状和体征，结合X线典型骶髂关节改变和脊柱竹节样变，进行诊断。早期对于骶髂关节改变不明显病例需根据病史、体检，结合HLA-B_{27}及CT检查等综合分析，最后做出诊断。常用诊断标准为1984年修订的纽约标准。

六、治疗

1. 一般治疗

（1）宣教　使患者了解疾病的病程和预后、药物的作用机制及其副作用，懂得注意事项，配合医生治疗。

（2）体疗　首先保持适当的脊柱活动，如游泳、体操、俯卧撑、单双杠及扩胸运动等。其次注意立、坐、卧正确姿势，睡硬板床、低枕、采取仰卧或俯卧位。

2. 药物治疗

（1）非甾体抗炎药　此类药治疗反应良好，能控制疼痛，保证患者完成体疗。这类药不能阻止 AS 自然病程，属对症治疗。

（2）糖皮质激素　这不能阻止 AS 自然病程。副作用较大，临床不做常规治疗，更不宜长期大剂量使用。

（3）慢作用药物　①柳氮磺吡啶，为治疗 AS 的主要药物，起效慢，疗效随用药时间延长而增强；②甲氨蝶呤，该药与柳氮磺吡啶相似，远期疗效未确定；③其他药物，雷公藤总苷、硫唑嘌呤及环磷酰胺等的疗效尚待肯定。

与 RA 治疗相似，单用某一慢作用药物难以获得满意疗效，探讨联合用药，以增强疗效、减少副作用和防止耐药性产生，最终控制 AS 病情的进展。

3. 手术治疗

AS 患者严重髋关节破坏、行走困难、不能落座时应考虑髋关节置换术，改善髋关节功能，提高生活质量。

七、预后

多数病例病情进展缓慢，有自限性，预后较好，可胜任日常工作。少数进展急剧，病情严重，早期出现严重畸形，影响工作和生活质量。

思考题

1. 简答类风湿关节炎的临床表现。
2. 简答系统性红斑狼疮的治疗原则。

第十章
神经系统疾病

教学目标

1. 了解脑血栓形成、脑栓塞、脑出血的病因、临床表现及治疗方法。
2. 了解常见的两种脑疝。
3. 理解癫痫的定义，了解其临床表现及治疗原则。

第一节 急性脑血管病

脑血管病是危害人类生命与健康的常见病和多发病，具有发病率高、致残率高、死亡率高和复发率高的特点，是中老年人致死和致残的主要疾病。由于我国老年人口的不断增加，脑血管病的发病率呈现逐渐上升的趋势。在人类各种疾病死因的排序中，脑血管病一直列于前三位，成为人类死亡的主要原因之一。

脑血管病是各种血管源性脑病变引起的脑功能障碍。主要病因为高血压性脑动脉硬化和脑动脉粥样硬化，此外，还有心脏病、脑动脉炎、肿瘤、外伤和血液病等。

一、分类

脑血管病按发病急缓分为急性和慢性两大类。急性脑血管病依临床症状持续时间分为短暂性脑缺血发作（transient ischemic attack，简称 TIA）和脑卒中（stroke），脑卒中又分为缺血性卒中和出血性卒中。

缺血性脑血管病因脑动脉本身的病变如脑动脉硬化，使局部脑动脉管腔变窄或完全阻塞，或形成血栓，造成该部位脑血流供应中断，出现脑组织的软化坏死。这类脑血管病约占总数的60%。出血性脑血管病包括脑出血和蛛网膜下腔出血。脑出血（cerebral hemorrhage，又称脑溢血），是由于长期血压升高，脑部动脉硬化或病变的小动脉壁膨出，形成了微动脉瘤，当血压因某种原因突然升高时，可引起微动脉瘤破裂，发生脑出血。出血性脑血管病约占脑血管病总数的40%，一旦发生，往往病情非常严重，病死率也很高。

二、脑血栓形成

脑血栓形成（cerebral thrombosis）是缺血性脑血管病中最常见的一种。其形成主要是在高血压及动脉粥样硬化的基础上，脑动脉血管壁增厚，管腔狭窄；管壁内膜粗糙不平，血液在流经时血小板容易在此处堆积，造成脑局部血管内的血流中断，导致局部脑组织缺血、缺氧、坏死而出现相应的神经系统症状和体征，如偏瘫、失语等。

1. 病因

本病多见于中老年患者，最常见的病因为动脉粥样硬化。糖尿病、高脂血症、高血压以及高凝状态等可加速脑动脉粥样硬化的发展。

2. 临床表现

多在静态情况下发病，意识大多数是清楚的，颅内压增高不明显；突然发病，多在发病后几个小时或几日内达到高峰；依据发病的部位不同出现的症状也不同，如偏瘫、失语、失读、失认、一过性视力障碍、感觉障碍、尿失禁等，但通常意识清楚。

3. 辅助检查

CT是最常用、最重要的检查方法，一般在24h后CT显示低密度梗死灶。MRI优于CT。

4. 治疗

急性期的治疗原则是控制血压、血糖，尽快在发病3～6h内按指征进行溶栓治疗，预防血栓进展、减少病变范围、减轻脑部水肿，防治并发症。

三、脑栓塞

各种栓子（血液中异常的固体、液体、气体）随血流进入脑动脉造成栓塞，导致相应供血区的脑组织缺血坏死而出现脑功能障碍，称为脑栓塞（cerebral embolism）。

1. 病因

本病任何年龄段都可发病。心脏病是最常见的病因。栓子主要来源于风湿性心脏病、心内膜炎赘生物及附壁血栓脱落等。

2. 临床表现

一般发病急骤，在数秒或数分钟内症状达高峰。表现为失语、偏瘫、偏侧感觉障碍、眩晕及意识障碍等，依据栓塞的部位不同出现相应的临床表现。

3. 辅助检查

CT、MRI 可显示梗死灶，心电图检查常有房颤。

4. 治疗方法

治疗与脑血栓基本相同。积极改善脑侧枝循环，减轻脑水肿、减少梗死范围、积极治疗原发病。心源性脑栓塞可用抗凝或抗血小板聚集药物以防止复发。

四、脑出血

脑出血（cerebral hemorrhage）是指脑血管破裂引起的出血，是中老年常见的急性脑血管病。该病起病急，病死率和致残率高。

1. 病因

高血压是该病的主要病因，此外还有动脉粥样硬化、血液病、动脉瘤、脑血管畸形、脑肿瘤等。当具备上述改变的患者，一旦在情绪激动、过度用力等诱因下，出现血压急剧升高超过其血管壁所能承受的压力时，血管会破裂出血，形成脑内出血灶。

2. 临床表现

患者多在情绪激动、过度用力等情况下突然发病，进展迅速。根据出血部位不同，临床有不同程度的意识障碍、头痛、呕吐、偏瘫、失语，以及感觉障碍、眩晕、复视、眼球活动障碍等，重者可出现四肢瘫痪、昏迷、高热、呼吸不规则等表现，有的可突然摔倒、迅速死亡。

3. 辅助检查

CT、MRI、脑血管造影都是重要的检查手段，应首选 CT 检查。

4. 治疗

急性期的治疗原则：保持安静，尽可能就近治疗，减少颠簸，防止继续出血，同时降低颅内压，控制血压，治疗并发症。维持正常呼吸功能及水电解质平衡，部分脑出血患者可行手术治疗，但应严格掌握手术适应证及禁忌证。

第二节 脑疝

颅内病变所致的颅内压增高达到一定程度时，可使一部分脑组织移位，通过一些孔隙，被挤至压力较低的部位，即为脑疝（cerebral hernia）。

根据发生部位和所疝出的组织不同，脑疝可以分为小脑幕切迹疝（即颞叶钩回疝）、枕骨大孔疝（即小脑扁桃体疝）、大脑镰下疝（即扣带回疝）和小脑幕切迹上疝（小脑蚓疝）。临床上较重要的是小脑幕切迹疝和枕骨大孔疝。

一、临床表现

1. 小脑幕切迹疝

见于小脑幕上的病变，其中颞叶病变比额、顶和枕叶的病变更易发生小脑幕切迹疝。

具有颅内压增高的一般表现：疝出的颞叶脑组织牵拉刺激同侧动眼神经引起患侧瞳孔改变，初期表现瞳孔变小，对光反射迟钝；随后出现动眼神经麻痹，瞳孔散大，直接和间接对光反射消失；晚期中脑受压出现脑干血供障碍时，脑干内动眼神经核团功能丧失，导致双侧瞳孔散大，此时患者一般处于濒死状态，表现为病变对侧肢体肌力减弱或麻痹。脑疝进一步发展则出现双侧肢体自主活动消失，甚至出现去脑强直发作，这是脑干严重受损的表现；意识障碍：由于中脑网状上行激动系统受累，患者表现嗜睡、浅昏迷甚至深昏迷；生命体征紊乱：脑干内生命中枢功能紊乱或衰竭，表现为心率缓慢或不规则、血压忽高忽低、呼吸节律不整、高热或体温不升等。

2. 枕骨大孔疝

多见于后颅窝病变。

由于脑脊液循环通路受阻，颅内压增高，患者剧烈头痛，呕吐频繁，颈项强直，强迫头位。生命体征紊乱出现早，而意识障碍出现较晚。因脑干缺氧，瞳孔忽大忽小。由于延髓的呼吸和心血管运动中枢受累严重，临床上常见患者清醒突发呼吸骤停而死亡。

二、治疗

脑疝是由于急性颅内压增高造成的，属于急危重症，因此在做出脑疝诊断的同时，应立即按照颅内压增高的处理原则快速静脉输注高渗性脱水剂，缓解病情，争取时间。确诊后应尽快采取相应手术祛除病因，切除颅内肿瘤或清除颅内出血。一时难以确诊或确诊而病因无法直接祛除时，可以做如下治疗，以降低颅内压，缓解脑疝。

（1）侧脑室穿刺引流术　对伴有严重脑积水患者是最有效的紧急抢救措施之一，行侧脑室穿刺置管外引流，以迅速降低颅内压，也是临床上最常用的辅助抢救措施之一。

（2）脑积水分流术。

（3）减压术　手术清除病变后有时脑组织肿胀明显，可以去除颅骨骨瓣和切除部分非功能区脑组织，并敞开硬脑膜增大颅内空间，进一步缓解颅内压。

第三节 癫痫

癫痫（epilepsy）俗称“羊角风”，发病率高，是大脑神经元突发性异常放电，导致短暂大脑功能障碍的一种慢性疾病。据国内流行病学调查，其发病率约为人群的1‰，患病率约为人群的5‰。

一、病因

癫痫病因不明。原发性癫痫多在某一特殊年龄段发病，可能与遗传有关。继发性癫痫可由脑内外各种疾病引起，如脑炎、脑膜炎、脑寄生虫病、脑瘤、脑外伤、脑血管病、脑缺氧及铅、汞中毒等，均可导致本病的发生。

二、临床表现

全面性强直－阵挛发作（亦称大发作）是最常见的临床发作形式。临床上以反复发作的肢体抽搐伴意识障碍为特征，表现为突然意识丧失、四肢抽搐、口吐白沫，常伴有尿失禁和咬伤舌等。其他发作形式有失神发作、部分发作等。

三、辅助检查

脑电图对癫痫的诊断有很大价值。CT、MRI可帮助寻找癫痫病因。

四、治疗

1. 病因治疗

一旦明确病因，应积极对因治疗。如由脑内占位病变或血管畸形引起的癫痫，首先考虑手术治疗。

2. 药物治疗

（1）发作时使患者侧卧，防止咬伤舌，可应用地西泮（安定）。

（2）癫痫的药物治疗主要根据发作类型选择用药，需长期规律应用。常用的药物有：丙戊酸钠（sodium valproate）、卡马西平（carbamazepine）、苯妥英钠（phenytoin）、托吡酯（topiramate）、拉莫三嗪（lamotrigine）等。

思考题

1. 简述脑血栓形成，脑栓塞、脑出血的临床特点。
2. 简述小脑幕切迹疝、枕骨大孔疝的临床表现。
3. 简述癫痫的临床表现。

第十一章 理化因素引起的疾病

教学目标

1. 了解中毒的种类、病因及临床表现。
2. 掌握中毒的一般抢救原则及处理方法。

第一节 中毒概述

中毒是指化学物质等进入人体而导致机体损害的疾病。能引起中毒的化学物质称为毒物（poison，toxicant）。常见毒物如有机磷杀虫药、镇静药物、动植物、酒精、被污染的食物（食物中毒）等。

一、病因

中毒原因主要包括职业性中毒和生活中毒两种。职业性中毒的毒物主要是以粉尘、烟雾、蒸汽或气体形式经呼吸道吸入，通过肺泡进入血液，发生中毒。生活中毒主要是毒物经口、皮肤或黏膜进入体内，如药物和有机磷杀虫药等。

二、临床表现

急性中毒发病急剧，因各种毒物不同，临床表现虽有些差异，但主要表现为全身症状，如昏迷、心悸、气短、腹痛、呕吐、低血压等。慢性中毒常与职业有关，因毒物损伤的组织和器官不同而有不同表现。

疑为中毒时应详细询问病史、仔细查体，留取胃内容物和血、尿液进行毒性测定，观察解毒疗效，并与同其症状相类似的疾病进行鉴别诊断。

三、治疗

治疗原则包括复苏、终止毒物接触、应用解毒药、胃肠道去污染、支持疗法和预防并发症。

第二节 有机磷杀虫药中毒

农业杀虫药种类很多，主要用于杀灭害虫，其对人畜也有毒性和致死作用。农业杀虫药中毒中最常见的是有机磷杀虫药中毒。

一、病因

有机磷杀虫药通过皮肤、胃肠道和呼吸黏膜吸收而中毒。生产上的中毒见于生产、保管、运输或使用过程中操作错误或防护不当引起。生活上的中毒见于摄入污染蔬菜、水源或其他食物，误服或服毒自杀；灭蚊蝇时有机磷杀虫药浸湿衣物或触及皮肤，也可发生中毒现象。

二、临床表现

急性中毒：主要因抑制乙酰胆碱酯酶活性而出现多汗、流涎、恶心、呕吐、腹痛、腹泻、视物模糊、瞳孔缩小、心率减慢、咳嗽及呼吸道分泌物增多等症状。

中间综合征：5% ~10% 急性有机磷杀虫药中毒患者急性中毒症状恢复后1 ~4d 发生中毒综合征，表现为颈屈肌、颅神经支配的肌肉、肢体近侧肌和呼吸肌瘫痪，严重者呼吸衰竭甚至死亡。

有机磷杀虫药诱发迟发性神经病：这是有机磷杀虫药中毒后的严重并发症，发生率在5% 以下。多在急性中毒症状恢复后2 ~3 周发病，主要累及周围神经，表现为下肢肌肉迟缓性瘫痪，甚至四肢肌肉瘫痪或萎缩等。

三、治疗

治疗有机磷杀虫药急性中毒的原则是迅速清除毒物，尽快应用特效解毒药如氯解磷定（pralidoxime chloride）、碘解磷定（pralidoxime iodide）等胆碱酯酶复活剂并支持对症治疗。

第三节 急性一氧化碳中毒

一氧化碳是含碳物质燃烧不完全产生的无色、无味和无刺激性气体。吸入过量的一氧化碳可以引起一氧化碳中毒。它是我国北方有毒气体中毒致死的主要原因。

一、病因

一氧化碳中毒的主要原因包括生活性、职业性或意外情况中毒。工业生产和生活燃料燃烧不完全产生大量一氧化碳并泄漏、环境通风不良或防护不当时，空气中一氧化碳浓度超过容许范围，是发生中毒的先决条件。

二、临床表现

一氧化碳中毒因结合一氧化碳的血红蛋白不能携 O_2，临床表现主要是因组织缺氧和直接细胞中毒引起的。虽然缺氧，但口唇、指甲不是紫绀而呈樱桃红色。其他主要表现为：急性中毒和迟发脑病。其中急性中毒表现为头痛、头昏、恶心、呕吐和全身无力，严重者可出现腹泻、昏迷、低血压，甚至发生心律失常和呼吸衰竭等症状。迟发脑病表现为各种神经损害和癫痫发作等，多发生于一氧化碳中毒患者意识恢复后 2 ~ 60d。

三、治疗与预后

治疗目的是加速中毒症状恢复，预防迟发脑病发生。轻度一氧化碳中毒者，撤离中毒环境后数分钟至数小时症状缓解；中度中毒者，积极治疗后无任何后遗症；严重中毒者，抢救成功后常有神经精神后遗症。及时应用高压氧治疗，能降低迟发脑病发生率。还可辅用细胞色素 C。

思考题

1. 中毒的定义是什么？
2. 常见的毒物有哪些？
3. 中毒的治疗原则是什么？

第十二章
肿瘤

教学目标

1. 理解肿瘤的分类及命名。
2. 了解良性瘤与恶性瘤的区别以及恶性瘤的治疗方法。

第一节 肿瘤的分类及命名

肿瘤（tumor）是人体中正在发育或成熟的正常细胞在不同因素长期作用下，出现过度增生、异常分化而形成的新生物，通常表现为肿块。除头发、牙齿和指（趾）甲外，几乎所有的器官、组织和细胞都可以发生肿瘤。

一、肿瘤分类

（1）肿瘤按其生长的特性和对人体的破坏程度，通常分为良性瘤与恶性瘤两大类。也有一些肿瘤介于良性与恶性之间，称为“交界瘤”。

（2）肿瘤按其组织来源和组织类型，可分为上皮组织瘤、间叶组织瘤、神经组织瘤、淋巴造血组织瘤以及其他组织瘤等。

（3）肿瘤按人体的不同器官、系统分类，可分为颅脑、头颈、呼吸、循环、消化、泌尿、内分泌、生殖、骨骼系统瘤以及皮肤、软组织瘤等。

（4）按国际疾病分类，依肿瘤的解剖部位、形态学和行为分为六类，即恶性瘤（除淋巴和造血组织外）、淋巴和造血组织恶性瘤、良性瘤、原位癌、行为不明的肿瘤、性质未指明的肿瘤。

二、肿瘤命名

肿瘤的命名大都与它的组织来源、生物学特性以及形态特征有关。

1. 良性瘤

良性瘤习惯命名方式为“生长部位 + 起源组织 + 瘤”，如子宫平滑肌瘤等。来自被覆上皮（皮肤、膀胱等处）的良性瘤，瘤组织常向表面生长呈乳头状突起，称为乳头状瘤，如膀胱乳头状瘤等；来自黏膜柱状上皮的良性瘤统称为腺瘤，如甲状腺瘤等；有的腺瘤因分泌物潴留而形成囊肿，称为囊腺瘤，习惯上亦称囊肿（cyst），如卵巢囊腺瘤。

2. 恶性瘤

（1）癌　来自上皮组织的恶性瘤称为癌（carcinoma），命名方式为“生长部位 + 起源组织 + 癌”，如皮肤鳞状上皮细胞癌（鳞状细胞癌）等。其中由黏膜柱状上皮或腺上皮发生的癌，根据其分化程度的高低可分为两型：癌细胞分化较高呈腺体状排列的，称为腺癌，如胃腺癌、直肠腺癌等；癌细胞分化低不作腺体排列的，称为单纯癌。有时癌细胞和起源组织间差别很大，分辨不出究竟来源于哪一种上皮，则称为未分化癌。患癌的病，称为癌症（cancer）。

（2）肉瘤　来自间叶组织（胚胎时中胚叶所分化发育的各种组织，如结缔、骨肉、脉管、造血组织等）的恶性瘤称为肉瘤（sarcoma），命名方式为“生长部位 + 起源组织 + 肉瘤”，如胃平滑肌肉瘤、颈淋巴管肉瘤等。

3. 其他命名

起源于胚胎组织或未成熟组织的恶性瘤，称为母细胞瘤，如肾母细胞瘤等；来自神经组织的某些恶性瘤也称为母细胞瘤，如神经母细胞瘤、神经胶质母细胞瘤、视网膜母细胞瘤等；起源于造血组织的一类恶性瘤习惯称为“白血病”，如淋巴细胞性白血病等；肿瘤组织包括一个或二个以上的胚层所分化来的多种组织，称为混合瘤；肿瘤组织不仅包括三个胚层来的多种组织，且形成器官的结构，称为畸胎瘤，如睾丸畸胎瘤、卵巢皮样囊肿等，恶性的即为恶性畸胎瘤。来源于不同组织的肿瘤及名称，见表 12－1。

表 12－1　来源于不同组织的肿瘤及名称

组织类别	组织来源	良性瘤	恶性瘤	好发部位
上皮组织	鳞状上皮	乳头状瘤		皮肤、鼻窦、喉
			乳头状癌	子宫、皮肤、肺、鼻咽、阴茎、喉
	腺状上皮	腺瘤		甲状腺、乳腺、胃肠、肺、支气管
			腺癌	甲状腺、乳腺、胃肠、肺、其他腺上皮部位
		囊腺瘤	囊腺癌	卵巢
		混合瘤	混合癌	唾液腺
	移行上皮	乳头状瘤	移行上皮癌	肾盂、膀胱
	基底细胞		基底细胞癌	皮肤

续表

组织类别	组织来源	良性瘤	恶性瘤	好发部位
间叶组织	脂肪	脂肪瘤		四肢、皮下部
			脂肪肉瘤	下肢、腹膜后
	平滑肌	平滑肌瘤		子宫、肠胃壁、脉管壁、皮肤
			平滑肌肉瘤	子宫
	纤维组织	纤维瘤		体表皮肤、四肢
			纤维肉瘤	任何部位及器官
	横纹肌	横纹肌瘤		头颈部、腋下、会阴、胸壁
			横纹肌肉瘤	四肢、子宫、阴道壁、肾、膀胱、胃肠、胆管、舌等
	血管、淋巴管	血管瘤、淋巴管瘤	血管肉瘤、淋巴管肉瘤	皮肤、舌、唇
	骨、软骨	骨瘤		颅骨、长骨
			骨肉瘤	长骨两端、膝部上下、肱骨上部
		软骨瘤	软骨肉瘤	长骨、短骨
	滑膜	滑膜瘤	滑膜肉瘤	膝、腕、肘、肩、足
神经组织	胶质细胞	星形细胞瘤		大脑、小脑、脊髓
			多形胶质母细胞瘤	大脑、小脑
			成髓细胞瘤	小脑
	神经鞘	神经鞘瘤	恶性神经鞘瘤	四肢
	神经节	神经节细胞瘤		纵隔、后腹膜
			成神经节细胞瘤	肾上腺
	脑膜	脑膜瘤	脑膜肉瘤	脑膜
淋巴及造血组织	淋巴组织	淋巴瘤	霍奇金（Hodgkin）病、非霍奇金淋巴瘤	颈、纵隔、后腹膜、淋巴结、肠系膜
	造血组织		白血病、多发骨髓瘤	椎体、肋骨、胸骨、颅骨、长骨
其他肿瘤	绒毛组织	葡萄胎	绒毛上皮癌、恶性葡萄胎	子宫
	生殖细胞		精原细胞瘤、胚胎性癌	睾丸
	多胚叶组织	畸胎瘤	畸胎癌	纵隔、睾丸、卵巢、骶尾部
	成黑色素细胞	痣	黑色素瘤	皮肤、眼、黏膜、口腔、鼻腔、食管、阴道、阴茎、直肠

三、肿瘤的基本结构

肿瘤是由主质和间质两部分构成的。

1. 主质

此为肿瘤的主要成分和特殊成分。肿瘤不同，主质成分也不同，实际上主质也就是肿瘤细胞。如鳞状上皮细胞癌的主质是鳞状上皮癌细胞，腺癌的主质是腺上皮或黏膜柱状上皮癌细胞。

2. 间质

此包括纤维结缔组织、血管、淋巴管等。间质的功能是作为肿瘤细胞（主质）的支架，供应肿瘤的营养，排泄其代谢产物。

每种肿瘤的主质各有特点，但间质的基本结构相同。主质和间质构成肿瘤的统一体。主质决定肿瘤的类型和性质（良、恶性），肿瘤通过间质和机体发生联系，如血液供应就是通过间质来实现的。

四、良性瘤与恶性瘤的区别

1. 良性瘤

良性瘤多为膨胀性生长，生长速度缓慢或间断生长，有的多年不变或自行消退。肿瘤外周多有一层包膜，表面光滑，与正常组织间界限清楚。一般不粘连，可活动，对周围组织仅产生挤压。不会侵入正常组织中，也不会发生转移。肿瘤细胞分化好，近似正常细胞，无异形性。通常不产生全身症状，只要不是生长在心、脑等重要器官、不发生恶变，就不直接危及人的生命，且手术切除后很少复发。

2. 恶性瘤

恶性瘤除膨胀性生长外，还表现为浸润性生长。生长速度快，短期内有明显增大，极少有自行缩小或消退者。肿瘤外周多无包膜，与周围组织界限不清楚，易发生粘连，活动性差。除了压迫、阻塞组织外，还可浸润、破坏周围组织，并可发生转移。恶性瘤细胞分化差、异形性大或呈明显幼稚型细胞。因其生长速度快，且呈浸润性生长，常导致组织出血、感染或造成重要器官衰竭。不及时有效治疗将危及生命。

第二节 恶性瘤

一、发病现状及诱发因素

1. 恶性瘤对人类健康和生命的威胁

每年的 2 月 4 日是国际抗癌联盟［Union Internationale Centre le Cancer

（法），UICC］指定的世界癌症日。WHO 报告显示，2008 年全世界约有 1270 万癌症新增患者，760 万死于癌症，尤其在发展中国家，癌症新增例数达 56%。据推测到 2020 年前，全球癌症发病率将再增加 50%。据 2011 年统计数据，我国每年新发肿瘤病人约 250 万，因癌症死亡人数为 140 万，即每死亡 5 人中就有 1 人死于癌症。其中肺癌、胰腺癌、肝癌、鼻咽癌、前列腺癌、恶性淋巴瘤等，近年来有上升的趋势。由于防癌措施的普及和治疗手段的进步，宫颈癌、睾丸癌、白血病等有下降的趋势。我国大规模的癌死亡及发病调查数字表明，各地的恶性瘤发病率不完全一致，有地理分布特色。但从全国来说，常见的恶性瘤有：肺癌、胃癌、食管癌、肠癌、肝癌、宫颈癌、乳腺癌、白血病、恶性淋巴瘤、鼻咽癌等十大肿瘤。其中以肺癌、胃癌、食管癌、肝癌、乳腺癌、宫颈癌最为多见，占全部恶性瘤的 70% ~80%。男女老少，任何年龄都有患癌的可能，患癌的危险性一般随年龄的增长而增长，但也受居住环境、生活方式、遗传因素等影响。

2. 与恶性瘤发生有关的因素

一般认为恶性瘤的发生主要与下列因素有关。

（1）化学致癌因素　机体与一定量的某些化学物质长期或反复接触后，可引起肿瘤。这些化学物质称为致癌因素。常见的有煤焦油、粗石蜡油、芳香族胺类、亚硝胺类、偶氮染料以及某些药物如免疫抑制剂等。

（2）物理致癌因素　包括热、机械、紫外线、放射线等长期慢性刺激。据观察，长期与较大剂量的 X 线接触或大剂量紫外线照射，可使皮肤发生鳞状细胞癌；长期与大剂量放射性物质接触，如开采放射性矿山或长期在被放射性物质污染的地区居住的居民，肺癌和白血病的发病率明显高于其他地区；食管癌患者大都有长期吃过热、过硬食物的不良生活习惯。

（3）生物致癌因素　这类因素包括病毒和寄生虫等。在动物实验中证实病毒可引起动物肿瘤（如鸡肉瘤、兔的乳头状瘤等）；病毒作为人体肿瘤产生的原因，近年来的研究也取得了重要成就。如人 T 细胞白血病病毒（human T－cell leukemia virus，简称 HTLV－1）与成人 T 细胞白血病（adult T－cell leukemia，简称 ATL）密切相关。

（4）机体对肿瘤的影响　肿瘤的发生除了外界致癌因素作用以外，某些动物实验材料及人体、临床、病理资料表明，机体的内在因素如神经精神因素、内分泌系统状态及机体对肿瘤的免疫反应、遗传因素等对肿瘤的发生也有重要影响。

（5）癌前期病变　某些病变本身虽不是癌，但却有转变为癌的倾向，可成为癌的发生基础，这些状况称为“癌前期病变”。常见的癌前期病变有：乳腺囊性小叶增生、黏膜白斑病、慢性溃疡、大肠多发性息肉病、肝硬化等。此外，临床所见的成骨肉瘤患者，常有外伤的历史。

二、特点

1. 浸润生长

此即恶性瘤瘤细胞沿组织间隙、淋巴管向周围组织浸润。由于这种浸润的生长方式，恶性瘤组织与周围组织没有明确的分界，所以肿瘤的实际范围往往超过肉眼所能观察的范围。

2. 生长速度快

恶性瘤细胞分裂迅速，肿瘤在短期内可明显增大，且整个病程比较短。一般肿瘤的恶性程度越大，生长越快，病程越短。

3. 常发生转移

一部分肿瘤细胞从原发部位脱落，沿血管、淋巴管或体腔到达其他部位，在该处继续生长，形成续发性肿瘤，这个现象称为转移。

4. 易复发

手术时未将肿瘤切除干净，或将肿瘤细胞种植于伤口，或已转移至它处的肿瘤细胞未被清除，或致瘤的因素继续存在，都有可能在一定时间内又长出与原来相同的肿瘤，这称为复发。

5. 对机体影响严重

三、转移途径

转移和扩散是恶性瘤的特性，常是患者死亡的直接原因，主要途径有以下四种。

1. 直接蔓延

随着肿瘤的不断增大，瘤细胞常连续不断地沿着组织间隙、淋巴管、血管或神经束衣侵入，破坏邻近的正常器官或组织，并继续生长。

2. 淋巴道转移

肿瘤细胞侵入淋巴管后，随淋巴液转移到淋巴结，在淋巴结内生长形成转移瘤，这是常见的转移方式。区域淋巴结转移一般发生于原发瘤的同侧，也可偶尔到达对侧，位于身体中线的肿瘤可转移到一侧或双侧的淋巴结。

3. 血道转移

瘤细胞侵入血管后，随血流转移到全身各处，称血道转移。侵入人体静脉系统的瘤细胞，先转移到肺，再经心脏扩散到全身各脏器。消化道的恶性瘤常入侵门静脉系统转移到肝脏。血道转移是肉瘤转移的重要途径。

4. 种植性转移

这是指胸腔及腹腔肿瘤累及浆膜时，瘤细胞可脱落入浆膜腔，种植于邻近或远处浆膜面继续生长，并可引起血性积液及粘连。

四、对机体的影响

1. 侵蚀、破坏正常组织

肿瘤浸润不仅能破坏所在的脏器组织，并可侵蚀和破坏邻近器官。如食道癌可侵蚀、破坏气管，发生食道气管瘘，由此可引起吸入性肺炎及咯血等。

2. 机械性阻塞与压迫

如食道癌可阻塞食道，引起吞咽困难；胰头癌压迫总胆管引起阻塞性黄疸等。

3. 坏死、出血

瘤组织本身生长迅速，而血液供应不足，以致瘤组织发生坏死。瘤组织侵犯血管或发生坏死和破坏周围组织时，可引起出血，如宫颈癌常有阴道流血、直肠癌常有便血、肺癌常有咯血。侵及较大血管时，可引起大出血，以致危及生命。

4. 疼痛

肿瘤压迫神经，可引起相应部位的疼痛，如患胃癌时胃部疼痛。

5. 恶病质

患者极度消瘦、严重贫血、软弱无力和全身衰竭的状态称为恶病质，见于恶性瘤的晚期。恶病质的发生机制尚不十分清楚，可能与机体的营养物质被大量消耗，肿瘤坏死分解的毒性物质引起机体严重中毒和代谢障碍有关。恶病质可引起死亡，由于抵抗力极度低下，易并发感染（如支气管肺炎），更可促进死亡。

五、临床分期

1. 四期分期法

该法以往常采用，注重肿瘤的局部变化。

（1）Ⅰ期　肿瘤不大，局限于患病器官的某一局部，无区域淋巴结转移。

（2）Ⅱ期　肿瘤已增大，但未超出患病器官，可有区域淋巴结转移。

（3）Ⅲ期　肿瘤已超出患病器官，区域淋巴结转移，活动受限并已融合成团块。可有区域以外淋巴结转移。

（4）Ⅳ期　肿瘤范围较广泛，或已有远处转移。

2. 早、中、晚三期分期法

目前临床多采用该分期法，既能反映肿瘤的局部变化，又能反映患者的全身情况。

（1）早期　全身一般情况良好，基本能胜任正常活动。肿瘤局限于患病器官的某部分或与周围组织有轻微粘连，可有区域淋巴结转移。

（2）中期　全身一般情况较差，但尚可从事一般轻微劳动或生活自理。肿瘤生长已超出患病器官。邻近组织器官有不同程度的侵犯，并可有区域以外的淋巴结受累，但尚未形成远处转移。

（3）晚期　全身情况明显衰弱或出现进行性消瘦、衰竭状态（恶病质），生活不能自理。肿瘤生长超出中期范围或已有远处转移。

3. 国际分期法

此即国际抗癌协会根据原发肿瘤（T）的大小及范围、区域淋巴结（N）受累情况以及肿瘤转移（M）情况三项指标对肿瘤进行的病理学分期，简称为TNM 分期法。

（1）T 期　T 代表原发肿瘤。T_{is}代表浸润前癌（原位癌），T_0 代表手术切除物的组织学检查未发现原发肿瘤，T_1、T_2、T_3、T_4 代表原发肿瘤的大小及浸润深度逐级增加，T_x 代表手术后及组织病理学检查均不能确定肿瘤的浸润范围。

（2）N 期　N 代表区域淋巴结。N_0 代表未见局部淋巴结转移，N_1、N_2、N_3 代表区域淋巴结转移逐渐增加，N_4 代表邻近区域淋巴结转移，N_x 代表肿瘤浸润范围不能确定。

（3）M 期　M 代表远处转移。M_0 代表无远处转移，M_1 代表有远处转移，M_x 代表不能确定有无远距离转移。

将原发灶、区域淋巴结及远处转移三者组合起来，就可以确定临床分期，如乳腺癌的检查结果为 $T_1N_0M_0$，提示乳腺原发病灶最大直径小于 2cm，腋窝无淋巴结亦无远处转移征象，临床分期为Ⅰ期乳腺癌。假如检查结果为 $T_3N_2M_0$，即表示原发灶的最大直径已大于 5cm 或肿瘤已与胸大肌筋膜有粘连，腋窝有肿大淋巴结且与深部组织固定，或淋巴结之间彼此融合粘连，但无远处转移，属于Ⅲ期乳腺癌。

六、诊断

1. 病理学诊断

此包括常规病理学诊断、细胞学诊断、免疫组织化学技术、分子生物学技术等。

2. 影像学诊断

包括 CT、MRI、X 线检查、超声学检查、发射型计算机断层扫描（emission computed tomography，简称 ECT）检查等。

3. 实验室检查

此包括血沉、碱性磷酸酶、乳酸脱氢酶及肿瘤标记物检查等。

4. 临床诊断

此包括症状和体征以及内窥镜检查等。

七、诊断标准

一级诊断：临床诊断，根据症状、体征，并排除其他疾病。

二级诊断：影像学及肿瘤标记物诊断。

三级诊断：手术或内镜诊断，但无病理诊断。

四级诊断：细胞学诊断，包括脱落细胞、穿刺细胞、血液涂片等。

五级诊断：病理切片或骨髓片诊断。

八、治疗

1. 外科治疗

外科治疗即手术治疗，包括预防性手术、诊断性手术、根治性手术、姑息性手术、重建或康复性手术等。在能够得到根治的癌症患者中，外科手术的参与占 80% 以上。

2. 化疗

化疗即用化学药物进行肿瘤的治疗。化疗药物主要用于治疗晚期患者、手术或放疗的辅助治疗、新辅助化疗即手术前给予化疗等方面。

3. 放疗

放疗即放射治疗，是利用电离辐射来治疗肿瘤的一种方法。目前放疗使用的放射源主要有三类：放射性同位素射出的 α、β、γ 射线，X 线治疗机和各类加速器产生的不同能量的 X 线，各类加速器产生的电子束、质子束、中子束、负 n 介子束等离子射线。

4. 生物疗法

生物疗法是指通过生物反应修饰剂（biological response modifiers，简称 BRM）对肿瘤进行治疗的一种方法。BRM 主要有：细胞因子、免疫活性细胞、单克隆抗体及其偶联物、肿瘤分子疫苗。

5. 冷冻疗法

这又称低温疗法，为肿瘤的物理疗法之一。

6. 热疗

热疗即加热疗法，是指通过升高体温或局部加温，改变肿瘤细胞所处的环境，并使其变性、坏死，从而达到治疗肿瘤目的的方法，如微波治疗等。

7. 激光疗法

用激光技术对肿瘤进行手术切除或直接照射，以消除肿瘤的治疗方法称为激光疗法，如超声刀、氩氦刀等。

8. 光敏疗法

光敏治疗又称光化学治疗、光动力学治疗或光辐射治疗。该治疗方法是预先把某种光敏剂注入机体，使之进入肿瘤组织，然后以特定波长的光辐照（通常采用激光），使光敏剂产生一系列反应（光激活作用），破坏肿瘤组织细胞，从而达到治疗肿瘤的目的。

9. 导向疗法

肿瘤的导向疗法是利用有一定特异性的载体，把药物或其他杀伤肿瘤的物质选择性地运送到肿瘤部位，以提高治疗效果的一种治疗方法。

10. 介入疗法

肿瘤的介入疗法是指在 X 线、CT、B 超等影像技术的导向下，将特制的导管插入人体病变区，经导管进行药物灌注、局部栓塞或引流减压等，以治疗肿瘤或缓解症状的一种方法。

除以上疗法外，还有中药治疗、针灸治疗、气功治疗、心理治疗等。

九、预后

影响肿瘤治疗效果及预后的因素很多，可能有以下几种。

1. 肿瘤的病理类型与分化程度

肿瘤细胞本身的生物特性对疗效及预后的影响最为重要。从肿瘤的生长方式来说，外生性癌肿对放疗和化疗敏感，预后较好。溃疡型和内生浸润型癌肿对放疗和化疗敏感性差，预后较差。从分化程度来说，肿瘤细胞分化程度越高，恶性度越低，预后越好，反之预后则差。从肿瘤的组织来源看，来源于上皮细胞组织和腺体的癌，对化疗、放疗敏感，预后相对较好；而来源于纤维、脂肪、骨组织的肉瘤对放、化疗不敏感，预后较差。

2. 肿瘤的生长部位、大小及生长速度

肿瘤长在某种治疗不容易达到的部位，其治疗效果会不理想。若长在某些重要组织器官或其周围，瘤体较大且生长速度快，则预后可能较差。

3. 肿瘤转移的情况

肿瘤是否已发生转移以及转移的程度，直接影响到肿瘤的疗效和预后。如果初诊时就已发生淋巴结转移，则会降低患者的 5 年生存率；倘若已发生了远处转移，特别是转移到脑、肺、肝等重要脏器，则预后更差。

4. 发现的早晚和诊断的正确性

早期发现和诊断是肿瘤能否得到及时治疗的前提，正确的诊断是制定合理、有效治疗方案的依据。这对肿瘤的疗效及预后有着很大的影响。正确的诊断内容应包括：肿瘤的病理诊断、分期以及患者的一般状况评价。

5. 治疗方案是否合理，初次治疗是否彻底

肿瘤治疗的现代概念是综合治疗，无论采用何种治疗方案，如果初次治疗能够达到根治，以后复发的可能性就小，预后就好；反之如果初次治疗不彻底，

有残存的肿瘤细胞或组织，则复发的机会增多，预后不良。

6. 患者的健康状况和精神状态

如果患者平时体健，抵抗力强，无其他疾病，则预后较好；如果合并有心、肝、肺、肾的疾病，则预后较差。这正是老年人肿瘤预后不佳、死亡率较高的重要原因之一。此外，保持良好的心理素质、精神面貌，树立战胜疾病的坚定信念，对肿瘤治疗及其预后都会起到很好的作用。

7. 性别和年龄

一般而言，女性的 5 年生存率及治愈率比男性高。而年龄对预后的影响，尚不能笼统地下结论。有人认为肉瘤多发生于青少年，恶性度高，发展快，预后差。其实也不尽然，青春期前也可发生生长较慢的恶性瘤，如黑色素瘤、甲状腺癌等；相反老年人也有发展很快的恶性瘤，如非霍奇金瘤和乳腺癌等。

思考题

1. 肿瘤是如何命名的？
2. 良性瘤与恶性瘤存在哪些区别，恶性瘤有哪些特点？
3. 恶性瘤的治疗手段包括哪些？

第十三章
老年期疾病

教学目标

1. 熟悉老年期疾病的临床特点、老年人的体内药动学特点及用药原则。
2. 了解老年人多器官功能障碍综合征的病因、治疗与预防措施。
3. 了解人口老龄化及衰老机制学说。

第一节 我国的人口老龄化

任何生物的生命活动历程都可分为生长、成熟和退化三期，老年期属于退化期。根据我国的实际情况，可将60岁以上者定为老年人，45～59岁为老年前期或初老期，60～89岁为老年期，90岁以上则为长寿期。

20世纪90年代以来，中国的老龄化（aging）进程加快。预计到2040年，65岁及以上老年人口占总人口的比例将超过20%。同时，老年人口高龄化趋势日益明显，80岁及以上高龄老人正以每年5%的速度增加。随着20世纪中期出生高峰期的人口陆续进入老年，可以预见，21世纪前期将是中国人口老龄化发展最快的时期。

通常，65岁以上的人口比率超过总人口的7%，就被称为“老龄化社会”，而超过14%就被称为“老龄社会”。实际上中国在2001年就已开始进入了老龄化社会。2010年第六次全国人口普查结果显示，我国65岁及以上人口118831709人，占全国总人口的8.87%。根据联合国的人口统计数据，中国将在2024～2026年前后进入老龄社会。

第二节
衰老机制学说

对衰老（aging）机制的研究一直是医学领域的热门课题，但对衰老机制的了解尚十分有限。在衰老的研究中涉及对寿命的描述，其指标分为平均寿命和最大寿命。平均寿命与公共卫生状况和社会健康护理水平有关。最大寿命即寿命的极限，目前人类最大寿命的记录一直保持在120岁左右。衰老是一个复杂的过程，是很多因素共同作用的结果。

衰老是人的生命过程中各组织器官退行性改变的综合表现。随着人类生存环境的改善，健康问题备受关注，医学界对衰老机制及抗衰老对策的研究日益增多，专家们从不同方面来阐述衰老机制。目前常见的学说如下。

一、自由基学说

这一学说是在现代分子生物学的基础上提出的。此学说认为，随着机体的老龄化变化，其代谢过程必然产生一些过量自由基，这些自由基与体内某些成分（蛋白质、脂肪）发生反应，对机体造成损害，从而引起衰老。自由基具有一种性质活跃的化学结构，任何与过量自由基接触的物质都会受到自由基破坏。人们的身体同时具有一系列防御机制，特别是超氧化物歧化酶（superoxide dismutase，简称SOD），能在过量自由基造成损害之前将其清除。缺少正常的SOD可引起肌萎缩性侧索硬化症（amyotrophic lateral sclerosis，简称ALS），这是一种以肌肉萎缩为特征的致命疾病。SOD水平在各动物物种中与寿命呈正相关。

二、免疫学说

这一学说认为，衰老是自身免疫现象对机体自身组织破坏的结果。现代研究表明，与自身免疫有关的某些疾病往往会随老龄化而增加。此外，免疫组织和免疫器官的功能状态与衰老的发生和发展密切相关，老年人的各种特异性抗体一般较年轻人低，机体免疫功能的失调，可以诱发严重的疾病，加剧细胞组织和器官的衰老过程。

三、内分泌功能减退学说

人体内有许多内分泌腺，包括垂体、肾上腺、甲状腺、甲状旁腺、女性的卵巢和男性的睾丸等，它们可以分泌激素，通过血液循环调节许多器官的活动。该学说认为这些内分泌器官功能的减退将导致衰老的发生。

目前，比较具代表性的衰老学说是自由基学说和免疫学说。

第三节 老年期疾病的临床特点

随着老龄化社会的来临，许多慢性病困扰着老年人。慢性病造成的死亡已经占死亡总人数的75%，脑卒中、心脏病、肿瘤和慢性阻塞性肺病是威胁老年人健康的四大杀手。

老年人往往由于生理性衰老，各器官及组织细胞逐渐发生形态、功能和代谢等的变化，机体内环境稳定机制、机体储备功能、免疫功能、适应能力减退，因此老年期疾病呈现出临床表现不典型、常多种疾病并存、容易发生并发症、病程进展较快、药物容易发生不良反应等特点。由于老年人在生理上和病理上均具有特殊性，因此临床上应当关注并研究导致老年人病残或死亡的多发病、常见病；注意老年患者的多病性、不典型性和治疗中的特殊问题，尤其应重视老年患者药动学的特殊性。本节重点介绍老年期的常见疾病及其临床特点。

一、老年期常见疾病

人类在不同年龄时期，其疾病的种类和表现也不同。老年期疾病主要包括四类：一是发生在生命的各个阶段，如感冒、胃炎、心律失常及一般性感染等；二是从中年起病延续到老年期的疾病，如高血压、慢性支气管炎、慢性肾炎及类风湿性关节炎等；三是老年期易患的疾病，如糖尿病、痛风等；四是在老年期起病，为老年期特有的疾病，如老年性痴呆（目前对此病名有异议）、老年性白内障及脑动脉硬化症。

老年期疾病包括老年人各个系统易发生的疾病，现将老年期各个系统常见疾病的特点分述如下。

1. 呼吸系统疾病

随着年龄的增加，一些老年人胸式呼吸减弱，呼吸道清除功能降低，有利于细菌、病毒的生长繁殖。老年人易患肺气肿，患肺部疾病时容易发生低氧血症和呼吸衰竭。

2. 消化系统疾病

随年龄的增长，易发生消化不良、老年消化性溃疡等消化系统疾病。这与体力活动减少、肠蠕动缓慢、牙齿缺失等有关。

3. 内分泌系统疾病

（1）糖尿病　老年糖尿病大多为非胰岛素依赖型，并随年龄增长其发病率亦增加。虽然糖尿病遗传因素不能排除，但应积极防止诱发因素，如肥胖、精神刺激、长期进食过量、手术等。

（2）高脂血症 这是老年人常见病之一。胆固醇升高或低密度脂蛋白升高，可引起冠心病，应该适当限制进食胆固醇高的食物，如蛋黄、动物内脏等。

（3）高尿酸血症 一些老年人由于各种肾脏疾病，尿酸排出减少；某些利尿剂的使用，控制尿酸排出；较多维生素 C 服后酸化尿液；某些老年常见疾病如高血压、冠心病、高脂血症、肥胖症等，易引起血尿酸升高，可导致尿酸结石形成，引起肾动脉损害、痛风性关节炎等。

4. 神经系统疾病

（1）老年性痴呆 本病常见于老年，年龄越大发病越多，男女发病率相似，起病隐匿。早期以记忆力减退为首要症状，以后逐渐出现智力低下、行为幼稚。

（2）血管性痴呆 这是指脑血管病变产生的痴呆。最常见的如多梗塞性痴呆，由于高血压动脉硬化，造成脑内多个腔隙性小梗塞灶。当小梗塞灶累积到一定程度，就可能出现痴呆。轻型患者药物治疗预后较好，可看作是“可逆性痴呆”；重型患者则卧床不起，进食及二便均不能自理，属难治性痴呆。

5. 心血管系统疾病

（1）高血压病 这是老年人常见病，其患病率一般随着年龄增高而增加。高血压也是老年人患冠心病、心力衰竭、脑卒中的主要病因。因此及早诊治高血压病对增进健康，延长寿命可起到积极作用。

（2）缺血性心脏病 此即冠心病，是一种与年龄有关的疾病，老年人发病率较高，是由于冠状动脉粥样硬化引起心脏缺血所致。冠状动脉粥样硬化的发生除与年龄有关外，高血压、高胆固醇、糖尿病、吸烟及缺乏体力活动、肥胖等均可以加速、加重其发生与发展。

（3）心律失常与传导阻滞 随着年龄的增长，各种老年性疾病如冠心病、肺心病等使心脏在结构和功能上发生改变，都可出现心律失常和传导阻滞。

（4）心力衰竭 老年人心衰最多见的诱发因素是各种感染性疾病，尤其呼吸道感染占首位。另外心肌梗死、心律失常、输液过快、情绪激动都是老年人心衰的诱发因素。预防和控制诱因是防止老年人心衰的主要环节。

二、老年期疾病的临床特点

由于老年人的特殊生理特征，老年期疾病总体来讲具有以下几个特点。

1. 多病性

这是指同一老年患者常患有多种慢性疾病，通常有 2 种以上，且疾病之间可能互相联系。例如不少老年人有高血压、动脉粥样硬化，同时又患有慢性支气管炎、肺气肿等。

2. 不典型性

老年人的多病性是临床表现不典型性的原因之一。老年人往往敏感性降低，对疼痛的反应较差。一些常伴有剧烈疼痛的疾病，如心肌梗死、肠穿孔等，老年人可能只有轻微不适甚至全无主诉。老年人体温调节能力低，发热一般不如年轻人明显，对冷的反应也较差。因此，在老年人的医护过程中，客观检查尤为重要，特别是体温、脉搏、血压检查及意识的观察。

3. 发病快、病程短

随着年龄增长，老年人脏器功能逐渐减退、机体适应能力低下，一旦应激，病情常迅速恶化。如老年心肌梗死，起病时仅感到疲倦无力、出汗、胸闷，但很快出现心力衰竭、休克、严重心律失常甚至会发生猝死。

4. 易发生意识障碍

这与老年人存在的脑血管硬化、血压波动、感染及电解质紊乱等有密切关系。意识障碍的出现给诊断和治疗带来许多困难。在分析老年人意识障碍时，必须排除医源性因素，如服用镇定催眠药、抗抑郁药等的作用。

5. 容易引起水、电解质紊乱

老年人脏器逐渐呈萎缩状态，功能衰退。由于口渴中枢敏感性降低，饮水量往往偏少，轻微的应激原因即有可能导致水、电解质平衡失调。老年人脱水可无明显表现，周围循环衰竭症状少见。细胞内水分丢失可引起脑细胞失水，容易发生中枢神经系统功能障碍。老年人肾脏处理钾的能力减弱，如有腹泻或呕吐，容易产生低血钾；而肾功能减退伴有感染时，又容易发生高血钾。

6. 容易发生并发症和后遗症

如果高龄老年人长期卧床，可导致坠积性肺炎、电解质失调、便秘，也可引起肌肉萎缩、骨质疏松、褥疮、静脉血栓形成和肺栓塞。

7. 对治疗的反应不同

同样的一种药物治疗，在青年人与老年人之间的反应可能不同。这种不同可以是量的不同，也可表现为质的不同。老年人的药动学改变、疾病状态及多种药物并用，也将影响老年人的反应性。老年人的耐受性低，容易出现不良反应，并且个体间的差异也较大。

第四节 老年人多器官功能障碍综合征

患者早期存在多系统器官功能不全，晚期进入衰竭，既不是一个独立疾病，又不是单一脏器演变过程，乃涉及多个器官病理变化，是复杂的综合病征，称之为多器官功能障碍综合征（multiple organ dysfunction syndrome，简称MODS）。

一、MODS 病因

1. 组织损伤

此包括创伤、大手术、大面积深部烧伤等。

2. 感染

此为主要病因，尤以全身性感染、腹腔脓肿、急性坏死性胰腺炎、肠道功能紊乱和肠道感染等较为常见。

3. 休克

凡导致组织灌注不良，缺血、缺氧和酸中毒等均可引起 MODS，尤其是创伤出血性休克和感染性休克。

近年来的研究证实，老年人的器官功能多处于临界状态，许多不很严重的应激诱因即可导致 MODS，临床上应予注意。

二、临床表现

MODS 的演变常为序贯性变化，多以某一器官开始，然后其他器官发生病变，呈多米诺效应（Domino effect）。临床上表现为包括呼吸功能、肾功能、肝功能、胃肠功能、心血管功能、凝血功能、脑功能等功能障碍在内的一系列连锁反应。

三、治疗与预防

MODS 救治上应祛除病因，控制感染，止住触发因子，有效地抗休克，改善微循环，重视营养支持，维持机体内环境平衡，增强免疫力，防止并发症，实行严密监测，注意脏器间的相互关系，实行综合防治。临床上用于治疗及预防 MODS 的措施主要有以下几种：①改善心脏功能和血液循环；②加强呼吸支持；③防治肾功能衰竭；④胃肠出血和肝功能衰竭处理；⑤弥散性血管内凝血（disseminated intravascular coagulation，简称 DIC）防治；⑥营养与代谢管理；⑦控制感染。

第五节
老年人的用药特点

一、老年人体内的药动学特点

随着年龄增长，人体内环境将发生很大变化，这对药物在体内的药动学、不良反应、毒性等方面都会产生影响。由于器官功能的改变，药物在体内的代谢过程也将发生变化，主要表现在以下几个方面。

1. 吸收

口服药物进入胃后，由于胃、肠功能减弱，延长了药物在体内的停留时间。由于胃酸分泌减少，pH 值升高，影响药物吸收。注射剂也由于种种原因而使吸收减慢。

2. 分布

由于老年人体内总水分与肌肉组织减少，按体重和体表面积给药时，会出现较高血药浓度。由于脂肪的增加使得脂溶性药物易在体内蓄积，如巴比妥类药物等。

3. 代谢

一般情况下，老年人肝血流减少，肝脏变小，肝微粒体酶活性降低，而微粒体酶系统又是多数药物的主要生物转化酶，从而降低了药物的代谢能力。

4. 排泄

40 岁以后肾血流量逐渐降低，90 岁老人约为 20 岁年轻人的 1/2，老年人肾血流量、肾小球滤过率减少，肾小管重吸收与分泌功能降低，使经肾脏排出的药物半衰期显著延长，如氨基糖苷类抗生素等。

二、老年期疾病的用药原则

老年人在生理上具有许多特殊的变化，因此老年人的正确、合理用药，应当注重考虑以下因素。

（1）药动学变化使老年人的血药浓度与组织药物浓度往往偏高。

（2）体内平衡作用的减退致使部分药物容易产生不良反应。

（3）由于受体结合药物的量减少、药物作用部位的结构或功能改变，导致老年人对药物的敏感性降低。

（4）老年患者对治疗的顺应性一般较差。

（5）由于老年人的多病性，多类药物联合使用的情况较常见，容易出现药物不良反应，药物间的相互作用、协同作用、拮抗作用问题应当引起重视。

在老年期疾病的治疗中，药物的选择应充分考虑以上因素，并遵循下列原则。对于诊断明确、必须用药的老年患者，应选择疗效肯定，既能缓解症状，又能纠正病理过程或消除病因的药物。选用的药物种类要少，最好不超过 3 ~ 4 种。有相同作用或相同副作用的药物应避免合用，如抗抑郁药、抗精神病药、抗胆碱药和抗组胺药均具抗胆碱作用，并用时可使抗胆碱作用增强，易致便秘或加重前列腺肥大患者的排尿困难，以及诱发或加重青光眼。镇静药、抗抑郁药、血管扩张药、降压药和利尿药均易引起体位性低血压反应，并用时使反应增强。一些药物易引起严重不良反应，应避免用于老年患者，如巴比妥类药物用于老年患者易致严重的精神错乱；链霉素在老年患者更易产生耳毒性；硝苯地平（nifedipine，又称利血平）可引起老年人中枢神经系统抑制、抑郁。

在我国，人口日趋老龄化，老年人的健康将受到越来越多人的关注，老年医学（geriatrics）也随着其不断地发展将进一步得到完善。

思考题

1. 老年期疾病的临床特点有哪些？
2. 什么是多器官功能障碍综合征？其发病原因主要有哪些？
3. 简述多器官功能障碍综合征的治疗及预防。
4. 简述老年人的体内药动学特点和用药原则。

第十四章 外科疾病

教学目标

1. 了解外科学的范畴。
2. 了解外科常见疾病的临床表现和治疗原则。

第一节 外科学概述

一、外科学的范畴

外科学（surgery）是医学的一个重要组成部分，与内科学的范畴是相对的。传统的外科一般是以需要手术或手法为主要疗法的疾病为对象。按病因分类，外科疾病大致可分为五大类。①损伤，如内脏破裂、骨折等；②感染，如坏疽阑尾的切除、脓肿的切开引流等；③肿瘤，良性瘤和早期恶性瘤手术切除并配合综合治疗；④畸形，先天和后天性各种器官畸形的手术治疗；⑤其他性质的疾病，各种器官功能障碍需手术治疗的，如肠梗阻、尿路结石、甲状腺功能亢进等。

随着医学科学的发展和技术的改进，现代外科学的范畴与内科学及其他专科趋于交叉，特别是近年来由于介入放射学和内镜诊疗技术的迅速发展和应用，原来认为需要手术的可以非手术治疗，如尿路结石的体外冲击波碎石治疗；原来不能手术的已经可以进行手术，如心、肺、肝、肾等器官移植，先天性心脏病通过低温麻醉或体外循环进行手术操作。科技发展日新月异，外科学的范畴也将不断地更新变化。

二、外科学的分科

随着现代外科学在广度和深度方面的发展，外科学向专业化发展成为必然。

如按工作对象和性质分为实验外科和临床外科；按人体系统分为骨科学（orthopaedics and traumatology）、泌尿外科学（urology）、神经外科学（neurosurgery）和血管外科学（vascular surgery）；按人体部位分为头颈外科、胸心外科、腹部外科；按手术方式分为整复外科、显微外科、腔镜外科、移植外科、微创外科等。

由于外科学分类较为繁杂，本章仅介绍外科的三个方面疾病：普通外科学（general surgery）、泌尿外科学和骨科学的基本疾病。

第二节 普通外科

一、感染性疾病

感染是由病原体（如病毒、细菌、真菌、寄生虫等）侵入人体、滞留与繁殖所引起的炎症反应。外科常见的感染疾病有疖、痈、急性蜂窝织炎、甲沟炎、急性乳腺炎、急性阑尾炎等。

1. 疖

疖（furuncle）是单个毛囊及其周围组织的急性化脓性细菌感染。表现为局部皮肤有红、肿、痛的小硬结，进而中心区出现黄白色脓栓，脓栓脱落破溃，炎症逐渐消退。好发于面部、颈项、背部和皮脂腺丰富部位。治疗早期可热敷理疗，化脓时及早排脓并结合抗菌治疗。

2. 痈

痈（carbuncle）是邻近的多个毛囊及其周围组织的急性化脓性感染，或由多个疖融合而成。除局部炎症反应外，多伴有畏寒、发热、食欲减退等全身反应。中老年多见，好发于项背部。应及时使用全身抗菌药物，如局部化脓表现明显可切开引流。

3. 急性蜂窝织炎

这是指疏松结缔组织的急性感染，可发生于皮下、筋膜下、肌肉间隙或深部蜂窝组织。除局部化脓性感染症状外，邻近淋巴结肿痛，并伴有严重的全身感染症状。治疗原则基本同痈并配合全身营养支持等辅助手段。

4. 甲沟炎

甲根部与皮肤连接紧密，皮肤沿指甲两侧形成甲沟，甲沟及其周围组织因微小创伤引起的感染称为甲沟炎（paronychia）。临床表现多为一侧甲沟皮下红肿、疼痛，进而出现波动感和白色脓点并向甲根或另一侧甲沟蔓延而形成指头炎。严重时伴有全身症状。治疗早期未形成脓肿时可局部敷药促进炎症消退并口服抗菌药，已形成脓肿时需切开引流并给予抗菌治疗。

5. 急性乳腺炎

这是乳腺的急性化脓性感染，多发生于初产后3～4周的哺乳期妇女。临床表现为乳房疼痛，局部红肿、发热，严重者可形成乳腺脓肿，伴有寒战、高热、患侧淋巴结肿大压痛，白细胞计数升高等。治疗应消除感染、排空乳汁，脓肿形成后及时切开引流并配合抗生素的应用。预防的关键是保持局部清洁，定时哺乳，及时排空乳汁，防止乳头损伤。

6. 急性阑尾炎

阑尾是位于人体盲肠根部的一管状器官，远端为盲端，近端开口于盲肠，长5～10cm，直径0.5～0.7cm，是人体一淋巴器官，位置在右髂窝部。急性阑尾炎是由于阑尾管腔的阻塞或细菌入侵繁殖而导致的阑尾急性炎症。通常可分为四种病理类型：急性单纯性阑尾炎、急性化脓性阑尾炎、坏疽及穿孔性阑尾炎和阑尾周围脓肿。

临床表现如下。①腹痛，以右下腹为主或由上腹转移至脐部，右下腹固定压痛点；②胃肠道症状，如厌食、恶心、呕吐或腹泻；③全身乏力、高热、寒战等，右下腹包块；④腹膜刺激症状，腹肌紧张、触压反跳痛、肠鸣音减弱。

辅助检查包括结肠充气试验、腰大肌试验、闭孔内肌试验、血象检查及影像学检查等。一旦确诊一般宜早期实施手术切除治疗，并配合抗菌药物的应用。

二、烧伤

由热力引起的组织损伤统称为烧伤（burn）。热力包括火焰、热液、热蒸汽、热金属、电和化学物质。

1. 伤情判断

（1）烧伤深度按三度四分法

①Ⅰ度烧伤：仅伤及表皮浅层，再生能力强，表面红斑状、干燥，有烧灼感，一周内脱屑痊愈。

②浅Ⅱ度烧伤：伤及表皮的生发层、真皮乳头层。局部红肿明显，有水泡形成，创面红润、潮湿、疼痛明显，若无感染，1～2周内愈合，一般不留瘢痕，常有色素沉着。

③深Ⅱ度烧伤：伤及皮肤的真皮层，介于浅Ⅱ度和Ⅲ度之间，创面微湿，红白相间，痛感迟钝。若无感染3～4周可融合修复，常有瘢痕增生。

④Ⅲ度烧伤：全皮层烧伤甚至达到皮下、肌肉或骨骼。创面无水疱，呈蜡白、焦黄或炭化，痛觉消失，皮层形成焦痂，需植皮而愈合。

（2）按烧伤严重性分度

①轻度烧伤：Ⅱ度烧伤面积9%以下。

②中度烧伤：Ⅱ度烧伤面积10%～29%，或Ⅲ度烧伤面积不足10%。

③重度烧伤：烧伤总面积30%～49%，或Ⅲ度烧伤面积10%～19%，或烧伤面积未达上述比例，但已发生休克、呼吸道烧伤或较重的复合伤。

（3）吸入性损伤　又称呼吸道烧伤，是危重的部位烧伤。在相对封闭的火灾现场，死于吸入性窒息者多于烧伤。

2. 烧伤病理生理和临床分期

根据烧伤的病理生理特点，可将病程分为三期。

（1）急性体液渗出期（休克期）　大面积且深度烧伤由于体液的大量渗出和血流动力学改变，早期即可发生低血容量性休克。

（2）感染期　深度大面积烧伤创面处理不当、生理性屏障损坏、休克的打击、免疫力的低下以及坏死组织和渗出的出现，导致局部甚至全身感染的概率大大提高，预后最为严重。

（3）修复期　烧伤后，炎症反应的同时组织的修复已经开始，严重烧伤常需要皮肤移植。

3. 治疗原则

小面积浅表烧伤清创、保护创面，预防感染即可自然愈合。

对大面积深度烧伤伴有全身性反应，治疗原则如下。①早期及时补液，维持呼吸道通畅；②早期切除坏死组织，创面植皮覆盖；③控制感染，保护内脏功能；④重视形貌、功能的恢复。

三、乳腺囊性增生病

乳腺囊性增生病简称乳腺增生（hyperplasia of mammary glands），是乳腺实质的良性增生，常见于中年妇女。本病是因体内女性激素代谢障碍所致。

临床表现为乳房胀痛和肿块，且呈周期性，月经前疼痛加重，月经来潮时减弱或消失。体检发现一侧或双侧乳腺有颗粒状、结节状或片状肿块，大小不一、质韧、与乳腺组织界限不明显。病程长，发展缓慢。

治疗可用中药调理对症治疗，并定期复查。

四、乳腺癌

乳腺癌（breast carcinoma）是女性仅次于子宫颈癌的最常见恶性瘤。病因尚不清楚，可能与内分泌激素有关，有一定家族倾向性，与环境因素和生活方式也有一定关系。

1. 临床表现

患侧乳房出现无痛、单发小肿块；肿块质硬，表面不光滑，与周围组织分界不清楚，不易推动；乳房可局部隆起、皮肤凹陷、乳头扁平回缩或凹陷，严重的局部皮肤呈橘皮样改变。发展至晚期，局部皮肤可破溃出血伴恶臭，腋窝淋巴结肿大甚至肝肿大黄疸等。目前认为乳腺钼靶摄片及活检是最有效的诊断方法。

2. 治疗

手术是治疗乳腺癌的主要方法之一，还可辅助化学药物、内分泌治疗、放射治疗以及晚期的生物治疗。治疗乳腺癌的重要措施是早期预防、早期手术。

五、腹疝

体内某个脏器或组织离开其正常解剖位置，通过先天或后天形成的薄弱点、缺损或孔隙进入另一部位即成为疝（hernia）。疝多见于腹部，其中又以腹外疝多见。腹外疝是腹腔内的脏器或组织连同腹膜壁层，经腹膜薄弱点或孔隙向体外突出所形成。

1. 病因

病因与腹壁强度降低、腹内压力增高等有关。

2. 类型

腹部疝的常见类型有腹股沟疝、股疝、切口疝、脐疝、白线疝等。腹股沟疝又分斜疝和直疝，斜疝是最多见的腹外疝，占腹外疝的75% ~90%，占腹股沟疝的85% ~95%。男女发病率之比约为15∶1，且右侧比左侧多见。

3. 治疗

腹股沟疝如不及时处理可加重腹壁的损伤，斜疝常可发生嵌顿或绞窄而威胁生命。除半岁以下婴幼儿和年老体弱或伴有严重疾病者，一般均应尽早实施手术治疗。

六、脾破裂

脾是腹部内脏最易受损的器官，在腹部闭合性损伤中占20% ~40%，在腹部开放性损伤中约占10%。按病理解剖脾破裂可分为三种：中央型破裂（在脾实质深部破裂）、被膜下破裂（脾实质周边破裂）、真性破裂（破损累及被膜）。

1. 临床表现

腹腔内或腹膜后出血，面色苍白、脉率加快，严重时脉搏微弱，血压不稳甚至休克。持续性腹痛，常伴有肩部放射痛，腹部包块等。

2. 诊断

了解受伤过程、重视生命体征，进行腹部体格检查及必要的实验室检查（血象等），其他辅助检查如诊断性腹腔穿刺和腹腔灌洗术、X线检查、B超检查、CT检查等。

3. 处理

保守治疗适用于无休克或容易纠正的一过性休克，且影像学证实脾损伤，局限无合并伤；手术切除脾脏是治疗脾损伤的主要措施，如果条件允许可部分切除。

七、胆石症

胆石症（cholelithiasis）是发生在人体胆囊和胆管的结石。按解剖部位可分为胆囊结石、胆管结石。按胆石的化学成分不同可分为胆固醇结石、胆色素结石、混合性结石。近 20 年的发病特点是胆囊结石发病率高于胆管结石，胆固醇结石高于胆色素结石。

1. 胆囊结石

这主要以胆固醇结石为主，多见于经产妇和服用避孕药的成年女性。典型临床表现为胆绞痛或急、慢性胆囊炎，消化不良等胃肠道症状。诊断可结合病史和体检以及影像学检查。胆囊切除是首选治疗方法。对无法耐受手术的年老体弱患者可考虑溶石和碎石治疗。

2. 胆管结石

胆管结石分为原发性胆管结石和继发性胆管结石。后者按结石所在部位不同可分为肝外胆管结石和肝内胆管结石。

（1）肝外胆管结石　这是指发生于左右肝管汇合部以下的胆管结石。典型的临床表现为腹痛、寒战、高热和黄疸。影像学 B 超检查可发现胆管内结石及胆管扩张影像。治疗以手术为主，并配合使用抗生素和防止各种并发症。

（2）肝内胆管结石　病因复杂，与肝内感染、胆汁淤滞、胆道蛔虫等因素有关，常合并肝外胆管结石。临床表现可多年无症状，或仅有肝区和胸背部胀痛不适。合并肝外胆管结石时其临床表现与肝外胆管结石相似。体格检查表现为肝呈不对称性肿大，肝区有压痛和叩击痛，影像学检查有助于诊断和鉴别诊断。治疗为以手术为主的综合治疗。

八、肠梗阻

肠梗阻（intestinal obstruction）是指肠内容物不能正常运行、顺利通过肠道，是外科常见病。不但可引起肠管本身解剖和功能上的改变，还可导致全身性生理紊乱。按病因可分为机械性肠梗阻、动力性肠梗阻和血运性肠梗阻；按肠壁有无血运障碍可分为单纯性肠梗阻和绞窄性肠梗阻。

临床表现可由于梗阻原因、部位、病变程度和发病急慢的不同而不同，共同的特点是腹痛、呕吐、腹胀及停止肛门排气、排便。治疗原则是矫正因肠梗阻引起的全身生理紊乱和解除梗阻。具体措施为：①基础疗法，包括胃肠减压、矫正水电解质紊乱和酸碱失衡，防止感染和中毒；②解除梗阻，手术治疗、非手术对症治疗。

九、痔

痔（hemorrhoid）是最常见的肛肠疾病，按发病部位可分为内痔、外痔和混合痔。内痔是肛垫的支持结构、静脉丛及动静脉吻合支发生病理性改变或移位；外痔是齿状线远侧皮下静脉丛的病理性扩张或血栓形成。内痔可通过丰富的静脉丛吻合支和相应部位的外痔相互融合形成混合痔。内痔主要表现为出血和脱出，特点是无痛性、间歇性便后出鲜血，部分患者可伴有排便困难；外痔主要表现为肛门不适、潮湿不洁，可伴有瘙痒，血栓性外痔时可有剧痛；混合痔表现为内痔和外痔的症状同时存在。

诊断方法为肛门直肠检查并配合肛门镜检查。治疗原则是无症状的痔无需治疗，重在减轻消除症状，以保守治疗为主。治疗方法主要有：①一般治疗，改变饮食结构和不良大便习惯，防治便秘和腹泻，局部热敷消炎等；②注射硬化剂使痔块萎缩；③胶圈套扎疗法；④手术切除疗法等。

第三节 泌尿外科

一、泌尿生殖系结石

泌尿生殖系结石是肾结石、膀胱结石、输尿管结石和尿道结石（calculus of urethra）的总称。这类结石在肾和膀胱内形成，多数输尿管结石和尿道结石是结石在排除过程中停留该处所致。

1. 病因

（1）流行病学因素，与性别、年龄、种族、职业、地理环境、饮食结构、水分摄入及遗传性疾病等有关。

（2）尿液改变。

（3）泌尿系解剖结构异常。

2. 临床表现和治疗

（1）肾和输尿管结石　这属于上尿路结石。主要症状是肾区疼痛、肉眼或镜下血尿、恶心呕吐及膀胱刺激征（尿频、尿急、尿痛）。通过询问病史和体检，尿常规、B超、X线检查及内镜检查一般可确诊。治疗：①病因治疗，对于病因明确的在祛除原发疾病后，尿路结石可消失；②药物治疗，可根据结石的成分决定治疗方案，并配合大量饮水、抗感染及中药和针灸治疗；③体外冲击波碎石，95%以上的上尿路结石可采取此方法治疗；④肾镜和输尿管镜取石及碎石术；⑤腹腔镜输尿管取石；⑥开放手术治疗。

（2）膀胱和尿道结石　这属于下尿路结石。膀胱结石多见于男孩，继发性多见。典型症状为排尿突然中断，疼痛放射至远端尿道，伴排尿困难和膀胱刺激症状。治疗以手术治疗为主。尿道结石多见于男性，多数来自肾和膀胱。典型症状为排尿困难，呈点滴状，伴尿痛甚至出现尿潴留和会阴部剧痛。治疗可向尿道内注入无菌液状石蜡轻轻推挤至膀胱；属于前尿道者可试用镊子取出，尽量不做尿道切开术。

二、膀胱肿瘤

1. 病因

引起膀胱肿瘤的病因较多，一般认为有以下几种。①长期接触致癌物质；②长期大量吸烟；③膀胱慢性感染和异物长期刺激；④长期服用非那西丁类镇痛药物。

2. 临床表现

50~70岁男性多见，早期出现间歇性肉眼血尿，晚期常见尿频、尿急、尿痛，可出现排尿困难和尿潴留等。

3. 诊断与治疗

中老年出现无痛性肉眼血尿应高度重视，结合下列检查有助于确诊，包括尿检查、影像学检查、膀胱镜检查、膀胱双合诊等。治疗以手术为主，并配合放疗和化疗。

三、前列腺增生

前列腺增生（hyperplasia of prostate）是男性老年人常见疾病，发病的两个重要因素是老龄和睾丸分泌雄激素失调。

1. 临床表现

该病多在50岁以后出现症状，临床常见症状是尿频、排尿困难、梗阻，到一定程度会出现尿潴留、尿失禁，合并感染或结石可出现尿频、尿急、尿痛及血尿等。

2. 诊断

常用的检查方法有直肠指检、B超、尿流率检查、前列腺特异性抗原测定及膀胱镜检查等。

3. 治疗

（1）药物治疗　适用于增生未引起梗阻或梗阻较轻、不能耐受手术者。

（2）手术治疗　适用于增生梗阻严重、残余尿量较多、症状明显而药物治疗效果不佳，身体可耐受手术者。

第四节 骨科

一、骨折

由于创伤和骨骼疾病导致骨的完整性和连续性中断即为骨折（fracture）。

1. 分类

按骨折处皮肤和黏膜是否完整可分为闭合性骨折和开放性骨折；按骨折的程度不同可分为不完全骨折和完全骨折；按骨折端的稳定程度可分为稳定性骨折和不稳定性骨折；按骨折形态的不同可分为裂缝骨折、横行骨折、斜形骨折、螺旋骨折、粉碎性骨折、凹陷性骨折、压缩性骨折等。

2. 临床表现

（1）局部表现　一般表现为局部疼痛、肿胀和功能障碍；特有体征为畸形、异常活动和骨擦音或骨擦感。

（2）全身表现与诊断　表现为出血性休克和发热。

3. 诊断与治疗原则

X 线检查是骨折诊断和治疗的重要依据。以复位、固定和康复治疗为原则，中西医结合治疗骨折贯彻了动静结合、筋骨并重、内外兼治、医患合作等治疗观点。

二、关节脱位

关节脱位（dislocation of joint）又称脱臼，是组成关节各骨的关节面失去正常的对合关系。

1. 分类

按发生原因可分为创伤性脱位、先天性脱位、病理性脱位、习惯性脱位；按脱位后的时间可分为新鲜脱位（3 周以内）、陈旧性脱位（3 周以上）。

2. 临床表现

外伤史，患处疼痛、肿胀、关节功能丧失，关节表现为畸形和弹性固定、关节空虚。

3. 诊断与治疗原则

X 线检查可确诊。以关节复位、关节固定和功能锻炼为原则。

三、运动系统慢性损伤

运动系统慢性损伤是指骨、关节、肌、肌腱、韧带、筋膜、滑囊及其血管、神经等因慢性损伤而受到的损害。

1. 分类

包括软组织慢性损伤、骨慢性损伤、软骨慢性损伤和周围神经卡压伤等。

2. 临床共性

躯干或肢体某部位长期疼痛但无明显外伤史；特定部位有一压痛点或包块；局部炎症不明显；近期有与疼痛部位相关的过度活动史；部分患者有可能产生慢性损伤的职业和工种史。

3. 治疗原则

限制致伤动作、纠正不良姿势、增强肌力、维持关节不负重活动及应力分散等是治疗关键；理疗、按摩可改善局部症状；局部注射肾上腺皮质激素可抑制损伤性炎症；非甾体类抗炎药；手术。

四、骨与关节化脓性感染

由化脓性细菌感染引起的骨组织炎症称为化脓性骨髓炎。

1. 致病菌

最常见的致病菌是溶血性金黄色葡萄球菌，其次是乙型链球菌，其他如大肠杆菌、铜绿假单胞菌、变形杆菌、肺炎双球菌。

2. 感染途径

血源性感染：是最常见的感染途径，即致病菌由身体远处的感染灶，如上呼吸道炎、皮肤疖肿、毛囊炎、泌尿生殖系统感染或胆囊炎等部位经血液循环撒播至骨组织内，称为血源性骨髓炎。

创伤后感染：如开放性骨折或骨折手术后出现的骨感染，也称创伤后骨髓炎。

直接蔓延：由邻近组织感染蔓延至骨组织引起的感染，称为外来骨髓炎。

3. 病情发展

按病情发展，化脓性骨髓炎又分为急性和慢性化脓性骨髓炎。

五、骨关节炎

骨关节炎（osteoarthritis，简称OA）是一种常见的慢性关节疾病，又称骨性关节病、退行性关节炎。其特征是关节软骨发生原发性或继发性退行性变，以及骨质增生。

1. 临床表现

（1）原发性骨关节炎多发生在50岁以后，女性略多于男性，常有多数关节受累。最常受累的是膝、髋、手指、腰椎、颈椎等关节。继发性骨关节炎的发病年龄较小，平均40岁左右，仅少数关节受累。

（2）症状起病缓慢，开始可因受凉、劳累或轻微外伤而感到关节酸胀不适或钝痛，以后逐渐加重，可有关节摩擦痛。常有晨起活动痛，活动一段时间后渐灵活且疼痛减轻，但过度活动又加重症状。

2. 预防与治疗

（1）一般治疗　避免受累关节再损伤，症状严重时应休息。病变关节局部行必要的理疗和适度的按摩可减轻症状。

（2）药物治疗　口服各种非甾体抗炎镇痛药可缓解疼痛，环加氧酶-2（cyclooxygenase-2，即COX-2）特异性抑制剂的使用获得了较好的效果。玻璃酸钠关节内注射可起到润滑关节、保护关节软骨的作用。关节腔内封闭治疗虽可短期内缓解症状，但应慎用。口服硫酸软骨素制剂对骨关节炎具有缓慢作用的防治效果。

（3）手术治疗　对于有持续性疼痛或进行性畸形且保守治疗无效的患者可手术治疗。髋关节骨关节炎常用股骨近端截骨术、髋关节松解术、人工股骨头置换术、人工全髋关节置换术。膝关节骨关节炎常用胫骨高位或股骨髁上截骨术、人工全膝关节表面置换术。

六、颈椎病

颈椎病（cervical spondylosis）是因颈椎及周围组织退行性变而引起的一种病症。发病率随年龄增长而增高，50岁左右的人群中约有25%患过或正患此病。临床观察，近年来发病年龄不断提前。颈椎病又是多种疾病的根源，因此要早发现、早治疗。

1. 病因

（1）椎间盘退行性变　椎间盘退行性变是颈椎病的发生和发展中最基本的原因，使颈椎稳定性下降，进而引起椎体、韧带的变性，使脊椎、神经、血管受刺激或压迫。

（2）外伤因素　在退行性变的基础上，进行剧烈或不协调的运动，可使已退变的颈椎及椎间盘损害加重而诱发颈椎病；长期处于不良的劳动姿势，造成颈椎及椎间盘慢性损伤，可加速颈椎退变。

（3）寒冷、潮湿等因素　这可造成局部肌肉的张力增加，肌肉痉挛，增加对椎间盘的压力，引起或加重椎间盘突出。

此外，颈椎先天性椎管狭窄也可诱发本病。

2. 临床表现

颈椎病临床表现多样化，不同类型有不同表现。主要临床表现有：颈肩痛，短期内加重，并向上肢放射；四肢乏力，行走、持物不稳定等；交感神经症状如头痛、头晕、恶心、视物模糊、眼睛胀痛、异常出汗或头昏、眼花、胃肠胀气等；眩晕、猝倒等。

3. 辅助检查

辅助检查包括 X 线摄片、CT 或 MRI 等。

4. 治疗

（1）非手术治疗　我国多采用中西医结合多种方法治疗颈椎病。大多数患者通过非手术疗法可获得较好的疗效。常用的非手术疗法有：①颈椎牵引；②颈部围领；③手法治疗，推拿按摩；④理疗；⑤自我保健疗法；⑥药物治疗，常用的中成药有颈痛片、颈痛颗粒、颈复康、活络丹等，西药有非甾体抗炎药（如布洛芬、吲哚美辛等）、肌肉松弛药和镇痛药等，但均属对症治疗。

（2）手术治疗　非手术治疗无效、反复发作、严重影响工作和生活的患者，才考虑手术治疗。手术方式根据患者病情适当选择。

七、骨肿瘤

凡发生在骨内或起源于各种骨组织成分的肿瘤，包括原发、继发或转移性的肿瘤统称为骨肿瘤。

1. 临床表现

临床表现主要有疼痛与压痛、局部肿块和肿胀、功能障碍和压迫症状、病理性骨折。

2. 诊断依据与治疗原则

以临床表现、影像学和病理学检查作为诊断依据。治疗以外科分期为指导，按外科分期选择手术界限和方法，尽量既切除肿瘤又保全肢体。并配合化疗、放疗及中医中药治疗。

思考题

1. 普通外科与泌尿外科有哪些常见疾病？
2. 简述烧伤的伤情判断标准。
3. 简述常见骨科疾病的临床表现。

第十五章
妇产科疾病

教学目标

1. 理解正常妊娠、母乳喂养、围生医学的相关概念。
2. 了解盆腔炎症、女性肿瘤、月经异常和更年期综合征的概念。
3. 了解妇女的正常生理和常见的疾病。

第一节 正常分娩

妊娠分娩是生命的形成过程，这个过程演绎了生命形成的复杂历程。医学上将妊娠（pregnancy）全程分为三个时期：孕 12 周以前为早期妊娠，12 ~ 27 周为中期妊娠，28 周至足月为晚期妊娠。自妊娠开始有规律腹痛至胎儿及其附属物从母体全部产出的整个过程称为分娩（childbirth）。28 周至不满 37 周妊娠的分娩称为早产，37 周至不满 42 周妊娠的分娩称为足月产，超过 42 周妊娠的分娩称为过期产。

一、决定正常分娩的因素

决定正常分娩的四个因素是产力、产道和胎儿及精神心理因素。

1. 产力

包括子宫收缩力、腹壁肌及膈肌收缩力和肛提肌收缩力。

（1）子宫收缩力是临产后的主要产力。临产后的正常子宫收缩具有节律性、对称性、极性和缩复作用的特点。

（2）腹壁肌及膈肌收缩力（腹压）是第二产程时娩出胎儿的重要辅助力量。

（3）肛提肌收缩力可以协助胎儿适应产道而运动。

2. 产道

产道是胎儿娩出的通道，分为骨产道与软产道两部分。

（1）骨产道　指真骨盆，是产道的重要部分。骨产道的大小、形状与分娩关系密切。

①骨盆平面和径线，分为骨盆入口平面、中骨盆平面、骨盆出口平面三个平面。

②骨盆轴与骨盆倾斜度。

（2）软产道　是由子宫下段、宫颈、阴道及骨盆底软组织构成的弯曲管道。

3. 胎儿

胎儿能否顺利通过产道取决于胎儿大小、胎位及胎儿是否畸形。

（1）胎儿大小　是决定分娩难易的重要因素之一。胎头是胎体的最大部分，也是胎儿通过产道最困难的部分。

（2）胎位　纵产式、头位较臀位容易娩出。臀位时，胎臀先娩出，使胎头娩出困难。如果横产式肩先露时，妊娠足月的活胎不能通过产道，危险极大。

（3）胎儿畸形　胎儿先天畸形，如脑积水、连体儿等，通过产道常发生困难。

4. 精神心理因素

产妇临产后常处于焦虑、不安和恐惧状态，会使机体产生一系列变化，致使子宫收缩乏力、产程进展缓慢或停滞，同时也使产妇神经内分泌发生变化，血压升高，导致胎儿缺血缺氧，出现胎儿窘迫。

二、正常足月妊娠的分娩机制

（1）衔接　胎头进入骨盆入口平面。

（2）下降　胎头沿骨盆轴线下行前进。

（3）俯曲　胎头下降时遇到骨盆内肌肉收缩阻力而低头。

（4）内旋转　胎头为适应中骨盆纵椭圆轴线所做的转动。

（5）仰伸　产力的收缩使胎头向前、上仰出。

（6）复位及外旋转　胎头娩出后自身适应和适应胎体的转动。

（7）胎儿娩出　胎儿身体全部娩出。

三、正常足月妊娠的分娩过程

（1）先兆临产　假临产的腹痛时间短、无规律性、不恒定，过片刻后或用镇静剂即可消失；阴道出现血性分泌物时称为见红。

（2）临产　出现规律的子宫收缩（腹部感阵痛），子宫颈管消失、子宫口扩张和有胎先露的下降。

（3）产程分期　第一产程即子宫颈的扩张期，从出现子宫的规律收缩到子宫颈口开全；第二产程即胎儿娩出期，从子宫颈口开全到胎儿的娩出；第三产程即胎盘娩出期，从胎儿娩出到胎盘娩出。

四、正常足月妊娠分娩的方式

1. 自然分娩

此为无人为干扰的自然母子分离。优点是产后可立即进食、恢复快，只有会阴部位有伤口，并发症少。缺点是产前阵痛、阴道松弛，有时可能有骨盆腔子宫、膀胱脱垂后遗症。

2. 缩宫素引产

通过人工静脉注射缩宫素（催产素）来诱发分娩进入产程。优点是可加快产程并预防产后出血，有时可避免剖宫产，如果使用方法正确是很安全的。缺点是需要静脉输液，造成产妇活动不方便。

3. 胎头吸引术

利用负压吸引器吸住露出的胎头，配合宫缩娩出胎头，见图 15－1。优点是能尽快结束分娩，对软产道损伤少，对胎儿产伤也少于产钳，操作简单易掌握。缺点是对产道有一定的损伤，会造成新生儿的颅内伤、颅骨骨折、头皮损伤、水肿等。有时需要会阴局部的侧切。

4. 产钳助产

产钳是两个弧形的叶片，能环抱胎头，借助向外牵拉娩出胎头，见图 15－1。优点是只要使用正确对胎儿没有大的损伤。缺点是行会阴侧切的手术，并能使子宫颈、阴道有裂伤。

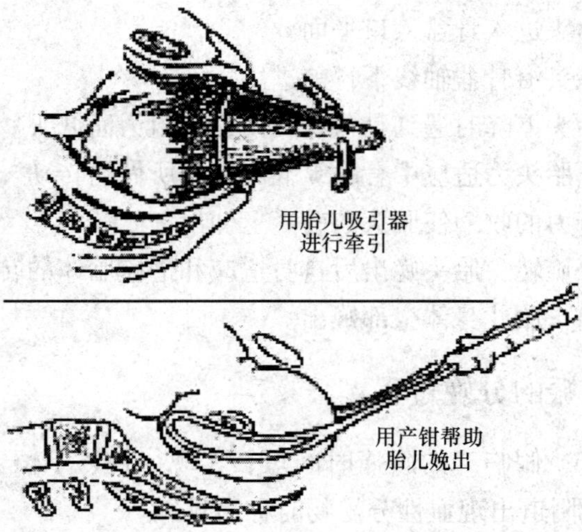

图 15－1　胎头吸引术与产钳助产

5. 剖宫产

这是指开腹壁皮肤及子宫前壁来娩出胎儿的手术。剖宫产的指征是：①产道异常，包括骨盆或子宫狭窄畸形、子宫颈不扩张等；②胎儿过大或胎异常；③产前有出血，包括前置胎盘、胎盘早剥；④产妇有严重的妊娠并发症或合并症，难以承受阴道分娩；⑤胎儿情况危急，为了抢救而需剖宫产；⑥特殊的妊娠，如多年不孕治疗后受孕者；⑦依具体情况和产程情况来决定瘢痕子宫的剖宫产。剖宫产的优点是分娩时间短且能安排；无阵痛和阴道无松弛。缺点是产后须禁食、复原慢、留下瘢痕及手术并发症、新生儿的疾病较多。WHO 指出，自然分娩较剖宫产有无可比拟的优越性。

第二节 母乳喂养

母乳是母亲给孩子的天然理想食物。母乳喂养增加了最初母婴间的感情交流，既可给孩子所需要的营养，促进大脑和智力的发育，又能增强婴儿抵抗疾病的免疫力；还可减少母亲疾病的发生率，有利于产后身体的恢复，是母亲产后健康的保证之一。所以母乳喂养有利于母婴双方的健康。

1. 母乳喂养对母亲的益处

①哺乳行为可刺激子宫，有利于产后的恢复，减少女性乳腺和卵巢肿瘤等疾病的发生率；②哺乳能消耗能量，有利于母亲产后减肥；③哺喂不需要消毒、加热和配奶，使得哺乳十分方便；④母乳喂养可能是一种自然的避孕方法；⑤母乳喂养是很经济的喂养方式，花钱少且营养高。

2. 母乳喂养对婴儿的益处

①最突出的就是营养，母乳营养成分的比例恰好适合婴儿的吸收，促进脑发育和身体的成长；②母乳含有母体产生的抗体，进入婴儿体内能提高免疫力减少患病；③使婴儿消化道内存在大量的双歧杆菌、乳酸杆菌等有益细菌；④吮吸乳头要比吮吸奶瓶花更大的力气，有助于下颌、牙床和面部的发育；⑤哺乳时听到的母亲心跳和皮肤接触使婴儿能够产生安全感，对婴儿的心理发展有益。母亲皮肤和乳汁的气味对婴儿后来的人际交流有益。

第三节 围生医学

围生期是指出生前、后的一个特定时间，即传统围产期。围生医学（perinatal medicine）是在 20 世纪 70 年代发展的新兴医学，其内容是研究围生期对胎儿和孕妇的保健，包括胚胎发育、胎儿生理病理以及新生儿和孕产妇疾病的诊断与防治。我国将围生期定为自妊娠28周至胎儿出生后7d。围生医学涉及产科、新生儿科及其相关的遗传、生化、免疫等领域的边缘科学。其内容包括以下几点。

（1）孕妇的监护　这从确定为妊娠后开始，包括基本的病史和体格检查，如妊娠期是否接触有毒物质和有无疾病，月经准确与否及有无家族病史，进行产前检查和产科测量。

（2）胎儿的监护　孕5周B超即可看到妊娠囊；孕6月时子宫底部达脐平；妊娠晚期时可用胎儿电子监护、心电图监护。

（3）胎盘功能测定　这包括血尿的生化检验（激素和酶的测定）、胎儿的电子监护、阴道脱落细胞检查、胎动计数和B超检查。

（4）胎儿畸形的诊断　这可通过B超检查、羊水生化检验（甲胎蛋白）、羊膜腔及胎儿镜等实现。

（5）遗传病的诊断　这包括羊水细胞的染色体分析或羊水的酶代谢测定、妊娠早期的绒毛等。

第四节 女性生殖器官炎症

一、阴道炎症

女性阴道的自然防御功能有：①外阴的大、小阴唇将阴道、尿道口遮掩；骨盆底部有许多肌肉，使得阴道口平时闭合，部分抵御了外界致病因素的入侵。②雌激素使阴道上皮细胞增生变厚，对病原体的抵抗力增强；阴道上皮中寄生的阴道乳酸杆菌使糖原分解为乳酸，阴道内环境变为酸性，使碱性环境中生存的病原体受抑制；③在激素的作用下，子宫颈黏膜腺体分泌的碱性黏液形成黏液栓，堵塞宫颈管，使其与外界隔开，减少病原体的入侵；④月经期子宫内膜的脱落和经血排出使得侵入宫腔的病原体得到了清除；⑤输卵管黏膜的纤毛细胞向子宫方向摆动，加之输卵管的蠕动都能清除入侵的病原体。尽管有上述的自然防御功能，仍可能发生多种炎症，现分述如下。

1. 滴虫性阴道炎

这是由阴道毛滴虫引起的常见阴道炎。毛滴虫生长环境是酸性，月经前后阴道pH值的变化使得滴虫易于繁殖，炎症容易发作。其可通过性交、公共设施传播，故也是性病的一种。近一半带虫患者感染初期没有症状。症状为脓性绿色的白带呈泡沫样有恶臭味；外阴有烧灼或奇痒感如虫子爬行，可引起性交疼；绝大多数患者有阴道红斑，在阴道壁可见毛细血管点状出血所致的“草莓状”

宫颈。治疗可用甲硝唑，口服、外用或用其衍生物。

2. 念珠菌性阴道炎

这也是常见的阴道炎。绝大多数由白色念珠菌感染引起。阴道的酸度增加时念珠菌的生活活跃，易感染，多见于孕妇、糖尿病患者以及长期使用抗生素的人。可由口腔及肠道传染，与手足癣多无关系。临床表现为白带增多、外阴痒痛、小便频痛，可有性交痛；白带为白色凝乳状或豆腐渣样。检查可见外阴红肿，小阴唇和阴道内有豆腐渣样物覆盖，擦除后见黏膜红肿并有溃疡。治疗可用伊曲康唑（itraconazole）、氟康唑（fluconazole）或酮康唑（ketoconazole），口服或外用。

3. 细菌性阴道病

这是由加特纳菌、某些厌氧菌及支原体引起的混合性感染。患病时阴道局部无明显的炎症表现，因此称阴道病为妥。10% ~40% 的患者无症状，症状主要表现为阴道灰白色分泌物增多，有恶臭或鱼腥臭，阴道黏膜无充血或水肿。治疗以对症使用药物为主。

二、子宫颈炎症

正常的自身防护屏障是子宫颈阴道部的表面覆盖复层鳞状上皮、子宫口紧闭及宫颈管的黏液栓。宫颈炎可分为急性和慢性两类。

1. 急性宫颈炎

常见于感染性流产、产褥期感染、宫颈手术损伤并发感染以及不洁性交等。病原体为淋菌、沙眼衣原体、葡萄球菌等。表现为脓性或脓血性白带增多，伴下腹坠痛、腰酸胀、性交痛或尿频、尿急、尿痛。以淋菌性宫颈炎最为典型。本病治疗以针对病原体的全身抗感染为主。

2. 慢性子宫颈炎

这是常见的妇科疾病，可由急性子宫颈炎治疗不彻底或各种原因所致的宫颈裂伤受到外界感染引起。治疗是针对病原祛除病因，预防在于积极治疗急性宫颈炎。慢性子宫颈炎的病理改变有以下几种。

（1）宫颈糜烂　宫颈阴道部的宫颈外口处变为细颗粒状的红色区称为宫颈糜烂。糜烂面由单层柱状上皮覆盖，病原体易入侵并发生炎症。根据糜烂面的外观和深浅分为：①单纯型，糜烂面浅表面光滑；②颗粒型，糜烂面表面颗粒状凹凸不平；③乳头型，糜烂面乳头状增生明显。根据糜烂面占宫颈面积的比例分为：①轻度糜烂，糜烂面积占宫颈面积的 1/3 以下；②中度糜烂，糜烂面积占宫颈面积的 1/3 ~2/3；③重度糜烂，糜烂面积占宫颈面积的 2/3 以上。

（2）宫颈肥大　慢性炎症的长期刺激及宫颈间质和组织增生、结缔组织增厚导致宫颈肥大、硬度增加。

（3）宫颈息肉　慢性炎症的长期刺激使宫颈管黏膜增生，形成一个或多个不等的宫颈息肉。生于宫颈外口或颈管内，呈舌形、色红、蒂多细长、质软而脆、易出血。只要炎症存在，即使去除息肉还可以复发。

（4）宫颈腺囊瘤　又称纳氏囊肿（Nabothian cysts），为糜烂组织的愈合过程中，新生的鳞状上皮或瘢痕使得宫颈的腺管开口狭窄或闭合，腺体内的液体潴留形成囊肿。宫颈表面有多个青白色小囊肿。

（5）宫颈管炎　炎症局限于宫颈管黏膜或黏膜下组织，宫颈口有充血和脓性分泌物。治疗以局部的物理、药物、手术治疗为主。

三、盆腔炎症

盆腔炎是指女性内生殖器官以及周围的结缔组织、盆腔腹膜的炎症，也是女性常见病，多见性活跃期、有月经的妇女。盆腔炎的致病菌为需氧菌、支原体、衣原体、厌氧菌或为两种细菌混合感染。感染途径为经淋巴、血液、生殖道黏膜上行感染或直接蔓延。盆腔炎分为急性和慢性两种，还有结核性炎症。

1. 急性盆腔炎

（1）病因　①产后或流产后的子宫内残留物及产道损伤；②子宫内手术或子宫内节育器的继发感染；③经期内的卫生不良或不洁的性生活；④邻近器官阑尾炎、腹膜炎的蔓延。

（2）症状　表现为发热的同时伴有双下腹或病变部位的疼痛；有经量增多和经期延长；非经期的不规则流血、白带增多；膀胱刺激症状或肛门坠胀感。根据病史、临床体征以及检查时的子宫旁压痛可以诊断；B 超检查有盆腔肿块或盆腔积液。

治疗要依据病因和抗生素的药敏结果针对病原治疗，可以中药及物理治疗，对有炎症包块且治疗无效的情况可以考虑手术。

2. 慢性盆腔炎

慢性盆腔炎是急性盆腔炎治疗不彻底或体质差、病情迁延所致，在抵抗力差时可以急性发作。临床表现为：①输卵管积水或闭塞不通畅，管内积脓；②输卵管卵巢炎并形成脓肿、炎性粘连或包块；③其他的慢性盆腔结缔组织炎（子宫旁的组织）。诊断：下腹坠胀、疼痛，也可有月经量多或月经不调，不孕；B 超和腹腔镜可以协助诊断。

治疗要避免性乱，认真彻底治疗急性炎症。治疗原则：①抗生素、糖皮质激素的治疗；②中药治疗要活血化淤、清热利湿；③物理治疗；④手术治疗；⑤增强体质。

3. 生殖器结核

这也称结核性盆腔炎。好发于 20 ~ 40 岁的青壮年，潜伏期 1 ~ 10 年。传播途径为：血行传播或淋巴传播、直接蔓延或上行感染。

（1）临床表现　①不孕；②月经失调；③下腹坠胀痛；④全身结核症状，如长期低热、盗汗、消瘦、疲劳。

（2）诊断　①诊断性刮宫或腹腔镜做病理检验以及结核杆菌的培养；②X线排除全身结核；③结核菌素试验阳性、血沉加快等可为诊断参考。

（3）治疗　按照结核治疗，预防要做好卡介苗的预防工作，防治结核。

第五节 女性生殖器官肿瘤

一、子宫颈癌

这是妇科常见的恶性瘤。

1. 病因

认为与以下因素有关：性生活过早、性伴过多、早产、多产、密产等；与患有阴茎癌的患者有性接触；还发现通过性交感染单纯疱疹病毒Ⅱ型、人乳头状瘤病毒、人巨细胞病毒等与宫颈癌的发病有关。

2. 临床表现

①稀薄水样或米汤样伴有恶臭的排液；②阴道流血、血性或白色的流液；③晚期癌症状可有尿频尿急、肛门坠胀，便秘、里急后重、下肢肿痛等，症状取决于癌灶的范围。晚期有消瘦、发热及全身衰竭。

3. 治疗

治疗的方法有手术，包括全子宫切除术、子宫根治术和盆腔淋巴结清扫术，放疗、化疗。可根据临床分期、年龄、全身情况、设备条件和医疗技术水平等决定治疗方法。

4. 预防

要提倡晚婚少育，正确性生活；绝经期左右的妇女有月经不规则出血或性交出血者要警惕；积极治疗中、重度的宫颈糜烂，中年妇女每1～2年进行宫颈刮片检查。

二、子宫肌瘤

这是最常见的女性良性瘤，由子宫平滑肌组织增生形成，内有少量的结缔组织。好发于生育年龄的妇女，绝经后停止生长甚至萎缩、消失。其发生可能与女性激素有关。

1. 分类

按发病部位分为子宫体肌瘤和子宫颈肌瘤；按与子宫肌壁的关系分为肌壁

间肌瘤、浆膜下肌瘤及黏膜下肌瘤。同一个子宫常有多个不同类型的子宫肌瘤，称为多发性子宫肌瘤。

2. 临床表现

①月经频多，腹部包块，白带增多；②腹痛腰酸或其他的肌瘤压迫症状；③不孕或继发贫血；④B 超或腹腔镜可以明确诊断。

3. 治疗

应该根据年龄、生育要求、症状、肌瘤的大小等决定治疗方法。

①随访观察；②用促性腺激素释放激素类似物、米非司酮（mifepristone）等药物治疗；③肌瘤大于 2 ~3 个月妊娠子宫大小、阴道出血量多以及贫血者需要手术治疗。

三、卵巢肿瘤

这也是女性常见的肿瘤，有良性、恶性和临界性之分。卵巢恶性瘤的早期症状不明显，存活率仅为 25% ~30%。

1. 临床表现

（1）良性瘤　发展缓慢，早期多无症状，多为偶然发现。

（2）恶性瘤　早期常无症状，多偶然发现。症状轻重取决于：①肿瘤的大小、位置和侵犯邻近器官的程度；②肿瘤的组织学类型；③有无并发症。晚期为消瘦、贫血、恶液质出现。

2. 并发症

①肿瘤的蒂扭转；②1/3 的患者有肿瘤破裂；③因蒂扭转或破裂引起肿瘤感染、邻近器官的炎症传播（如阑尾炎）；④肿瘤的恶变。

3. 诊断

卵巢肿瘤虽无特异性症状，根据年龄、病史和体征以及 B 超检查诊断较易。但需估计出肿瘤的良性和恶性。

4. 治疗与预防

卵巢恶性瘤病因不清，难以预防。30 岁以上女性应每年体检，以利于早期发现早期处理。肿瘤发现后要早期手术，也可辅助药物治疗。有肿瘤蒂扭转或破裂者应立即手术。

第六节
月经异常

卵巢内的卵泡发育成熟、排卵以及黄体的形成，产生了周期性、规律性的月经。同时伴有子宫内膜的增生、分泌变化。如果上述过程有变化，就称为月经异常，也包含痛经的情况。

一、功能性子宫出血

这指调节生殖的神经内分泌机制失调引起的子宫异常出血，简称功血，是妇科常见病。功血无器官的器质性疾病，分无排卵性功血和排卵性功血两类。

1. 无排卵性功血

无排卵性功血多发生于青春期及绝经前期。

（1）原因多为下生殖轴（丘脑－垂体－卵巢轴）的调节异常，卵巢无排卵和黄体生成，体内仅有雌激素而无孕激素，占功血的85%。

（2）根据激素水平的变化和子宫内膜的变化程度，表现为：①子宫内膜增生过长，分单纯型、复杂型增生及不典型增生即癌前病变；②增生期子宫内膜；③萎缩型子宫内膜。表现为不规则月经出血，月经紊乱，经期长短不一，血量不定。诊断除病史、常规检查及血尿化验外，还需要诊断性刮宫或子宫镜检查的辅助检查。

（3）治疗要加强营养补血，纠正贫血，预防感染。药物治疗可用雌激素或孕激素止血，也可用中药治疗，并调节月经的周期；更年期患者首选刮宫或宫腔镜；对长期治疗无效者采用手术治疗。

2. 排卵性功血

排卵性功血较无排卵性功血少见，多见于育龄妇女，有以下两种类型。

（1）黄体功能不足　生殖轴的功能紊乱，导致卵泡的发育迟缓，激素分泌不足，使黄体分泌不足或黄体早衰，致使子宫内膜分泌反应不足。表现为月经周期缩短、月经频发；不易受孕或受孕后易早期流产。治疗上多用孕激素。

（2）子宫内膜不规则脱落　由于生殖轴的功能紊乱，虽然患者排卵和黄体发育正常，但是萎缩时间延长，子宫内膜出现不规则的脱落。表现为月经的周期正常，但持续时间长且出血量多；基础体温下降缓慢。治疗多以激素调节生殖轴的功能使黄体及时萎缩。

二、闭经

正常月经的维持有赖于生殖轴的功能，以及接受器官的反应情况，任何一个环节发生问题都会出现月经异常甚至闭经。青春期前、妊娠期、哺乳期以及绝经期后的停经为生理现象。闭经也是妇科常见病，分原发性和继发性两种。

原发性闭经指年满14岁尚无月经来潮而第二性征不发育者，或者年满16岁尚无月经来潮，不论第二性征是否正常者，均为原发性闭经。原发性闭经比较少见，常因遗传因素或先天发育因素所致。

继发性闭经是指以往月经正常，现停止月经3个周期以上。分为下丘脑、垂体、卵巢和子宫性的闭经。①下丘脑性闭经多为功能性的常见闭经；②垂体性闭经为脑垂体的器质性病变或分泌失调，影响促性腺激素的分泌，继而影响卵巢和子宫的功能导致闭经；③卵巢性闭经指卵巢分泌的性激素水平低下，子宫内膜不发生周期性的变化而产生闭经；④子宫性闭经是内膜损伤或对激素不能产生反应而引起的闭经。

闭经是一种症状，诊断时应该寻找原因，失调部位可以用药物撤退试验、诊断性刮宫、子宫输卵管碘油造影、垂体功能检查或卵巢功能检查等辅助检查帮助判断并协助诊断。有肿瘤的患者应该手术治疗。

三、痛经

月经期前后或行经期出现下腹痉挛性疼痛，并有全身不适影响生活者为痛经。原因有子宫内膜管型脱落（膜性痛经）、子宫发育不全（子宫屈曲、颈管狭窄）及体质因素、精神因素等。痛经分原发性和继发性两种。无盆腔等器官异常，称原发性痛经，也称功能性痛经；继发性痛经则指生殖器官有明显病变者。

原发性痛经的表现为，初潮后1~2年内，在月经之前几个小时开始痛，疼痛属痉挛性。继发性痛经有反复盆腔炎症发作、月经异常、放置宫腔节育器或不育等情况。应该注意营养、睡眠、消除精神负担；加强经期卫生，避免剧烈运动、劳累和防寒。治疗可采用药物抑制排卵或在疼痛前服用前列腺素合成抑制剂，抑制内膜的前列腺素合成，降低疼痛的振幅和频度，如用吲哚美辛（indomethacin）、氯芬那酸（clofenamic acid，又称氯灭酸）、布洛芬等。继发性痛经的治疗是针对引起痛经的病变进行针对性治疗。

第七节 更年期综合征

更年期综合征是指由于卵巢功能衰退等内分泌改变，引起的精神心理和躯体异常的综合征。绝经早期表现为血管舒缩综合征，是以阵发性的轰热、潮红、自汗和心悸为特征的雌激素缺乏综合征；晚期（>5年）相继出现各器官系统衰老性疾病。具体表现如下。①性征退化和性器官萎缩：外阴干枯脱毛、白色皮损、外阴瘙痒、继发感染、性功能减退、乳房萎缩下垂，膀胱直肠膨出和子宫脱垂等；②皮肤黏膜干枯、毛发脱落、色素沉着和老年斑；③心血管病如高血压、动脉硬化和冠心病，栓塞性疾病；④更年期妇女部分易患有精神神经系统异常，如抑郁、健忘、偏执、情绪不稳、思维错乱和精神分裂症；⑤妇科肿瘤的发生率随年龄增长而升高；⑥免疫功能减退；⑦尿频、尿急、张力性或尿急性尿失禁；⑧骨骼肌肉系统的功能障碍、骨质疏松症和易发骨折；⑨内分泌代谢变化，如高脂血症、糖尿病倾向、水肿、心血管疾病发生率明显升高。

一、血管舒缩综合征的临床表现

因为雌激素匮乏、植物神经功能障碍，临床表现为潮红先始于面、颈、前胸、后背部以及下腹、躯干和四肢，皮肤血管扩张，片状红润充血、温度升高和头痛头晕、心悸、烦躁、口干，患者多脱衣、开窗或户外散热；潮红持续3～4min后开始出汗，体温恢复正常而结束。发作周期为（54±10）min，夜间发作时多是大汗淋漓，梦中惊醒，湿濡衣被，伴有失眠、健忘或焦虑、恶心呕吐或眩晕等不适。

二、血管舒缩综合征的治疗

多用雌激素、孕激素替代治疗，具体有以下几点：①规范的替代治疗，即雌－孕激素周期疗法；②以单纯雌激素代替的周期疗法；③适合绝大多数更年期情况的尼尔雌醇（nilestriol）疗法；④适用于伴乳痛、性功能减退妇女的雌－孕激素疗法。治疗副反应的重点是防止子宫内膜增生过长和癌变、乳腺增生反应及全身代谢异常变化。预防方面，加强更年期妇女身心保健，应该让患者了解详情，除了药物治疗外，加强心理的护理、安慰和鼓励等保健措施；定期查体，并开设咨询，既要防治更年期易患的疾病，又要加强自我保健，降低更年期综合征的发生率。

思考题

1. 简述正常分娩各时期的定义，各种分娩方式的优点和缺点。
2. 简述母乳喂养对母婴的益处。
3. 简述围生医学的定义和内容。
4. 简述女性生殖器官炎症和肿瘤的病因、表现和治疗原则。
5. 简述月经异常以及女性更年期综合征的表现和治疗原则。

第十六章
儿科疾病

教学目标

1. 了解儿科学的临床特点。
2. 掌握小儿年龄的分期。
3. 了解常见新生儿疾病的病因、临床表现及治疗原则。
4. 了解小儿呼吸道感染性疾病的常见病因及临床表现。

第一节 概述

儿科学（pediatrics）是临床医学学科之一，是研究自胎儿至青少年时期生长发育规律、提高身心健康和疾病防治的医学科学。基本理论包括发育儿科学（developmental pediatrics）、预防儿科学及临床儿科学。近年来随着医学科学的发展，临床儿科学又派生出呼吸、消化、心血管、血液、神经、肾脏、内分泌、遗传代谢、传染病和急救医学等专业分支。由于疾病源的变化及某些年龄阶段的特殊医疗保健的需要，又形成了以年龄划分为特征的围生医学、新生儿学与青春期医学等三级学科。保障儿童健康必须要有其他多学科的密切配合，故多学科协作将是儿科学发展的必然趋势。分子生物学、遗传学、胚胎学、营养学、免疫学、心理学、行为学等其他学科的发展将有力促进儿科学的变革及发展，尤其是基因诊断、基因治疗与基因疫苗技术的突破将会给儿科学带来巨大变革。

一、儿科学的临床特点

1. 小儿年龄的分期

根据小儿解剖、生理和心理特点，可把小儿年龄分为 7 期。

胎儿期：从受精卵到小儿出生为止，共 40 周，胎龄即胎儿的周龄。

新生儿期：自胎儿娩出脐带结扎时开始到满28d之前。该期是发病率、死亡率最高的时期。

婴儿期：自胎儿娩出脐带结扎时开始至1周岁之前。该期是小儿生长发育最快的时期。

幼儿期：自1周岁到3周岁之前。

学龄前期：自3周岁至6~7岁入小学前。

学龄期：自6~7岁至青春期（女12岁，男13岁）开始之前。

青春期：女孩从11~12岁开始到17~18岁，男孩从13~14岁开始到18~20岁。

2. 临床特点

儿科学与其他临床学科有所不同，不能把小儿看作成人的缩影。因为儿童和青少年处于生长发育阶段，一定要掌握好各阶段的特点。在儿科学中疾病预防占有非常重要的作用。小儿疾病种类和成人有很大区别。小儿病情变化快、易反复、变化多端，且机体抵抗力较低；小儿一般不会主动诉说病情，也不能正确地描述症状；小儿疾病所用药物的剂量根据年龄不同而不同，有些治疗方法是小儿治疗所特有的；小儿处于生长发育期，预后一般较好。

3. 生长发育规律

生长（growth）是指随小儿年龄的增加，身体各器官和系统的长大，是可以测量的。发育（development）是指细胞、组织、器官功能上的分化与成熟。生长和发育密不可分，认识生长发育规律有助于儿科医生为小儿生长发育及疾病的治疗及预防提供正确的评价和指导。生长发育的规律具有以下几点：①生长发育具有连续性和阶段性；②各系统器官生长发育不平衡；③生长发育具有先上后下、由近到远、由粗到细、从低级到高级、先简单后复杂的一般规律；④生长发育有个体差异。

4. 影响生长发育的因素

父母的遗传因素是决定因素，此外还有环境因素。

5. 体格和神经心理发育

体格发育的常用指标有体重、身高、坐高、头围、胸围、上臂围、皮下脂肪厚度等。从出生到青春期有两种不同的生长模式：第一种，从出生到2岁左右，是快速但逐渐减慢的生长模式；第二种，从2岁左右到青春期前，表现为每年持续稳定地增长模式。神经心理发育是小儿健康成长的重要方面，与体格发育相互影响，包括感知、运动、语言、心理功能的发育，它是神经系统成熟与教育学习相互作用的结果。

二、儿童保健原则

儿童保健（child care）是儿童医学领域一门重要的学科。它研究儿童各年龄期生长发育的规律及影响因素，以采取有效措施，防止不利因素，防治儿童常见病、多发病，减少发病率、降低死亡率，促进和保证儿童身心健康成长。

1. 儿童保健的内容

该内容包括：①生长发育；②体质健康和健康促进；③喂养和营养；④危及生长发育和健康的危险因素识别和干预；⑤个体与人群疾病的控制；⑥意外伤害的治疗；⑦人与环境的和谐。

2. 儿童保健的原则和重点

这部分内容包括：①胎儿期，孕母保健为主；②新生儿期，出生时护理为主；③婴儿期，合理喂养、生长发育检测、完成基础免疫为主；④幼儿期，养成良好的饮食、睡眠、排便等生活习惯及预防疾病、事故为主；⑤学龄前，早期教育、培养良好的习惯及疾病、意外事故的防治为主；⑥学龄期及青春期，保证营养、加强锻炼、健全体格及重视心理生理卫生教育为主。

3. 儿童保健的具体措施

具体措施包括：护理、营养、计划免疫、心理卫生、定期健康检查、意外事故的预防。儿童保健中一个重要的措施就是计划免疫，它根据儿童的免疫特点和传染病发生规律制定免疫程序，有计划地使用生物制品预防接种，提高儿童的免疫力，预防疾病的发生。

儿童的预防接种包括：①卡介苗，预防结核病；②脊髓灰质炎减毒活疫苗，预防脊髓灰质炎；③百日咳菌液、白喉破伤风类毒素，预防百日咳、白喉、破伤风；④麻疹减毒活疫苗，预防麻疹；⑤基因重组乙肝疫苗，预防乙肝。

4. 儿童保健的发展趋势

该趋势已由以往的预防接种进展到强体健身益智的全面发展。

第二节 新生儿及新生儿疾病

一、新生儿概述

新生儿（newborn）根据胎龄可分为足月儿（term infant）、未成熟儿（premature infant）、过期产儿（post-term infant）；根据出生体重可分为低体重儿、正常体重儿、巨大儿。根据出生体重和胎龄、出生后周龄等标准都可给新生儿进行分类，但在临床上以足月儿和未成熟儿多见。

1. 足月儿的特点

（1）外观特点　正常足月儿体重在2500g以上（2500～4000g），身长47cm以上（约50cm），哭声响亮，肌肉有一定张力，四肢屈曲，皮肤红润，胎毛少，耳壳软骨发育良好，乳晕清楚，乳头突起，乳房可扪到结节，整个足底有较深的足纹，男婴睾丸下降，女婴大阴唇覆盖小阴唇。

（2）呼吸系统 胎儿肺内充满液体，出生时经产道挤压，1/3 肺液由口鼻排出，其余由肺间质毛细血管和淋巴管吸收，如吸收延迟，则出现湿肺症状。分娩后新生儿在第 1 次吸气后紧接着啼哭，肺泡张开。其呼吸较浅快，频率为生后第 1 小时 60 ~ 80 次/min，以后为 40 次/min 左右。常以腹式呼吸为主。

（3）循环系统 胎儿出生后血液循环发生巨大变化，主要表现在以下方面。①脐带结扎后，胎盘 – 脐血循环终止；②随着呼吸建立，肺血管阻力降低；③卵圆孔和动脉导管出现功能性关闭；④动脉导管收缩，继而关闭，完成胎儿循环向成人循环的转变。新生儿心率波动较大，通常 90 ~ 160 次/min，血压平均为 9.3 ~ 6.7kPa（70 ~ 50mmHg）。

（4）消化系统 足月儿吞咽功能已经完善，但胃呈水平位，食管下部括约肌松弛，幽门括约肌发育较好，易发生溢乳和呕吐。新生儿肠壁较薄，通透性高，有利于吸收母乳中的免疫球蛋白，也易使肠腔内毒素及消化不全产物通过肠壁而进入血循环，引起中毒症状。足月儿除胰淀粉酶不足外，其余消化酶均已满足生理需要。

胎粪呈墨绿色，由肠黏膜脱落上皮细胞、羊水及消化液组成。出生后 12h 内开始排泄，3 ~ 4d 内排完，若超过 24h 还未见胎粪排出，应检查是否为肛门闭锁。

足月儿肝葡糖醛酸转移酶的活性较低，是出现生理性黄疸及对某些药物解毒能力低下的原因之一。用药时应注意肝功变化。

（5）血液系统 足月儿血容量约为 85mL/kg。其出生时血液中红细胞数和血红蛋白量较高，血红蛋白中胎儿血红蛋白（fetal hemoglobin，简称 HbF）占 70% ~ 80%，随后渐被成人血红蛋白（adult hemoglobin，简称 HbA）替代。刚出生时白细胞数较高，以中性粒细胞为主，第 3 日开始下降，5d 后接近婴儿值。

（6）泌尿系统 足月儿一般生后第 1 日排尿，如生后 48h 无尿，需要检查原因，一周内每日可排尿近 20 次。新生儿尿稀释功能尚可，但肾小球滤过率低，浓缩功能较差，因此排出同样量的溶质需比成人多 2 ~ 3 倍的水。因排磷功能较差，故牛乳喂养儿易导致低钙血症。

（7）神经系统 新生儿期间视觉、听觉、味觉、触觉、温觉发育良好，痛觉、嗅觉（除对母乳外）相对差些。足月儿出生时已具有原始的神经反射，如觅食反射、吸吮反射、抓握反射、拥抱反射和交叉伸腿反射。新生儿提睾和腹壁反射不稳定。

（8）免疫系统 新生儿非特异和特异性免疫功能尚不健全。胎儿可从母体通过胎盘得到免疫球蛋白 IgG，因此不易感染一些传染病如麻疹等；而免疫球蛋白 IgA 和 IgM 则不能通过胎盘传给新生儿，因此新生儿易患呼吸道、消化道感染和大肠杆菌、葡球菌败血症。人乳的初乳中含较高分泌型免疫球蛋白 IgA，故应提倡母乳喂养，提高新生儿抵抗力。

（9）体温调节　足月儿体温调节中枢功能亦未完善，容易散热而保温较差，其产热主要依靠棕色脂肪的代谢。室温过高时，足月儿能通过皮肤蒸发和出汗散热，但如体内水分不足，血液浓缩而发热称“水热”；室温过低时则可引起硬肿症。

（10）能量、水和电解质需要量　足月儿基础热量消耗为 209kJ/kg，总热量需要每日 418 ~502kJ/kg。其体液总量占体重的 70% ~80%，出生后体内水分丢失较多。新生儿患病时易发生酸碱失衡，其碳酸氢盐的肾阈值低，肾处理酸负荷能力不足，故特别易发生代谢性酸中毒，需及时纠正。

（11）常见几种特殊生理状态

①生理性黄疸　50% ~60% 的足月儿出现生理性黄疸，一般情况良好，出生后 2 ~3d 出现，4 ~5d 达高峰，5 ~7d 消退。

②生理性体重下降　新生儿出生数日内，因丢失水分较多，出现体重下降，但一般不超过 10%，生后 10d 左右，恢复到出生时体重。

③乳腺肿大　生后 3 ~5d，男、女足月新生儿均可发生乳腺肿胀，如蚕豆到鸽蛋大小，这是由于母亲的孕酮和催乳素经胎盘至胎儿，出生后母体雌激素影响中断所致。一般不需处理，生后 2 ~3 周内消退。

④口腔内改变　新生儿上腭中线和齿龈切缘上常有黄白色小斑点，分别俗称为“上皮珠”和“板牙”，于生后数周至数月自行消失。其两颊部的脂肪垫，俗称“螳螂嘴”，对吸乳有利，不应挑割，以免发生感染。

⑤假月经　有些女婴生后 5 ~7d 阴道可见带血性分泌物，持续 2 ~3d，称假月经。系因妊娠后期母亲雌激素进入胎儿体内，生后突然中断而形成类似月经的出血，一般不必处理。

2. 新生儿的护理

①维持体温稳定；②保持呼吸道通畅；③预防感染；④预防接种；⑤新生儿筛查。

二、新生儿缺氧缺血性脑病

缺氧缺血性脑病（hypoxic ischemic encephalopathy，简称 HIE）是指由于各种因素引起围生期（指产前、产时和产后的一段时间）的缺氧和脑血流减少或暂停而导致新生儿脑损伤。足月儿多见，是导致儿童神经系统伤残的常见原因之一。

1. 病因

围生期窒息是引起新生儿 HIE 的主要原因。

2. 临床表现

主要表现为意识障碍、原始反射改变、惊厥、颅脑高压等神经症状。根据病情不同可分为轻、中、重三度。重度者初生至72h症状最明显，死亡率高。

3. 治疗

（1）支持方法　①供氧；②纠正酸中毒；③纠正低血糖；④补液。

（2）控制惊厥　首选苯巴比妥（phenobarbital）。

（3）治疗脑水肿　一般首选呋塞米（furosemide）进行利尿脱水，同时采用白蛋白提高血液胶体渗透压，从而起到脱水作用。亦可应用甘露醇。

（4）预后　本病预后与病情严重度、抢救是否正确及时关系密切。

三、新生儿颅内出血

新生儿颅内出血是新生儿较常见的一种脑损伤，尤其易发生在未成熟儿，死亡率高，预后较差。

1. 病因

一切在生产过程中引起胎儿或新生儿缺氧、缺血及外伤等因素都可导致颅内出血，未成熟儿多见。因胎儿头过大、头盆不称、急产、臀位产、高位产钳和多次吸引器助产使胎儿头部受挤压，也可造成产伤性颅内出血，足月儿多见。此外，母亲有原发性血小板减少性紫癜病史，或孕期使用抗惊厥药（苯妥英钠、苯巴比妥）、抗结核药（利福平，rifampicin）者，也可引起胎儿或新生儿颅内出血。

2. 临床表现

新生儿颅内出血的临床表现主要与出血部位和出血量有关，轻者可无症状，大量出血者可在短期内死亡。常见的表现有：①神志改变，如激惹、过度兴奋、淡漠、嗜睡、昏迷等；②眼征，凝视、斜视、眼球上转困难、眼球震颤等；③颅内压增高表现，如脑性尖叫、前囟隆起、角弓反张等；④呼吸改变，可增快或缓慢、不规则或呼吸暂停等；⑤肌张力，早期增高，以后减低；⑥瞳孔不对称，对光反应消失；⑦其他，如低体温、无原因可解释的黄疸和贫血。根据颅内出血部位不同临床表现也不同。

3. 治疗

（1）支持疗法　保持患儿安静，维持血压，保持体温。

（2）控制惊厥　可用苯巴比妥。

（3）降低颅内压　选用呋塞米、白蛋白等治疗，必要时用甘露醇脱水。

（4）止血剂及对症处理。

四、新生儿溶血病

新生儿溶血病是指母、子血型不合引起的同族免疫性溶血。至今发现的人类26个血型系统中，以ABO血型不合新生儿溶血病为最常见，其次为Rh血型系统（Rh blood group system）。例如，上海1959—1977年18年内共检测835例新生儿溶血病，其中ABO溶血病712例（85.3%），Rh溶血病122例（14.6%）。

1. 病因

当胎儿由父方遗传所得的血型抗原与母亲不同时，进入母体后即会刺激母体产生相应的抗体，可通过胎盘进入胎儿体内，与胎儿红细胞发生抗原抗体反应导致溶血。

2. 临床表现

该病症状轻重与溶血程度基本一致。ABO溶血病多为轻症，Rh溶血病一般较重。轻者除黄疸外，可无其他明显异常；病情严重者贫血明显，同时有水肿、心力衰竭、肝脾大，甚至死胎。

3. 治疗

（1）产前处理　①提前分娩；②血浆置换；③宫内输血；④口服苯巴比妥。

（2）新生儿处理　根据病情可采用光照疗法、换血疗法和药物治疗，重点是降低胆红素，防止胆红素脑病。

4. 预防

目前最常用的预防方法，是对Rh阴性妇女在流产或娩出Rh阳性婴儿72h内，尽早肌注抗Rh-D球蛋白300μg。

五、新生儿寒冷损伤综合征

新生儿寒冷损伤综合征简称新生儿冻伤，主要因寒冷或多种疾病引起。其临床特征是低体温和多器官功能损伤，严重者出现皮肤硬肿，此时又称新生儿硬肿症。

1. 病因

足月儿出生3d内和未成熟儿多见。病因有：①体温调节中枢发育不成熟；②皮肤表面积相对较大；③躯体小，能量贮备少；④缺乏寒战反应；⑤皮下脂肪中饱和脂肪酸含量高，由于其熔点高，低体温时易于凝固，出现皮肤硬肿。

此外，某些疾病如严重感染、缺氧等能使能源物质消耗增加的疾病都可导致该病的发生。

2. 临床表现

本病多发生在冬、春寒冷季节。发病早期表现为体温降低、吮乳差或拒乳、哭声弱等症状；病情加重时发生硬肿和多器官损害。

3. 治疗

①复温；②热量和液体供给；③纠正器官功能紊乱；④根据并发症选用适当抗生素防止感染。

六、新生儿黄疸

新生儿黄疸是胆红素在体内积聚而引起皮肤或其他器官染黄。其原因复杂，分为生理性和病理性。部分病理性黄疸可导致中枢神经系统受损，产生胆红素脑病，故应加强对新生儿黄疸的临床观察，尽快找出原因，及时治疗。

1. 分类

（1）生理性黄疸　由于新生儿胆红素代谢的特点，50% ~60% 的足月儿和 80% 的未成熟儿于生后 2 ~3d 内出现黄疸，4 ~5d 达高峰。一般情况良好，足月儿在 2 周内消退，未成熟儿可延至 3 ~4 周。

（2）病理性黄疸　常有以下特点：①黄疸在出生后 24h 内出现；②重症黄疸，血清胆红素明显高于正常值，或每日上升超过 85μmoL/L（5mg/dL）；③黄疸持续时间长，足月儿 >2 周，未成熟儿 >4 周；④黄疸退而复现；⑤血清结合胆红素 >34μmol/L（2mg/dL）。具备其中任何一项者可诊断为病理性黄疸。

2. 原因

黄疸一般情况下是某种疾病的表现，但新生儿生理性黄疸却是由于特殊的生理特点引起的，所以是非病理状态的。其产生的机制主要是由于红细胞破坏增多（胎儿在子宫内处于低氧环境，因此红细胞生成过多，出生后相对过剩）和新生儿肝脏尚未发育成熟，处理胆红素的能力有限而导致的。引起病理性黄疸的原因较多，如新生儿肝炎、新生儿溶血、胆道闭锁、某些遗传性疾病等。

3. 治疗

病理性黄疸的治疗根据病因主要有换血和光疗（phototherapy）方法。

第三节 蛋白质 - 能量营养不良

营养不良是因为缺乏蛋白质和热量所致的一种营养缺乏症。多见于婴幼儿，常伴有各种器官的功能紊乱。本病在我国部分地区依然存在。

一、病因

1. 喂养不当

长期饮食不当，热量摄入不足；人工喂养以粮谷类食物为主，质差量少；

母乳不足，添加辅食不当；仓促断奶，婴儿不适应。

2. 消化系统疾病

先天畸形如唇裂、腭裂、幽门狭窄、贲门松弛、哺喂困难、消化功能不健全、吸收不良、肠炎、痢疾、寄生虫、肝炎等消化道感染性疾病；慢性消耗性疾病如反复发作的肺炎、结核等。

3. 其他情况

其他情况，如早产、双胎等均是营养不良的先天条件。

二、临床表现

体重不增是最先出现的症状，继而体重下降。皮下脂肪逐渐减少或消失，首先为腹部，其次为躯干、臀部、四肢，最后才是面颊。小儿可出现生长迟缓、进行性消瘦或水肿以及全身各系统功能紊乱。患儿易发生肺炎、腹泻，严重者可导致死亡。

三、治疗

①积极治疗原发病；②调整饮食及补充营养物质；③给予促进消化的药物如胃蛋白酶、维生素 B 等。

此外有严重腹泻、自发性低血糖、各种感染、电解质紊乱、严重贫血等并发症，需对症治疗。

第四节 维生素 D 缺乏症

维生素 D 缺乏性佝偻病是婴幼儿期常见的营养缺乏症，一般人常称之为“缺钙”。实际上应是维生素 D 缺乏，是因缺乏维生素 D 造成钙磷代谢平衡失调，从而导致代谢性骨骼性疾病。在儿童时期，即骨骺尚未联合以前发病的称佝偻病，多见于 2 岁以下小儿。此病虽不直接危及生命，但严重影响生长发育，导致骨骼畸形，并影响神经、肌肉、造血系统功能及全身免疫力降低。成年后，指骨骺板已闭但发生骨钙化障碍，称为骨软化病。随着营养条件的改善，此病虽然已见减少，但在妊娠、多产的妇女及体弱多病的老年人中易患此病，或有潜在的维生素 D 缺乏。

一、病因

婴幼儿期生长发育旺盛，骨骼的生长发育迅速，需要足量的维生素 D 才能维持正常的骨骼发育，当维生素 D 缺乏时，容易引起本病。常见的病因如下。

（1）阳光照射不足，小儿在户外活动过少，使体内合成的维生素 D 减少。

（2）小儿在食物中摄取的维生素 D 不足。

（3）小儿生长发育过快，维生素 D 供不应求。

（4）其他疾病影响了维生素 D 的合成和利用。

二、临床表现

早期常烦躁，爱哭闹，睡眠不好，易惊醒，出汗多，特别是入睡后头部多汗。由于汗的刺激不舒服，故头常在枕头上摩擦，致头后枕部半圈秃发，通常称为“枕秃”。以后逐渐出现骨骼改变，如前囟门闭合延迟（正常应在 1.5 岁前闭合），出牙晚，可晚至 1 岁才出牙，头较大呈方形，肋骨下缘外翻，鸡胸、O 形腿等。严重者可出现惊厥、手足搐搦、喉痉挛。

三、治疗

治疗原则为早诊断、早治疗，防止骨骼畸形后遗症的发生。合理喂养，增加日照时间，促进小儿对维生素 D 的吸收和利用。采取口服维生素 D，如有低钙也可同时应用钙剂。

第五节 小儿腹泻

小儿腹泻是多种病原引起的以腹泻为主的胃肠道紊乱综合征，是婴幼儿常见病。发病年龄多在 2 岁以下，1 岁以内发病率高达 50%，夏季发病率最高，对婴幼儿的危害大。

一、病因

根据病因，腹泻分为感染性和非感染性两类。前者可由细菌、病毒、霉菌、寄生虫感染引起，后者主要是由饮食因素和气候因素导致。又因婴幼儿的消化系统发育不良及自身防御功能较差，因此易于发病。

二、临床表现

①大便次数增加；②大便糊状或黄绿色稀水便、蛋花汤样，可混有黏液和脓血；③发热、精神不佳；④呕吐；⑤脱水、代谢性酸中毒；⑥危重时，呼吸加快、昏迷。

三、治疗

治疗原则包括调整和限制饮食，减少胃肠道的负担；控制肠内外感染；纠正水与电解质紊乱；加强护理，避免并发症。

四、预防和护理

（1）护理腹泻患儿时要注意及时补充液体，防止因大便中的水分丢失过多而发生脱水。

（2）于腹泻患儿的饮食原则是：调整饮食、继续进食，避免在腹泻时变化食物品种或给予不易消化食物。

（3）护理感染性腹泻患儿，应做好消毒隔离，衣物要勤洗、勤晒。

（4）护理过程中应注意观察并记录大便次数、性状、颜色及量的变化，为医生制定治疗计划提供依据。

（5）对肠痉挛引起的腹痛，应进行腹部保暖，达到减轻疼痛的目的。

第六节 小儿呼吸道感染性疾病

小儿呼吸道感染是最常见的疾病。据有关资料表明，在儿科门诊患者中，约2/3 患呼吸道感染；在住院患儿中，有1/3 患呼吸道疾病；在婴幼儿死亡原因中，有1/3 是由于呼吸道疾病。可见呼吸道疾病是小儿发病率高、危害性大的常见病、多发病，尤其在我国北方更为常见。

呼吸道感染一般分为上呼吸道感染和下呼吸道感染。上呼吸道包括鼻、鼻窦、咽、耳咽管、喉；下呼吸道包括气管、支气管和肺，此外还包括肺门、纵隔、胸膜、胸廓等。

一、易感及诱发因素

1. 小儿呼吸器官发育不成熟

由于鼻腔短小，初生儿几乎没有下鼻道，没有鼻毛，鼻黏膜柔嫩，同时又富含血管，气管和支气管狭窄，黏液腺分泌不足而干燥，黏膜纤毛运动差，不能很好地排出致病物。其肺脏的弹力组织发育不佳，血管丰富，肺泡数量较少，含气量较少，所以小儿的呼吸道最易感染，鼻腔很容易引起阻塞。

2. 与小儿本身免疫功能的发育有关

婴儿免疫球蛋白的生成比较晚，妊娠由母体通过胎盘可以获得免疫球蛋白IgG；出生后经过2～3个月，小儿才能自身产生IgG；出生后几个月，IgA方能达到成人水平。IgA是一种局部抗呼吸道感染的免疫球蛋白。气管的分泌物中如果缺少IgA，对细菌和病毒免疫能力就差，病原体在呼吸道内就容易繁殖，因而小儿患呼吸道疾病的较多。

3. 病原体

这包括引起发病的细菌、病毒、支原体等。

4. 外界环境因素

如房间拥挤、通风欠佳、空气浑浊、阳光不足、护理不当以及婴儿的冷暖平衡失调等，都能导致婴儿身体抗病能力减弱，易受细菌、病毒侵袭而发病。

二、急性上呼吸道感染

急性上呼吸道感染（acute upper respiratory infections，简称上感），是小儿时期最常见的疾病，一年四季均可发生，以冬春季节发病率较高；也可侵及口腔、中耳、眼部、颈淋巴结等邻近器官，如炎症向下蔓延则可引起气管炎、支气管炎或肺炎。年长患儿如患链球菌性上感后可引起急性肾炎、风湿热等疾病。因此对本病应加强防治。

1. 病因

多由病原体感染引起，病原体90%以上为病毒。常见的有黏病毒，包括流行性感冒（流感）病毒、副流感病毒、呼吸道合胞病毒；还有腺病毒、小核糖核酸病毒、某些肠道病毒。少数由细菌感染引起，多见溶血性链球菌。

2. 临床表现

不同年龄小儿上呼吸道感染的临床特点不同，一般年长儿症状轻，婴幼儿症状重。常见的表现有：①发热；②鼻塞、流涕、喷嚏、咳嗽；③乏力、食欲不振、呕吐、腹泻，儿童可诉头痛、腹痛、咽部不适；④咽部充血，有时扁桃体充血、肿大，颈淋巴结可肿大并压痛，肺部听诊多正常。

3. 治疗

治疗原则为注意休息、多饮水、对症治疗、控制感染、加强护理。

三、急性支气管炎

急性支气管炎是支气管黏膜的炎症，常继发于上呼吸道感染之后。婴幼儿时期发病较多、较重，发生支气管炎时，气管多同时发炎，也可称为急性气管支气管炎。如果涉及毛细支气管，则其病理与症状均同肺炎相仿。

1. 病因

多种病毒和细菌均可感染，或为混合感染。能引起上呼吸道感染的病原体都可引起支气管炎，但病毒感染是主要的病因。主要为鼻病毒、流感病毒、合胞病毒及风疹病毒等。较常见的细菌为肺炎球菌、溶血性链球菌、葡萄球菌、流感杆菌、沙门菌属和白喉杆菌等。此外气温突变、空气污浊、小儿呼吸道解剖及生理特点、过敏因素以及免疫功能低下等，均为本病诱因。

2. 临床表现

本病发病可急可缓，早期表现有上呼吸道感染症状，如流涕、干咳；2～3d后咳嗽逐渐加剧，伴分泌物增多，初为白色黏痰，后可为脓性痰。发热可有可无，热度高低不定。儿童可诉有头痛、胸痛、疲乏。食欲不振，睡眠不安。婴幼儿症状较重，常伴有发热、呕吐、腹泻。病程5～10d，也有持续3周左右。

体检时可发现双肺呼吸音粗糙，在咳嗽时亦可有不固定的散在的干性啰音和湿性啰音。

3. 辅助检查

（1）胸部X线检查　肺纹理增粗或正常，偶有肺门阴影增深。

（2）周围血检查　白细胞总数正常或偏低，由细菌引起或合并细菌感染时白细胞总数升高、中性粒细胞增多。

4. 治疗

（1）控制感染　由于病原体多为病毒，一般不用抗生素。但有细菌感染者多为脓性痰，可适当选用抗生素。

（2）对症治疗　①化痰止咳；②有哮鸣音者可用止喘药物。

（3）一般治疗　增强体质、多饮水、适当湿润空气，使呼吸道分泌物易咳出。

四、支气管肺炎

肺炎是由不同病原体或其他因素引起的肺部炎症，以发热、咳嗽、呼吸困难及肺部固定湿性啰音为共同的临床表现。其中以支气管肺炎最多见，其发病率约占肺炎的94%。一年四季均可发作，但冬、春季较多。营养不良、维生素缺乏、先天性心脏病等也使肺炎发病率增高，且病情更趋严重。

1. 病因

病原体多为细菌和病毒。细菌以肺炎双球菌最为多见，近年来肺炎支原体感染呈增多趋势。病毒以呼吸道合胞病毒、腺病毒、流感病毒和副流感病毒为多见。本病常在病毒感染的基础上继发细菌感染，即“混合性感染”。

2. 临床表现

（1）一般症状　在发病前可先有上呼吸道感染的症状，骤发者常有发热，早期体温在38～39℃，亦可高达40℃。体弱婴儿大都起病迟缓，发热不明显或体温低于正常值。

（2）呼吸系统症状　①咳嗽较频，剧烈咳嗽常引起呕吐；②气促，呼吸频率可达40～80次/min，重症患儿可出现口周、鼻唇沟、指趾端紫绀及鼻翼扇动、三凹征；③发热。

肺部体征早期不明显，可有呼吸音粗糙或减弱，以后可听到中、细湿性啰音，以两肺底及脊柱旁较多，叩诊一般正常。当病灶融合扩大，累及部分或整个肺叶时，可出现相应的实变体征。如发现一侧肺有叩诊浊音及（或）呼吸音减弱，应考虑胸腔积液或脓胸。

（3）循环系统症状　轻者心率稍增快，重症者可出现不同程度的心功能不全或心肌炎。合并心衰者可参考以下诊断标准：①心率突然超过180次/min；②呼吸突然加快，超过60次/min；③突然极度烦躁不安，明显发绀，面色苍灰，指（趾）甲微循环再充盈时间延长；④肝脏迅速增大；⑤心音低钝，或有奔马律，颈静脉怒张；⑥尿少或无尿，颜面、眼睑或下肢水肿。若出现前5项者即可诊断为心力衰竭。若并发心肌炎者，则表现为面色苍白，心动过速、心音低钝、心律不齐，心电图表现为ST段下移和T波低平、双向和倒置。重症患儿可发生弥散性血管内凝血（DIC），表现为血压下降，四肢凉等。

（4）消化系统症状　可出现食欲不振、呕吐、腹泻、腹胀等。重症肺炎常发生中毒性肠麻痹，出现肠鸣音消失，明显腹胀，以致膈肌升高进一步加重呼吸困难。消化道出血可吐出咖啡样物，便血或柏油样便。

（5）神经系统症状　常出现嗜睡、烦躁不安，重症者可出现抽搐、昏迷或反复惊厥等中毒性脑病的表现。

3. 治疗

支气管肺炎的治疗原则为抗感染、镇咳和退热。

进行痰培养及药敏试验，以便遴选针对性强的抗生素。一般支气管肺炎多选青霉素，如使用青霉素疗效不明显时，可改用其他抗生素。合并病毒感染者可选用抗病毒药，如口服阿昔洛韦（acyclovir）或利巴韦林（ribavirin）。有咳嗽者可给予祛痰止咳药。高热患儿可进行对症处理。重症累及其他脏器者同时进行对症治疗。

4. 预防

主要是增强小儿身体的抵抗力。一旦发现小儿有急性呼吸道炎症时，要及时医治，严防转成肺炎。要正确掌握对小儿的护理、喂养方法，搞好环境卫生，保持住房的空气新鲜。

第七节 先天性心脏病

先天性心脏病是在胎儿时期心脏或大血管发育异常而导致的畸形疾病，是小儿最常见的心脏病。先天性心脏病在正常人群中发病率约1%（0.6%～1.2%），按我国10亿人口计算，大约有1千万人患先天性心脏病。先天性心脏病不属于遗传性疾病。严重和复杂畸形的患儿可在出生数周或数月夭亡。近年来由于应用先进的现代检查技术（如心导管术、心血管造影术、彩色多普勒超声心动图和核素心血管造影等）及低温麻醉、体外循环和心脏外科手术的进展，很多常见的先天性心脏病能得到准确的诊断与根治，部分复杂的心脏畸形也可以进行手术治疗。

一、病因

发病与很多因素有关，大体分为内在和外在两大类，以后者多见。遗传因素特别是染色体畸变，是诱发先天性心脏病的内在原因。在胎儿期，孕母患风疹、流行性感冒、腮腺炎、柯萨奇病毒感染（Coxsackie virus infection）、糖尿病、高钙血症或因孕母接触放射线，应用抗癌药物或甲苯磺丁脲（tolbutamide）等药物影响心脏胚胎发育，从而导致心脏畸形。

二、分类

根据心脏左右两侧之间或大血管（大动脉与大静脉）之间有无异常通道存在，或根据有无青紫表现，将先天性心脏病分为：①左向右分流型（潜伏青紫型），如房间隔缺损、室间隔缺损、动脉导管未闭；②右向左分流型（青紫型），如法洛四联症（tetralogy of Fallot）、大血管错位等；③无分流型（无青紫型），如肺动脉狭窄、主动脉缩窄等。

三、临床表现

1. 紫绀

在患儿鼻尖、口唇、指甲、眼结膜等处见皮肤黏膜青紫色。在紫绀出现的同时，患儿生长发育迟缓，智力低下，吃奶或哭闹后可发生呼吸困难，严重者有神志丧失、抽搐。会走路的孩子，常因有脑缺氧感觉，而自动向下蹲踞。

2. 心力衰竭的症状

呼吸困难、短促，患儿不能平卧，咳嗽，心动过速，两肺布满小水泡音，肝脏肿大，下肢浮肿等。

3. 心脏听诊

在胸骨左缘可听到收缩期杂音，室间隔缺损的杂音较房间隔缺损位置低、较响、较粗糙，向四周广泛传导；房间隔缺损的杂音在左第2～3肋间，较柔和，较局限；动脉导管未闭的杂音位置较高，在第2肋间，响亮、粗糙、传导广，呈连续性，像机器转动样杂音，收缩期与舒张期均可听到；法洛四联症的杂音位置高低及响亮程度根据畸形情况而异，严重者的杂音反而轻。

四、治疗

1. 手术治疗

先天性心脏病的根治是手术治疗，一般可在4~5岁施行手术，症状严重者应提前手术。

2. 内科治疗

先天性心脏病手术前的内科治疗主要是避免剧烈活动，预防或治疗感染，如有心力衰竭应积极治疗。

五、预后

不同类型的先天性心脏病的预后亦不同。对房间隔缺损和动脉导管未闭的患儿一般预后较好；对室间隔缺损的患儿由于在早期易出现心力衰竭，故预后较差；对法洛四联症患儿如果不进行手术，多在20岁前死亡。

第八节 遗传性疾病

遗传性疾病是由于人体遗传物质结构或功能改变所致的疾病。近年来随着医学遗传学的迅速发展，到现在为止已知的遗传性疾病超过3000种，累及各个系统。在儿科领域，遗传性疾病已占有重要地位。随着分子遗传学及细胞遗传学的进展，许多遗传性疾病的发病机制已经逐步明确，这为疾病的诊断和防治提供了帮助。本节将介绍几种常见遗传性疾病。

一、先天愚型

先天愚型又称为唐氏（Down）综合征或21－三体综合征，是一种最常见的常染色体遗传性疾病。因染色体畸形导致患儿智力低下为主要临床表现，患儿双亲染色体正常，多数为亲代生殖细胞在有丝分裂中不分离造成。根据染色体异常分为三种类型，最常见的是21－三体型，已成为标准型，此外还有易位型和嵌合型。新生儿中发病率为1.5‰，我国目前大约有60万以上的先天愚型患儿。按目前的出生率我国平均20min就有一例先天愚型患儿出生。全国每年出生的先天愚型患儿将达27000例左右。75%患儿可存活一年以上，60%患儿10岁内死亡。死亡病因多为呼吸道感染、先天性心脏病等。

1. 病因

（1）母亲的妊娠年龄　母亲年龄是影响发病率的重要原因。根据国外资料，如果一般人群出生时的母亲年龄平均为28.2岁，则先天愚型患儿的母亲年龄平均为34.4岁。随着生育年龄的增长，发病率增高。

（2）环境污染、化学药物的影响　现有大量研究资料显示，环境污染及接触有害物质、饮酒、吸烟等均可造成精子、卵子的老化和畸形，是产生先天愚型和先天性畸形的重要诱因。

（3）其他　母亲在孕前或孕早期感染了肝炎、风疹等病毒也可诱发染色体畸形，导致该病的发生。

2. 临床表现

先天愚型的主要特征是智力发育障碍，体格发育迟缓。

患儿均有特殊面容：头颅小而圆，枕部平，脸圆，鼻扁平，睑裂细且向外上倾斜，眼距过宽，睫毛短而稀疏，嘴小唇厚，舌大常外伸，耳小，低位耳，耳廓畸形，颈背部短而宽。由于软骨发育差，患者四肢较短。手宽而肥，有通贯掌，指短。约1/2以上的患者有先天性心脏病，患儿智能发育缓慢，1周岁后方能坐起，3岁左右才开始走路；性格柔而慢，很少有攻击性，有时有一定的记忆力，善于模仿他人。

3. 预防

国家计生委和卫生部于2000年正式启动了“出生缺陷干预工程”。但先天愚型缺乏有效的治疗手段，患儿的出生给家庭和社会带来了很多不良影响，防止和减少先天愚型胎儿的出生，是当前产前诊断的重要任务。

主要预防措施有以下几种。

（1）对35岁以上的孕妇，及其他一些高危孕妇，常规要求进行羊水细胞染色体检查。

（2）做好先天愚型的产前筛查和诊断，是防止和减少该类胎儿出生最有效的方法。

（3）在怀孕期间避免接受大剂量的X线照射，避免病毒感染。

二、苯酮尿症

苯酮尿症（phenyl ketonuria，简称PKU）是一种最常见的先天性苯丙氨酸代谢障碍的遗传性疾病。因患儿肝细胞缺乏苯丙氨酸-4-羟化酶（phenylalanine-4-hydroxylase，简称PAH），不能将苯丙氨酸转化为酪氨酸，因此大量苯丙酮酸等代谢产物从尿液中排出而得名。PKU是氨基酸代谢障碍中较常见的一种，属常染色体隐性遗传，可对婴儿神经系统造成不同程度的损害。其发病率随种族而异，为1/25000～1/6000，我国发病率约为1/16500。

1. 病因

基本病因是由于基因突变引起酶的缺陷，导致苯丙氨酸代谢障碍。

2. 临床表现

智力低下为本病的主要特征。患儿出生时都正常，通常在3～6个月时开始出现症状，1岁时症状明显。智力低下，表情呆滞，易激惹，可有行为异常、多动或癫痫小发作。患儿在出生数月后因黑色素合成不足，毛发、皮肤和虹膜色泽变浅。皮肤白皙，易出现湿疹，尿和汗液有鼠尿臭味。

3. 预防和治疗

本病是少数可以治疗的遗传代谢性疾病之一。关键在于早诊断、早治疗。由于患儿早期不出现症状，对可疑症状必须借助实验室检查来确诊。一旦确诊，应立即给予积极治疗，治疗开始时年龄愈小，效果愈好。

（1）低苯丙氨酸饮食　对婴儿可喂给特制的低苯丙氨酸奶粉；为幼儿添加辅食时应以淀粉类、蔬菜和水果等低蛋白质食物为主。

（2）四氢生物蝶呤（tetrahydrobiopterin）、5－羟色氨酸（5－hydroxytryptophan）和左旋多巴（levodopa，L－dopa）等药物治疗。

对有本病家族史的夫妇必须采用DNA分析或检测羊水中蝶呤等方法对其胎儿进行产前诊断来降低该病的发生率。

思考题

1. 简答新生儿溶血病及新生儿颅内出血的常见病因。
2. 简答新生儿黄疸的分类及治疗方法。
3. 小儿腹泻的临床表现及治疗原则是什么？
4. 小儿急性支气管炎的病因及治疗方法是什么？

第十七章 口腔疾病

教学目标

1. 了解口腔的生理特点。
2. 了解口腔常见疾病的发病特点和一般治疗原则。

第一节 口腔的解剖组成及生理特点

一、口腔的解剖组成

口腔为面部的重要器官之一，按解剖位置可分为以下部分。

(1) 口腔的表面解剖　口腔前庭各壁、口唇、腭、舌、舌下区组织等。

(2) 牙周组织　牙龈、牙周膜和牙槽骨。

(3) 口腔软组织　唇、颊、腭、舌及其血管、淋巴管和神经。

二、口腔的生理特点

口腔是人体消化道的起始部分，具有重要的生理机能，包括参与消化、协助发音和语言动作、具有感觉和表情功能、辅助呼吸等。

第二节 口腔常见疾病的特点和防治原则

口腔部的疾病按解剖部位可分为牙齿病、牙周病、口腔黏膜病和口腔颌面部病等。

一、牙齿病

这是指发生于牙齿本身的疾病，如龋齿、牙髓病、根尖周病等。

龋齿是在以细菌为主的多种因素影响下，牙齿硬组织发生的一种慢性、进行性、破坏性疾病。流行病学调查显示，龋齿的发病率城市高于农村，乳牙7~8岁达到高峰；恒牙6~7岁开始发病并逐年上升，成年时稳定，老年时再次升高。

龋齿的病因较为复杂，公认的三种因素是细菌、饮食和宿主。三种因素相互制约、相互影响，只有三种因素同时存在的条件下，龋病才会发生。好发部位是牙齿的邻接处；好发的牙齿是磨牙（molars）和前磨牙（premolars）。

龋齿的治疗原则是终止龋病的发展，保护牙髓活力，恢复牙齿外形和功能。治疗方法有药物治疗和手术治疗两种。

二、牙周病

牙周组织是牙齿的支持组织，由牙龈、牙周膜、牙骨质和牙槽骨组成。牙周病（periodontal disease）在我国是一种发病率很高的口腔疾病，是成人牙齿丧失的主要原因。牙周病包括牙龈病和牙周炎。

牙龈病最常见的菌斑所致龈炎（gingivitis），是牙龈出血的主要原因，一些内分泌的变化如青春期和妊娠可加重牙龈炎症。治疗主要是清除局部刺激因素，如菌斑和牙石。

牙周炎（periodontitis）是侵犯牙周组织和牙骨质的慢性、破坏性、非特异炎症性疾病。表现为牙周袋形成、牙槽骨吸收、牙龈炎症和牙齿的逐渐松动、移位甚至脱落。治疗的目的是改变或袪除致病微生物和促进性危险因素，并预防复发。牙周炎与全身性疾病密切相关，积极治疗牙周炎有利于全身健康。

三、口腔黏膜病

口腔黏膜病是指发生在口腔黏膜与软组织上的疾病的总称，主要有：溃疡类疾病，如复发性阿弗他溃疡（aphtha，口疮）；感染性疾病，如单纯疱疹；口腔黏膜斑纹类疾病，如口腔红斑（oral erythroplakia）；变态反应性疾病，如药物过敏性口炎；大疱类疾病，如天疱疮；唇舌疾病，如游走性舌炎（migratory glossitis，又称地图舌）。

四、口腔颌面部病

包括感染、外伤、肿瘤等类疾病。

1. 口腔颌面部感染

口腔颌面部独特的生理解剖特点与局部炎症的发生密切相关。主要包括智齿冠周炎、间隙感染、涎腺炎（sialadenitis）、颌骨骨髓炎和舍格伦综合征（Sjögren syndrome，又称干燥综合征）。口腔颌面部感染主要为牙源性，其次是腺源性、损伤性、血源性及医源性。常见的致病菌是金黄色葡萄球菌、链球菌、大肠杆菌。多为化脓性炎症，可表现为急性、慢性和亚急性。

治疗原则：采用局部治疗与全身治疗相结合。局部用药及脓肿切开引流；全身治疗以抗菌和支持治疗为主，维持水电解质平衡等。

2. 口腔颌面部外伤

口腔颌面部的解剖特点是有丰富的神经和血运，涎腺和腔窦较多，上接颅脑下连颈椎，既是呼吸道起端又是消化道入口，口腔内有牙齿。这些特殊的结构决定了口腔颌面部外伤后的特点，甚至可出现危及生命的并发症如窒息、出血、创伤性休克等。

常见的外伤有：软组织损伤，可分为闭合性损伤和开放性损伤；牙齿外伤，可分为牙挫伤、牙脱位和牙折；颌骨骨折，可分为上颌骨骨折和下颌骨骨折；颧骨颧弓骨折，可分为颧骨骨折、颧弓骨折、颧骨颧弓联合骨折和复杂骨折。

3. 口腔颌面部肿瘤

这包括良性瘤、恶性瘤和囊肿。以良性瘤多见，主要是牙源性和上皮性肿瘤。恶性瘤主要是鳞状细胞癌。

良性瘤常见的有牙龈瘤、成釉细胞瘤、涎腺混合瘤等。恶性瘤常见的有舌癌、牙龈癌、颊黏膜癌、口底癌等。囊肿按部位可分为软组织囊肿和颌骨囊肿，是瘤样病变。

治疗原则：良性瘤以手术为主，恶性瘤采取以手术为主的综合治疗。

第三节 口腔疾病与全身性疾病的关系

口腔是人体的重要组成部分，口腔各组成部分的生理病理过程与全身各器官和系统相互影响、关系密切。

一、口腔病灶感染

口腔内可能成为病灶感染的疾病，常见的有牙周炎，其次为根尖周炎、牙龈炎、冠周炎、骨髓炎及涎腺炎等。

口腔病灶感染所致的感染性疾病中最常见的是亚急性感染性心内膜炎，其次是关节炎、眼病、肾病、某些皮肤病、脓胸或肺炎等。

口腔病灶的预防与处理原则如下。

（1）完善治疗口齿疾病，特别是牙周炎和根尖周炎的治疗后追踪。

（2）积极诊断口腔疾病，可疑病灶的患牙应予拔除。

（3）进行牙科手术前应调查全身性疾病并做必要处理，术前口腔清洁，减少口腔内细菌。

二、全身性疾病或用药对口腔疾病的影响

1. 全身性疾病或不恰当用药导致的口腔疾病

包括釉质发育不全、四环素牙、先天性梅毒牙、唇腭裂等。

2. 全身性疾病对口腔治疗的影响

一些全身性疾病如血液病会引起牙龈出血、拔牙后出血不止等；糖尿病会引起拔牙后感染；高血压和心脏病在拔牙时会加重病情。因此，在实施牙科手术时，必须采取措施处理好全身性疾病。

3. 全身性疾病在口腔的表现

很多全身性疾病在口腔及颌面部均可有表现。有些疾病首先在口腔中出现症状；而有些口腔病变仅是全身性疾病的一种局部表现；还有些疾病在口腔表现突出，其他系统并不明显。在口腔表现突出的全身性疾病主要有：感染性疾病，如流行性感冒、猩红热、麻疹、梅毒、放线菌病；消化系统疾病，如溃疡性结肠炎、肝硬化等；心血管疾病，如缺血性心脏病、心脏手术后综合征；肾脏疾病，如肾功能衰竭、肾移植；血液病，如缺铁性贫血、再生障碍性贫血、白血病等；维生素缺乏病，如维生素 B_2 缺乏症、坏血病、维生素 D 缺乏症等；内分泌系统疾病，如肢端肥大症、甲亢、卵巢功能减退等；艾滋病等。

思考题

1. 口腔常见的疾病有哪些？
2. 简述龋齿的病因。
3. 简述口腔疾病与全身性疾病的关系。

第十八章 耳鼻咽喉科疾病

教学目标

了解耳鼻咽喉部几种常见疾病的临床表现和治疗原则。

第一节 耳鼻咽喉科的范畴

耳鼻咽喉科学（otorhinolaryngology）是研究耳、鼻、咽、喉、气管和食管解剖、生理及伤病防治的一门临床医学分支。耳鼻咽喉各器官借腔道通于体表并相互连通，其黏膜相互延续，生理功能相互依存，患病时相互影响。

耳鼻咽喉的生理功能表现为具有听觉、平衡觉、嗅觉、呼吸、吞咽及发声等功能，与生命功能密切相关。

第二节 耳部疾病

一、外耳道炎

外耳道炎是由于细菌感染、湿疹和脂溢性皮炎导致的外耳道炎症。

1. 临床表现

外耳道发痒，耳痛和耳廓牵拉痛，局部红肿，有渗出或脓液、脱屑、糜烂。

2. 治疗原则

清洗外耳道内分泌物，抗感染，外敷收敛止痒软膏等。

二、急性化脓性中耳炎

这是指中耳黏膜的急性化脓性炎症。多见于儿童，致病菌为乙型溶血性链球菌、肺炎球菌和葡萄球菌。常见的病因为急性上呼吸道感染、急性传染病等经咽鼓管传入鼓室；鼓膜外伤、穿刺致病菌等经鼓膜侵入中耳。

1. 临床表现

（1）局部特点　耳痛、听力减退、耳漏、鼓膜充血肿胀甚至穿孔。

（2）全身症状　发热、食欲减退并伴有呕吐、腹泻等。

2. 治疗

控制感染、保持引流通畅、病因治疗。

三、慢性化脓性中耳炎

这是因急性化脓性中耳炎未彻底治愈或邻近器官的慢性炎性病灶经咽鼓管感染所致的中耳炎症。

1. 临床表现

耳内长期或间歇性流脓、鼓膜穿孔及听力下降。临床可分为：单纯型、溃疡型和胆脂瘤型。

2. 治疗

祛除病因、畅通引流、控制感染、清除病灶、听力重建。

四、梅尼埃病

梅尼埃（Méniére）病为迷路积水所致的内耳疾病，多见于中青年，单耳发病。

1. 临床表现

发作性眩晕、耳鸣、耳聋、耳闷胀感或压迫感。

2. 治疗

以调节植物神经功能，改善内耳血液循环和解除迷路积水为主的药物治疗，经保守治疗无效时可手术治疗。

第三节 鼻部疾病

一、急性鼻炎

这是指鼻腔黏膜的急性感染性炎症，俗称“伤风”或“感冒”，由病毒引起，常继发细菌感染。

1. 临床表现

初期全身不适、低热，鼻咽部干燥充血，1～2d 后出现鼻塞、流鼻涕、咽痛咳嗽、发热、头痛及四肢酸软等。病程 7～10d。

2. 治疗

支持疗法如休息、多饮水，药物治疗包括解热镇痛止咳、中药对症及抗感染等。

二、慢性鼻炎

这是指鼻腔黏膜及其下组织的慢性炎症，包括单纯性鼻炎和肥厚性鼻炎。

1. 临床表现

（1）慢性单纯性鼻炎　这是鼻腔植物神经功能紊乱而出现的副交感神经相对亢奋，从而导致血管扩张和腺体分泌增多。临床表现为间歇性或交替性鼻塞、多涕。查体可见鼻黏膜慢性充血，表面光滑、富有弹性，对血管收缩剂敏感。

（2）慢性肥厚性鼻炎　常由单纯性鼻炎演变而来，以鼻腔黏膜、骨膜及鼻甲骨质增生肥厚为特点。临床表现为持续性鼻塞、少涕。查体可见鼻黏膜呈暗红色、肥厚，表面呈结节状或桑葚状，对血管收缩剂不敏感或无反应。

2. 治疗

慢性单纯性鼻炎的治疗原则为根除病因，消除黏膜肿胀，恢复鼻腔通气功能。慢性肥厚性鼻炎的治疗原则为下鼻甲黏膜可收缩者同单纯性鼻炎治疗；下鼻甲黏膜收缩不明显或不能收缩者，可局部手术或电凝固术治疗。

三、急性鼻窦炎

这是鼻窦黏膜急性化脓性炎症。可因局部邻近感染性病灶、急性鼻炎及直接感染等因素引起，也可因急性传染性疾病或肌体抵抗力降低等因素引起。

1. 临床表现

（1）全身症状　出现畏寒、发热、食欲不振、呕吐、腹泻等症状。

（2）局部症状　鼻塞、脓涕、头痛等。

2. 治疗

根除病因、抗炎消肿、畅通引流及上颌窦穿刺冲洗术。

四、慢性鼻窦炎

慢性鼻窦炎多由急性鼻窦炎治疗不彻底或反复发作、迁延转化而来。

1. 临床表现

（1）全身症状　多不明显，如精神不振、注意力不集中、易倦等。

（2）局部症状　脓涕、鼻塞、头痛等。

2. 治疗原则

局部用药畅通引流，增强体质，以手术治疗为主。

第四节 咽部疾病

一、急性咽炎

急性咽炎是咽部黏膜的急性炎症，常侵入黏膜下及淋巴组织。多由病毒感染引起，可继发细菌感染。

1. 临床表现

局部表现为咽部干痒、异物感、咽痛、咽下痛，可伴有干咳；全身症状有发热、乏力、头痛、食欲不振等。

2. 治疗

一般 1 周左右可自愈，必要时给予对症治疗如抗病毒、抗菌治疗。

二、急性扁桃体炎

急性扁桃体炎为腭扁桃体的急性炎症，可由病毒或细菌感染引起，与急性咽炎常伴发，好发于儿童及青年。

1. 临床表现

起病急，可分为急性卡他性（catarrhal）扁桃体炎和急性化脓性扁桃体炎。前者为病毒感染，炎症局限，有咽痛、吞咽痛并伴有低热、头痛、乏力及食欲不振等。后者为细菌感染，局部及全身症状较前者严重，咽痛并向耳部放射，伴高热、头痛、寒战、四肢酸痛等。

2. 治疗

一般治疗同急性咽炎；药物对症治疗如抗病毒、抗生素及糖皮质激素治疗并配合针灸等。

第五节 喉部疾病

一、急性喉炎

急性喉炎为喉黏膜的急性弥漫性炎症，为上呼吸道感染的一部分，因病毒侵袭所致，常继发细菌感染。

1. 临床表现

成人表现为声音嘶哑，讲话费力或失音，喉部干痒、咳嗽、异物感；小儿表现声嘶不严重，但吸气性呼吸困难明显并可伴有缺氧的症状。

2. 治疗

成人可多休息、多饮水、少用声，严重者可抗炎雾化吸入并配合糖皮质激素；小儿应足量广谱抗生素及糖皮质激素联合治疗，配合支持疗法。

二、慢性喉炎

慢性喉炎是指喉黏膜及声带慢性炎性改变。反复发作的急性喉炎、滥用嗓音、烟酒或其他理化刺激均可引起。

1. 临床表现

以声音嘶哑为主要症状，伴有喉部不适、异物感，痰液不多，较少疼痛。

2. 治疗

病因治疗，局部对症治疗，声带息肉和较大声带小结可手术切除。

思考题

1. 简述耳鼻咽喉科的范畴。
2. 耳鼻咽喉部的常见疾病有哪些？
3. 简述鼻部常见疾病的临床表现和治疗原则。

第十九章
眼科疾病

教学目标

1. 了解眼科常见疾病的病因和临床表现。
2. 熟悉常见眼科疾病的治疗方法。

人从外界环境接受各种信息时，约90%以上的信息从视觉通道输入，视觉的敏锐与否对劳动、学习和生活的能力影响很大。所以视觉器官是人体最重要的感觉器官。眼睛是视觉器官，由眼球及其附属器、视路和视中枢组成。眼附属器对眼球起到保护、协助运动等作用。眼球主要有两部分，屈光传导系统和感光成像系统。屈光系统包括角膜、晶状体和玻璃体；感光系统是视网膜。眼球接受的外界信息经过屈光系统到达视网膜，视网膜感光后产生的神经冲动经过视神经、视路传导到视中枢，再经大脑皮层整合后完成视觉行动。

眼科学（ophthalmology）是研究视觉器官疾病的发生、表现、诊断、治疗和预防的医学科学。常见的眼病（ophthalmic disease）有结膜炎、角膜炎、白内障、青光眼、屈光不正及视网膜疾病等。另外，眼睛又是机体的组成部分，眼部病变与全身其他组织系统疾病时常相互影响和联系，不少重要的全身疾病可在眼部引起特定的反应或并发症。本章就眼科常见病做简要的介绍。

第一节 急性细菌性结膜炎

一、病因

此病又称“急性卡他性结膜炎（acute catarrhal conjunctivitis）”，俗称“红眼病”。多见于春秋季节，可散发，也可流行。常见病原菌为流感嗜血杆菌、肺炎链球菌、结膜炎杆菌、葡萄球菌等。本病一般具有自限性，即使不予治疗也可在10～14d痊愈，用药后1～3d恢复。

二、临床表现

此病发病急，潜伏期1～3d，两眼同时或间隔1～2d发病。发病3～4d时病情达到高峰，以后逐渐减轻。自觉流泪、异物感、灼热感或刺痛感等。眼睑肿胀、结膜充血，以穹隆部和睑结膜最为显著。结膜表面分泌物，先为黏液性，以后呈脓性。因分泌物多，早晨起床时睁眼困难。偶可并发卡他性边缘性角膜浸润或溃疡。

三、治疗

眼分泌物多时，以生理盐水或3%硼酸溶液冲洗结膜囊。选用敏感抗生素滴眼液滴眼。睡前涂抗生素眼膏。

第二节 匐行性角膜溃疡

一、病因

这是一种常见的急性化脓性角膜溃疡（corneal ulcer）。因病变向角膜中央匐行扩展而得名。由于常有前房积脓，因此又称为前房积脓性角膜溃疡。主要由金黄色葡萄球菌、肺炎双球菌、溶血性链球菌等毒性较强的细菌感染角膜所致。角膜外伤史、慢性泪囊炎是其常见的重要致病因素。配戴角膜接触镜引起角膜损伤也是本病的病因之一。

二、临床表现

此病多在角膜损伤后24～48h内发生，病变发展迅速。眼部出现异物感、畏光、流泪和视力下降等症状。角膜受损部位首先出现灰白色或黄白色浓密浸润点，随之坏死脱落，形成溃疡。角膜溃疡周围组织呈暗灰色水肿，溃疡可以向周围及深部进展。随着病变发展，角膜基质层变薄，可发生角膜穿孔，甚至发生化脓性眼内炎。多数病例伴发前房积脓，可伴有虹膜睫状体炎的表现。

三、治疗

（1）有条件的应该及时进行细菌培养及药敏试验。在等待结果期间，可选用头孢唑林钠（cefazolin sodium）、氧氟沙星（ofloxacin）、盐酸万古霉素（vancomycin hydrochloride）和硫酸妥布霉素（tobramycin sulfate）等滴眼液频繁滴用。重症者以结膜下注射给药。

（2）根据药敏试验结果，再选用敏感的抗生素。

（3）根据前房反应，选用散瞳药，如复方托吡卡胺滴眼液（compound tropicamide eye drops）、1%硫酸阿托品（atropine sulfate）滴眼液。

（4）前房积脓明显者可行前房穿刺术。

（5）口服大量维生素 B、维生素 C 等药物有助于角膜溃疡愈合。

（6）药物治疗无效、邻近角膜溃疡发生穿孔者，应试行穿透性角膜移植术。

第三节 老年性白内障

一、病因

老年性白内障（senile cataract）是中老年人发生的晶状体浑浊。随着年龄增加患病率明显增高。病因较为复杂，可能是环境、营养、代谢和遗传等多种因素对晶状体长期综合作用的结果。一般认为氧化作用是导致白内障的最早期原因。紫外线照射过多、饮酒过多、吸烟多、妇女生育多、心血管疾病、精神病、机体外伤等与白内障的形成有关。

二、临床表现

双眼患病，但发病有先后，严重程度也不一致。主要症状为随眼球转动的眼前阴影、渐进性无痛性视力减退、单眼复视或多视、虹视、畏光和眩光。老年性白内障可以分为皮质性、核性和后囊膜下三大类。

1. 皮质性白内障

按其发展过程分为 4 期。

（1）初发期　晶状体皮质内出现空泡、水裂、板层分离和轮辐状浑浊，如瞳孔区的晶状体未累及，一般不影响视力。

（2）膨胀期　该期又称未熟期，晶状体浑浊继续加重，晶状体急剧肿胀，体积变大。

（3）成熟期　晶状体恢复到原来体积，前房深度恢复正常。晶状体逐渐全部浑浊，虹膜投影消失。患眼视力降至眼前手动或光感。眼底不能窥入。

（4）过熟期　如果成熟期持续时间过长，经数年后晶状体内水分继续丢失，晶状体体积缩小，囊膜皱缩和有不规则的白色斑点及胆固醇结晶，前房加深，虹膜震颤。晶状体纤维分解液化，呈乳白色，棕黄色晶状体核沉于囊袋下方，可随体位变化而移动，上方前房进一步加深。晶状体悬韧带发生退行性改变，容易发生晶状体脱位。

2. 核性白内障

该病发病年龄较早，进展缓慢。浑浊开始于胎儿核或成人核，逐渐发展到成人核完全浑浊。初期晶状体核呈黄色浑浊。可发生近视。

3. 后囊膜下白内障

晶状体后囊膜下浅层皮质出现棕黄色浑浊，为许多致密小点组成，其中有小空泡和结晶样颗粒，外观似锅巴状。浑浊位于视轴，早期出现明显视力障碍。进展缓慢。后期合并晶状体皮质和晶状体核浑浊，最后发展为成熟期白内障。

三、治疗

目前尚无疗效肯定的药物用于治疗白内障。因白内障影响工作和日常生活时，可考虑手术治疗。通常采用白内障囊外摘除术（包括白内障超声乳化吸除术）联合人工晶状体植入术。在某些情况下也可行白内障囊内摘除术，术后配戴眼镜、角膜接触镜矫正视力。

第四节 原发性闭角型青光眼

一、病因

原发性闭角型青光眼（angle closure glaucoma）是指无眼部继发因素的情况下，周边部虹膜机械性堵塞前房角，房水外流受阻而引起眼压升高的一类青光眼。

二、临床表现

此病多见于40岁以上的中、老年人，女性多见。情绪波动者易发病。患眼一般具有眼轴短、角膜小、前房浅、前房角窄、晶状体厚等解剖特征，常为远视眼。具有一定的遗传倾向，双眼可先后发病。根据发病不同时期，可有不同的临床表现。

（1）临床前期　有本病的阳性家族史、对侧眼曾有本病的急性发作或患眼前房浅、前房角窄时可诊断为本病的临床前期，患者可无任何不适。

（2）前驱期　出现阵发性视物模糊，虹视，患侧头痛、眼眶痛、鼻根酸胀等症状。眼压升高。眼部可有轻度充血或不充血，角膜轻度雾状水肿，瞳孔可稍扩大，对光反应迟钝。前房角部分关闭。休息后可缓解，除浅前房外多无永久性损害。可反复多次发作。

（3）急性期　眼压急剧升高。表现为剧烈头痛、眼痛，伴有恶心、呕吐等症状。患眼出现虹视，视力急剧下降。球结膜混合充血，角膜水肿，前房浅，前房角关闭，虹膜脱色素；房水可有浑浊，甚至出现絮状渗出物；瞳孔中度大，对光反射消失，常呈竖椭圆形，可有限局性瞳孔缘后粘连；如可见眼底，可发现视网膜中央动脉搏动、视乳头水肿或出血。

（4）缓解期　急性期经过治疗后，眼压恢复正常；症状消失，视力可部分或全部恢复；球结膜充血减退；角膜恢复透明，但角膜后可有色素性沉着物；前房角大部分或全部开放，但可发现周边部虹膜前粘连；虹膜呈现扇形萎缩，色素脱失；瞳孔无法恢复正常形态和大小；晶状体可有青光眼斑。

（5）慢性期　急性期未经及时、恰当的治疗，可转为慢性期。眼压下降，但未恢复正常；自觉症状减轻，但未完全消失；球结膜可充血或不充血，角膜透明或轻度雾状水肿，前房角部分关闭，周边部虹膜前粘连，视乳头出现凹陷扩大、盘沿变窄和萎缩等青光眼性改变，视力下降，视野出现青光眼性缺损。一些患者可不经过前驱期或急性期而直接进入慢性期，轻度眼胀或无任何症状，眼压升高，眼前节除前房浅、前房角窄之外无其他可见异常，视乳头和视野出现青光眼性改变。

（6）绝对期　无光感；眼压持续升高；自觉症状时消时现，有时会有剧烈疼痛；球结膜混合充血；角膜浑浊，可有大泡性角膜病变；视神经已遭严重损伤。

三、治疗

1. 临床前期和前驱期患者

应尽快进行激光或手术周边虹膜切除术。在手术之前应滴用缩瞳剂，如1%～2%毛果芸香碱滴眼液，缩小瞳孔，防止前房角关闭和急性发作。

2. 急性期和缓解期患者

（1）急性期　该期应采取紧急综合治疗措施，同时应用各种药物迅速降低眼压，保护视功能。①缩瞳剂：如1%～2%硝酸毛果芸香碱（pilocarpine nitrate）滴眼液。可根据眼压高低增减用药次数，最频时可每5～10min滴用1次，但应防止药物过量而中毒。②减少房水生成药物：眼部滴用β肾上腺受体阻滞剂，如0.5%马来酸噻吗洛尔（timolol maleate）滴眼液，每日1～2次。口服乙酰唑胺（acetazolamide）125～250mg。③脱水剂：可口服50%甘油盐水，1g/kg；或静脉滴注20%甘露醇，1～2g/kg。

（2）辅助治疗　全身症状严重者，可给予止吐、镇静、安眠的药物。眼部滴用糖皮质激素，有助于减轻眼部充血和虹膜炎症反应。

（3）手术治疗　当急性期得以控制，或进入缓解期时，应根据眼压和前房角关闭范围确定手术方式。如果眼压稳定在21mmHg以下，前房角开放范围达1/2周以上时，应进行激光或手术周边虹膜切除术。否则应选择小梁切除术等眼外滤过性手术。

3. 慢性期患者

（1）药物治疗　滴用缩瞳剂，如1% ~2%硝酸毛果芸香碱滴眼液，每日2~4次。

（2）手术治疗　慢性期患者的手术治疗与急性期和缓解期患者相同。

4. 绝对期患者

以解除痛苦为主。可采用睫状体冷冻或睫状突激光光凝术等降低眼压。

5. 原发性闭角型青光眼患者

应定期复查，了解眼压、视乳头和视野状况。

第五节 年龄相关性黄斑变性

一、病因

年龄相关性黄斑变性（age related macular degeneration）又称老年性黄斑变性，是致盲的重要眼病之一。多起病于50岁以上，发病率随年龄增加而增加。其发病可能与遗传因素、环境影响、慢性光损害、营养失调、有毒物质侵害、免疫性和心血管疾病有关。根据临床表现可分为非渗出性（干性）和渗出性（湿性）两型。

二、临床表现

1. 症状

非渗出型患者在早期无任何症状。以后中心视力进行性下降，阿姆斯勒（Amsler）方格表显示视野缺损。渗出型患者双眼可先后发病。视力下降迅速，视物时直线或边缘扭曲，中心或周边视野出现暗点。

2. 眼底改变

（1）非渗出型　几乎总是双眼发病。黄斑区色素紊乱，散在玻璃膜疣，视网膜色素上皮增生和萎缩，视网膜和脉络膜毛细血管萎缩融合，出现地图状萎缩。

（2）渗出型　黄斑部玻璃膜疣融合，黄斑部脉络膜新生血管，视网膜和（或）色素上皮有浆液和（或）出血性脱离、视网膜下出血、渗出和机化瘢痕。

3. 眼底荧光素血管造影

（1）非渗出型　造影早期，玻璃膜疣及色素脱色处窗样缺损的高荧光，随背景荧光而增强、减弱或消退。造影晚期荧光增强。脉络膜毛细血管萎缩、闭塞处呈低荧光区。

（2）渗出型 造影早期可显示脉络膜新生血管，造影过程中新生血管迅速渗漏荧光素，并互相融合。造影晚期背景荧光消退后，病变处仍呈现相对高荧光。有时所显示的脉络膜新生血管边界不清，称为隐匿性新生血管。

三、治疗

尚无明确有效的治疗药物。位于黄斑中心凹 2000μm 以外的脉络膜新生血管膜可采用激光光凝术治疗。中心凹下脉络膜新生血管膜可以选择光动力治疗；对较小的膜可以延缓发展。经瞳孔温热疗法（transpupillary thermotherapy，简称 TTT）对某些病例有一定效果。黄斑中心凹旁和中心凹下脉络膜新生血管膜也可考虑手术治疗，可选择黄斑转位术或视网膜下摘除脉络膜新生血管膜手术。视网膜移植术尚有待于进一步研究。晚期视功能严重受损病例可使用助视器。

四、预防措施

户外运动和工作时戴抗紫外线的太阳镜避免强光照射；日常的膳食要营养均衡，多吃水果和蔬菜，尤其是菠菜和芥蓝等绿色蔬菜；多喝水促进代谢废物的排出；经常运动，增强抵抗力；不吸烟；高危人群和老年人可以适当补充叶黄素、玉米黄质等抗氧化剂。

第六节 屈光不正

眼在调节松弛的状态下，来自 5m 以外的平行光线经过眼的屈光系统后，不能在黄斑中心凹形成焦点，此眼的光学状态称为屈光不正（ametropia）。屈光不正分为近视、远视和散光 3 类。

一、近视眼

眼在调节松弛的状态下，平行光线经过眼的屈光系统后，在视网膜前形成焦点，称为近视眼（myopia）。近视眼的发生原因很多，与环境、营养、行为、社会、心理、遗传等多方面原因有关。其发生机制大致分为睫状体痉挛、晶状体屈率改变、眼球变长 3 类。

1. 分类

近视眼分类方法很多，根据功能分为单纯性近视眼和病理性近视眼；根据近视程度分为轻度近视眼（屈光度 -3.00D 以下）、中度近视眼（屈光度

-6.00～-3.00D）及高度近视眼（屈光度-6.00D以上）；根据调节作用是否参与分为假性近视眼、真性近视眼及混合性近视眼。

2. 临床表现

最突出的症状是远视力降低。容易视疲劳，眼球的前后径变长，眼球前突，有的患者出现视网膜和脉络膜萎缩等眼底改变。

3. 矫正

假性近视不需要配戴眼镜，用睫状肌麻痹剂和雾视疗法，可缓解睫状肌。真性近视眼目前矫正的方法是配戴眼镜，选择凹透镜。

4. 预防

重点在于改善用眼环境和不良的用眼习惯，如减少视力负荷、保持环境中适宜的光亮度等。另外，也要减少遗传因素的影响。

二、远视眼

眼在调节松弛的状况下，平行光线经过眼的屈光系统后，在视网膜之后形成焦点，称为远视眼（hyperopia）。远视眼的发生大多是先天性的，由于胚胎发育时，眼球前后径变短、晶状体变凹（过扁）而造成。

1. 分类

通常根据远视程度分为轻度远视眼（屈光度+3.00D以下）、中度远视眼（屈光度+3.00～+6.00D）、高度远视眼（屈光度+6.00D以上）。

2. 临床表现

轻度远视眼在青少年期远近视力均可正常，到中年后由于眼调节力减弱，远视力正常，近视力下降，或远近视力均下降；中度远视眼随着年龄的增加远近视力减退；高度远视眼远近视力明显减退。如不在儿童期早期发现并及时矫正，将导致弱视。

3. 矫正

配戴眼镜，选用凸透镜进行矫正。

三、散光

由于眼球屈光系统各径线的屈光力不同，平行光线进入眼内不能形成焦点的一种屈光状态，称为散光（astigmatism）。规则性散光大多是由于角膜先天性变化导致的，不规则性散光则由于角膜屈光面不平所致，如角膜瘢痕、角膜溃疡、翼状胬肉等。临床主要表现为视力减退和视疲劳。

如无视疲劳和视力下降，不需要矫正；如出现视疲劳和视力下降，即使散光度数轻也必须进行矫正。矫正的原则是“宁小勿大”。

思考题

1. 老年性白内障分为哪三种类型？
2. 年龄性黄斑变性的预防措施是什么？
3. 轻度近视眼的屈光度范围是多少？

第二十章
皮肤病与性病

教学目标

1. 了解正常皮肤的生理功能。
2. 了解皮肤病共同的临床表现和治疗原则。
3. 熟悉性病的基本概念。
4. 了解性病的基本表现特征、传播源、传播方式和治疗原则。

第一节 皮肤的正常结构和生理功能

一、皮肤正常结构

皮肤（skin）被覆于体表，与人体所处的外界环境直接接触，总质量约占体重的16%，是人体最大的器官。皮肤的构成由外到内依次为表皮、真皮和皮下组织。其中真皮内有各种皮肤附属器（毛发、皮脂腺、汗腺和甲）、淋巴管、神经和肌肉。皮下组织又称皮下脂肪层，含血管、淋巴管、神经和小汗腺等。

二、皮肤的生理功能

皮肤是机体内外环境的分界，其生理功能表现在以下方面。

（1）屏障功能　一方面保护体内各种组织器官免受外界有害因素的损伤，同时防止体内水分、电解质及营养物质的丢失。

（2）吸收功能　如外用药物经皮吸收达到药物治疗的目的。

（3）感觉功能　皮肤内的感觉神经末梢和特殊感受器会产生各种感觉，如触觉、痛觉、压觉、冷觉、温觉、湿、糙、硬、软等。

（4）分泌和排泄功能　这主要通过汗腺和皮脂腺完成。

（5）温度调节功能　通过皮肤中的外周感受器和效应器的调节，保持体温的相对恒定。

（6）代谢功能　包括糖代谢、蛋白质代谢、脂质代谢和水、电解质的代谢。

（7）免疫功能　皮肤内的各种免疫分子和免疫细胞共同形成一个网络系统，维持皮肤微环境和肌体内环境的稳定。

第二节
皮肤病的临床表现、诊断和治疗原则

一、临床表现

皮肤病（dermatosis）共同的临床表现如下。

1. 症状

瘙痒、疼痛、烧灼感、麻木、感觉分离、蚁行感等局部症状和畏寒、乏力、食欲不振、关节痛等全身症状。

2. 体症

各种类型的皮肤损伤如斑疹、丘疹、风团、水疱、脓包、结节、糜烂、溃疡、鳞屑、瘢痕、痂等。

二、诊断

皮肤病诊断的依据主要有病史、临床表现和实验室检查。

1. 病史

年龄、性别、职业、出生地等相关的一般资料，患者主诉，现病史、既往史、个人史和家族史等。

2. 体格检查

通过视诊、触诊发现皮肤及其附属器的各种损伤或变化。

3. 实验室检查

包括玻片压诊、鳞屑刮除法和皮肤划痕试验等。

三、治疗

皮肤病的治疗主要包括内用药物、外用药物、物理治疗和外科治疗。

1. 内用药物

常用的内用药物包括抗组胺药、糖皮质激素、抗感染药、维 A 酸类（tretinoin）药物、免疫抑制剂、免疫调节剂和维生素类药物。

2. 外用药物

这是皮肤病治疗的重要手段，常用的外用剂型有外用溶液剂、软膏剂、乳膏剂、外用膜剂、涂膜剂、外用散剂、洗剂、搽剂、凝胶剂、气雾剂等。

3. 物理治疗

包括电疗法、光疗法、微波疗法、冷冻疗法、水疗法和放射疗法等。

4. 外科治疗

包括切割术、皮肤移植术、毛发移植术、腋臭手术疗法、皮肤磨削术等。

第三节 常见皮肤病

皮肤病的类型众多，这里仅介绍常见的几类皮肤病。

一、病毒性皮肤病

这是由病毒感染引起的以皮肤黏膜病变为主的一类疾病，如单纯疱疹、带状疱疹、疣、传染性软疣、手足口病。

二、细菌性皮肤病

主要是球菌性和杆菌性皮肤病，如脓疱疮、毛囊炎、疖、痈、丹毒及蜂窝织炎、皮肤结核病、麻风。

三、真菌性皮肤病

这是由真菌引起的皮肤感染性疾病，如癣菌病（头癣、体癣、股癣、手癣、足癣）、甲真菌病、花斑癣、念珠菌病等。

四、动物性皮肤病

由节肢动物（如螨、蚊、臭虫、蚤等）、血吸虫、钩虫等动物叮咬、刺激或进入皮肤而引起的皮肤疾病，如疥疮、螨皮炎、毛虫皮炎、虱病等。

五、物理性皮肤病

由各种光、温度、机械力、放射线等物理因素引起的皮肤疾病，如日光性皮炎、夏季皮炎、痱子、冻疮、鸡眼、手足皲裂等。

六、药疹

药物通过各种途径进入人体后导致皮肤黏膜的炎症反应。

七、结缔组织病

此属自身免疫性疾病，如红斑狼疮、皮肌炎、硬皮病、干燥综合征等。

八、血管性皮肤病

这是指原发于皮肤血管的一类炎症性疾病，如过敏性紫癜、白塞病等。

九、其他

常见皮肤病除以上几类外，还有皮炎和湿疹，如接触性皮炎、急性湿疹、慢性湿疹等；荨麻疹类皮肤病，如荨麻疹、血管性水肿等；瘙痒性皮肤病，如瘙痒症、妊娠性瘙痒、痒疹等；红斑及红斑鳞屑性皮肤病，如多形红斑、银屑病、红皮病、玫瑰糠疹扁平苔藓等；皮肤附属器疾病，如痤疮、脂溢性皮炎、酒渣鼻、斑秃、汗臭症等；色素性皮肤病，如白癜风、黄褐斑、雀斑、黑变病等；遗传性皮肤病，如鱼鳞病等。

第四节 性病概述

一、性病病种

性病是一组通过性接触而传播的疾病的总称。20 世纪 60 年代以前，性病包括梅毒、淋病、软下疳和腹股沟淋巴肉芽肿等，称为经典性病（venereal diseases，简称 VD）。从 20 世纪 70 年代开始，性病的病种明显增多，已不止局限于上述的经典性病，而是将与各种性行为、性接触密切相关的传染病皆包括在内，性病的概念逐渐被“性传播性疾病”所代替。1975 年 WHO 正式决定采用 sexually transmitted diseases（即性传播疾病）名称，简称 STD。目前 WHO 列入 STD 的病种已达 20 多种，按致病微生物分为 7 类。除上述经典性病外，还包括非淋菌性尿道炎、艾滋病、尖锐湿疣、传染性软疣、生殖器疱疹、生殖器念珠菌、滴虫病、细菌性阴道病、阴虱病、疥疮、乙型肝炎和股癣等。本书简要介绍梅毒、淋病、尖锐湿疣、生殖器疱疹、艾滋病（第二十一章传染病）、软下疳、非淋菌性尿道炎和腹股沟淋巴肉芽肿。

二、临床表现

不同类别的性病感染后，往往经过数日至数月的潜伏期后才出现相应症状。如生殖器溃疡、尿道口出现脓性分泌物等。性病除了损害生殖器官外，还会引起内脏和全身的病变，如淋病、梅毒都可能发生内脏损害。

三、传播途径

通常，性病的传播途径主要有以下 5 种方式：①直接性接触传染；②间接接触传染；③胎盘产道感染；④医源性传播；⑤日常生活接触传播。

第五节 常见性病

一、梅毒

梅毒（syphilis）是由梅毒螺旋体（即苍白螺旋体）引起的一种传染病。螺旋体进入人体后，迅速播散至全身各处，产生多种症状，还可通过胎盘传染给下一代。梅毒螺旋体见于唾液、乳汁、精液、尿液中，在体外不易生存，人是唯一的传染源。通过性交由皮肤破损处传染，大量存在于皮肤黏膜损害表面。

未经治疗的梅毒患者自然发展过程为：潜伏期为三周，外生殖器上发生单发、多发不典型的硬性溃疡，触之不痛，称硬下疳［意为硬性的下疳（chancre）］；表面糜烂有渗出，内有大量梅毒螺旋体，传染性极大，同时伴腹股沟淋巴结肿大，此为一期梅毒。二期梅毒在硬下疳出现后未治疗 4 ~ 12 周时发生，螺旋体入血液播散全身，使躯干、四肢出现多发性、广泛性对称分布的粟粒大、淡红色或蔷薇色充血性梅毒性蔷薇疹（特别好发于两手掌和足跖部），全身淋巴结肿大，可伴头痛、低热、关节酸痛等症状，此时梅毒血清反应强阳性。三期梅毒往往在感染后两年以上发生，表现为皮肤结节性皮疹，也称树胶肿。至晚期多累及多个脏器，包括神经、心血管、骨关节以及眼等。患有梅毒的孕妇亦可通过胎盘传染给胎儿。

梅毒无先天免疫，后天免疫很弱，不能防止重复感染，完全治愈后再感染仍可发病，因此要避免。治疗以抗生素（如青霉素）为主。预防措施：①掌握梅毒的预防知识；②使用避孕套，卫生性活动；③治疗时注意性伙伴同治；④预防性使用抗生素及避免儿童感染。

二、淋病

淋病（gonorrhoea）是首位性病，病原菌是淋病双球菌，潜伏期为 3d。淋病双球菌对常用的杀菌剂敏感且怕干喜湿。人是唯一的天然宿主也是主要的传染源。成人淋病几乎都是通过性交感染，非性接触的间接感染很少。淋病能通过产道引起新生儿淋菌性眼炎，妊娠期可引起羊膜腔内感染，还可通过医务人员的手、器具引起医源性感染，轻症或无症状的淋病患者也是传染源，发病男性多于女性。急性淋菌性尿道炎表现为尿道红肿，发痒或轻度刺痛或有稀薄黏液流出的排尿不适；入夜阴茎有疼痛性勃起；患者可有头痛、疲乏、发热等全身症状；两侧腹股沟淋巴结可肿大。尿道分泌物在中性粒细胞内可找到革兰阴性双球菌，经培养确定为淋病双球菌。淋病的治疗依靠抗生素即可。1935 年使用磺胺药和 1944 年使用青霉素治疗均取得较好的疗效，但易重复感染、易出现耐药性，并造成合并症及后遗症。淋病双球菌可长期潜伏在组织深部，成为慢性淋病反复发作的原因。被感染器官治愈后可引起男性输精管和女性输卵管的狭窄、梗阻，继发宫外孕和不孕不育等后遗症。

预防措施：①掌握淋病的预防知识；②使用避孕套，卫生性活动；③注意性伴同治；④预防性使用抗生素和避免儿童感染。

三、尖锐湿疣

尖锐湿疣是最常见的性传播疾病之一，是疣（verruca）的一种，又称生殖器疣或性病疣，是由人乳头瘤病毒（human papillomavirus，简称 HPV）感染引起的生殖器或肛门周围皮肤的菜花状、乳头状赘生物。感染的传播方式以性接触最常见。鳞状上皮对 HPV 感染都敏感，一次性接触估计有 50% 被传染的可能性；其次为直接的非性接触，如经产道分娩或接触污染内裤、浴具或便盆的传染。HPV 可在咽部、肛周、生殖器黏膜皮肤上引起疣赘，形成增生性病变。HPV 可引起的病变多数良性，能自行消退，但也可恶化形成扁平上皮癌。发生的危险因素有：①性行为，性伴侣过多及过早的性交；②免疫抑制，HPV 感染是慢性免疫抑制的晚期并发症；③艾滋病感染，艾滋病阳性时 HPV 感染及 HPV 相关肿瘤的发生率增加；④年龄及妊娠因素，该病的流行高峰与年龄呈负相关，高发年龄为 20 ~ 40 岁，妊娠期的 HPV 检出率高但产后下降。

此病的明确诊断应进行细胞学及醋酸试验检查，注意避免和假性湿疣的混淆。目前治疗主要是以外治为主，有药物、物理（冷冻、激光疗、微波、电烧）和手术治疗等方法。预防要掌握尖锐湿疣的知识，使用避孕套及注意性伴同治。

四、生殖器疱疹

生殖器疱疹是由单纯疱疹病毒（herpes simplex virus，简称 HSV）感染引起的疾病。好发于性活跃年龄组。HSV 感染神经细胞但不造成细胞死亡，被感染细胞的存活与功能也不受影响，此时称为潜伏期。病毒基因被激活后病毒开始复制，可形成疱疹性损害，称为复发。皮肤损伤处有集簇性疱疹，感痒、痛。传染源是生殖器疱疹患者和无症状的病毒携带者。传染途径来自各型的不洁性行为，人是 HSV 的自然宿主。治疗的药物有干扰素等，直接抗病毒或激活免疫细胞完成抗病毒。各种刺激如免疫抑制、劳累、感染、精神创伤以及皮肤神经节创伤等都可引起复发。

预防要避免不洁的性生活，如果有皮肤破损要保持干燥，避免接触感染。

五、软下疳

软下疳也是经典性病，在20世纪60年代前比较常见，系由杜克雷杆菌（*Ducrey bacillus*）所致的生殖器痛性溃疡，继而局部淋巴结肿大的性传播疾病。主要通过直接性交传染。生殖器破损处的分泌物和脓液中均有杜克雷杆菌，有很强的传染性，该病的潜伏期为2～5d或20～30d。男女生殖器上破损处出现一个或多个底软溃疡，锯齿状边缘伴有自发痛及触痛，单侧腹股沟淋巴结肿大，疼痛破溃排脓并形成溃疡。

治疗依靠磺胺药、青霉素、氯霉素等，但有耐药菌株。和其他的性病预防一样，应避免性乱，使用避孕套。增加相关知识可以预防。

六、非淋菌性尿道炎和腹股沟淋巴肉芽肿

非淋菌性尿道炎发病率较高、流行较广。病原菌大约50%为沙眼衣原体，30%为尿素分解支原体，20%为其他致病菌。其表现为尿频、尿急、尿痛和排尿困难，尿道有稀薄脓性分泌物，但是排泄物中找不到淋病双球菌。治疗以应用针对病原的抗生素为主。

腹股沟淋巴肉芽肿又称性病淋巴肉芽肿，与梅毒、淋病和软下疳统称为经典性病，也是通过性接触传播的一种传染病，偶尔会因污染物（生殖器官皮肤、黏膜及直肠溃疡溢液污染）而感染。病原体是沙眼衣原体。本病在阴部的原发灶一般症状轻微不易发觉，直到出现腹股沟淋巴结，或女性在晚期出现阴部、肛门、直肠脓肿、破溃、狭窄综合征症状时才发觉。治疗分为全身和局部治疗，全身是用抗衣原体的抗生素，局部是用消毒水外洗或超声、红外线的治疗。

上述疾病的预防都是要掌握疾病的预防知识，避免性乱，使用避孕套，正规治疗。

思考题

1. 简述正常皮肤的生理功能。
2. 简述皮肤病共同的临床表现和治疗原则。
3. 常见的皮肤病类型有哪些？
4. 简述性传播疾病的主要途径。

第二十一章 传染病

教学目标

1. 了解传染病的传染源、传播方式、诊断及治疗。
2. 掌握常见传染病的预防措施。

传染病（communicable diseases）是由病原微生物和寄生虫感染人体后产生的有传染性的疾病。传染病在人群中发生、发展和转归的过程称为流行过程。流行过程的发生需要有三个基本条件，即传染源、传播途径和人群易感性。传染病的四个基本特征为：有病原体、有传染性、有流行病学特征及有感染后免疫。鉴于传染病有大规模流行的特点，对传染病的早期诊断、早期隔离是必要的。传染病的治疗要坚持综合治疗的原则，即治疗、护理与隔离、消毒并重，一般治疗、对症治疗与特效治疗并重的原则。传染病的预防也是一项重要任务，要针对传染病流行过程的三个环节采取适当的措施，并严格管理传染源、切断传播途径和保护易感人群。传染病学是研究传染病和寄生虫病在人体内、外环境中发生、发展、传播和防治规律的科学，其重点是研究这些疾病的发病机制、临床表现、诊断和治疗方法，同时兼顾流行病学和预防措施，从而达到防治结合的目的。

第一节 流行性出血热

流行性出血热（epidemic hemorrhagic fever，简称 EHF）是由汉坦病毒引起的自然疫源性疾病，鼠为主要传染源。临床上以发热、休克、组织器官的充血或出血、急性肾功能衰竭为主要表现。广泛流行于亚欧等许多国家，我国为重灾区。

一、流行病学

1. 宿主动物和传染源

主要是啮齿类动物如黑线姬鼠、大林姬鼠、褐家鼠等，其他动物包括猫、猪、狗、家兔等。在我国黑线姬鼠和褐家鼠为主要宿主动物和传染源。

2. 传播途径

本病可经多途径传播：接触传播、呼吸道传播、垂直传播。有报道本病可经消化道传播，寄生鼠类身上的革螨或恙螨也具有传播作用。

3. 易感人群

不同性别、年龄、职业人群对本病普遍易感，疫区人群隐性感染率低，野鼠型1%～4%，家鼠型5%～16%，主要为男性青壮年，占总发病患者的2/3，病后能获得持久性免疫。

4. 流行特征

主要分布于亚洲，每十年左右有一个高峰期，四季均可发病。野鼠型以11月至次年1月为高峰期，家鼠型流行高峰期为3～5月。

二、临床表现

主要临床特征为发热、出血、肾脏损害。典型病例呈发热期、低血压休克期、少尿期、多尿期和恢复期五期。全病程1～2个月。轻症患者可无低血压和少尿期。

三、治疗

治疗以综合疗法为主，早期抗病毒治疗，中晚期对症治疗。“三早一就”即早期发现、早期休息、早期治疗和就近治疗是本病治疗原则。治疗中关键是防治休克、肾功能衰竭和出血，这也是死亡的主要原因。

第二节 病毒性肝炎

病毒性肝炎（viral hepatitis）是由多种肝炎病毒引起的，以肝脏炎症和坏死病变为主的一组传染病。按照病原学共分六型：甲型、乙型、丙型、丁型、戊型和庚型。

一、流行病学

1. 甲型肝炎

（1）传染源　甲型肝炎无病毒携带状态，传染源主要为急性患者和隐性感染者，自潜伏期末至发病后 10d 传染性强；急性黄疸型患者，黄疸前期传染性最强，发病后 4 周已是恢复期，基本无传染性。

（2）传播途径　主要通过粪－口途径传播。散发流行以日常生活接触为主；临床较多见暴发流行，水源或食物污染，尤其是生食水产品最易引起。

（3）易感人群及免疫力　好发于儿童与青少年，感染后免疫力持久。

2. 乙型肝炎

（1）传染源　急、慢性乙型肝炎患者及乙型肝炎病毒携带者为主要传染源。急性患者潜伏期末及急性期有传染性，但不超过 6 个月。慢性患者和病毒携带者最易作为传染源。

（2）传播途径　①输血传播：输血及血制品（丙种球蛋白、血浆制品、凝血因子等）均可以传播乙型肝炎；②性接触和唾液等分泌物传播；③母婴传播。

（3）易感人群　乙肝病毒阳性者的家属、反复输血者、血液透析者、静脉药瘾者及接触血液的医务工作者为易感人群。新生儿通常不具备来自母体的先天性乙肝病毒抗体，因而普遍易感。

3. 丙型肝炎

（1）传染源　急、慢性丙型肝炎患者和无症状丙型肝炎病毒携带者为主要传染源。相对于急、慢性患者，病毒携带者更易作为传染源。

（2）传播途径　①输血和血制品传播；②性接触传播；③母婴传播。

（3）易感人群　人类普遍易感。

4. 丁型病毒性肝炎

（1）传染源　急、慢性丁型肝炎患者及丁型肝炎病毒携带者为主要传染源。

（2）传播途径　①输血传播：输血及血制品传播；②性接触和唾液等分泌物传播；③母婴传播。

（3）易感人群　人类普遍易感。

5. 戊型肝炎

（1）传染源　急性戊型肝炎患者和隐性感染者为主要传染源。

（2）传播途径　主要通过粪－口途径传播。

（3）易感人群　成人感染率比甲型肝炎高；儿童感染率比甲型肝炎低。

6. 庚型肝炎

（1）传染源　该型肝炎主要在输血过程中感染。

（2）传播途径　通过输血和注射器传播。

（3）易感人群　献血者、骨髓移植者、血液透析者及静脉吸毒者等均为易感人群。

二、临床表现

根据临床表现，病毒性肝炎分为急性肝炎、慢性肝炎、重型肝炎、淤胆型肝炎（cholestatic hepatitis）和肝炎肝硬化。

1. 潜伏期

甲型肝炎潜伏期为2~6周，平均4周。乙型肝炎潜伏期为1~6个月，平均3个月。丙型肝炎潜伏期为2周至6个月，平均40d。丁型肝炎潜伏期为1~5个月。戊型肝炎潜伏期为2~9周。

2. 临床经过

（1）急性肝炎　各型病毒均可引起。甲、戊型不转为慢性，成年急性乙型肝炎10%转慢性，丙型超过50%、丁型约70%转为慢性。

（2）慢性肝炎　病程超过半年；或者原有病史，又再次出现类似症状、体征及肝功能异常者；发病日期不明或虽无肝炎史，但根据各项检查综合分析符合慢性肝炎表现者。

（3）重型肝炎　该病是病毒性肝炎中最严重的一种类型，病死率高。所有类型肝炎均可引起重型肝炎，甲、丙型少见。

（4）淤胆型肝炎　该病是以肝内淤胆汁为主要表现的一种特殊临床类型。起病较急，患者自觉症状较轻，但预后较差。

（5）肝炎肝硬化　该病根据肝脏炎症情况分为活动性和静止性两型。

三、治疗

保肝、抗病毒治疗、改善患者的生活质量。

四、预防措施

管理传染源，早发现、早诊断、早报告、早隔离、早治疗。

第三节 麻疹

麻疹(measles)是由麻疹病毒所致的急性呼吸道传染病，以发热、咳嗽、流涕、眼结膜充血、麻疹黏膜科氏斑（Koplik spot）及全身斑丘疹为临床特征，常可并发肺炎，危及婴幼儿生命。

一、流行病学

（1）传染源　该病患者为唯一传染源。

（2）传播途径　呼吸道飞沫为主要传播途径。

（3）易感人群　未患过麻疹和未接种麻疹疫苗者均为易感者。

二、临床表现

典型的临床表现分为潜伏期、前驱期、出疹期和恢复期。

1. 潜伏期

一般为10～14d，被动免疫或接种疫苗者可长达3～4周。

2. 前驱期

麻疹的前驱期也称为出疹前驱期，持续2～4d。主要表现有：急起发热，咳嗽、流涕、喷嚏、畏光流泪，结膜充血、眼睑浮肿。少数患者病初1～2d在颈、胸、腹部出现风疹样或猩红热样皮疹或荨麻疹，数小时即退，称为前驱疹。

3. 出疹期

于第4病日左右开始出疹，一般持续3～5d。顺序：耳后→发际→前额→面颈→躯干→四肢→手脚心。形态：斑丘疹，直径2～4mm，卵圆形或不规则形，疹间可见正常皮肤。伴随症状：中毒症状、麻疹面容、呼吸道症状，亦可有淋巴结及脾肿大。

4. 恢复期

皮疹出齐后，中毒症状明显缓解，体温下降，1～2d降至正常，精神食欲好转，呼吸道炎症迅速减轻，皮疹按出疹顺序消退并留有糠麸样细小脱屑及淡褐色色素沉着，以躯干为多，1～2周退净，无并发症的典型麻疹全程10～14d。

三、治疗

主要进行一般治疗及护理，但要注意呼吸道隔离。

第四节 流行性乙型脑炎

流行性乙型脑炎（epidemic encephalitis type B）简称乙脑，是由乙型脑炎病毒引起的以脑实质炎症为主要病变的中枢神经系统急性传染病。临床特征：高热、意识障碍、抽搐、病理反射及脑膜刺激征。重者可有中枢性呼吸衰竭，病死率高，部分留有后遗症。多在夏秋季流行。为法定乙类传染病。

一、流行病学

（1）传染源　猪是主要传染源，其他家畜、家禽也可传播。乙脑患者和隐性感染者不是主要传染源。

（2）传播途径　蚊虫叮咬，我国主要是由三带喙库蚊传播的。

（3）易感人群　普遍易感，隐性感染率高，10 岁以下儿童多见，病后免疫力较持久。

二、临床表现

潜伏期 4 ~ 21d，一般 10 ~ 14d。典型临床表现分四期：初期、极期、恢复期、后遗症期。

1. 初期

病程 1 ~ 3d，急性起病，为病毒血症期，发热，伴头痛、恶心、呕吐，可有嗜睡、颈项强直等表现。

2. 极期

病程 4 ~ 10d。脑实质炎症表现有：高热不退、意识障碍、惊厥或抽搐、呼吸衰竭及其他神经系统症状和体征，严重者出现脑疝死亡。

3. 恢复期

病程 10 ~ 14d 后体温下降，神经、精神症状渐好转。重者有反应迟钝、失语、吞咽困难、瘫痪等。经积极治疗后大多数患者于 6 个月内恢复。

4. 后遗症期

患者 6 个月后如仍留有精神神经症状，即称后遗症。5% ~ 20% 的重症患者可有后遗症。

三、治疗

无特效药物。临床上要早期诊断、早期治疗，把好高热、抽搐、呼吸衰竭三关的治疗。

第五节 流行性腮腺炎

流行性腮腺炎（epidemic parotitis），由腮腺炎病毒引起，在我国传染病法中属于丙类传染病。这是一种古老的、呈良性经过的呼吸道传染病。主要表现为发热、唾液腺肿大，少数也可发生脑膜炎、睾丸炎、卵巢炎、胰腺炎等。

一、流行病学

（1）传染源　早期该病患者和隐性感染者为主要传染源。

（2）传播途径　主要通过飞沫传播。

（3）易感人群 90%病例发生于1~15岁，尤其5~9岁的儿童。

（4）流行季节 全年均可发病，但以冬、春季为主。

（5）流行特征 全球分布，呈流行性或散发性，在儿童集体机构、部队以及卫生条件不良的拥挤人群中易造成暴发流行。

二、临床表现

潜伏期：14~25d。前驱期：数小时至1~2d，表现为发热、食欲减退、乏力、头痛、呕吐。腮腺肿大期：腮腺肿胀，大多于1~3d达高峰，持续4~5d后逐渐消退，全程10~14d。颌下腺和舌下腺也可同时受累，或单独出现，年龄越大症状越明显。

三、治疗

流行性腮腺炎是一种自限性疾病，抗病毒药物无效，主要为对症治疗。患者应卧床休息，适当补充水分和营养，饮食需根据患者咀嚼能力决定，不给酸性食品。高热和严重头痛时可用解热镇痛药。

第六节 艾滋病

艾滋病为获得性免疫缺陷综合征（acquired immunodeficiency syndrome，简称AIDS）的俗称，是由人类免疫缺陷病毒（human immunodeficiency virus，简称HIV）引起的一种严重慢性传染病，主要通过性接触和体液传播。HIV主要侵袭人体免疫细胞（CD4）导致免疫功能的衰竭，最终并发各种严重的机会性感染和肿瘤。

一、流行病学

（1）传染源 AIDS患者和无症状携带者为主要传染源。HIV主要存在于HIV感染者或AIDS患者的体液中，包括血液、精液、子宫和阴道分泌液、乳汁、伤口渗出液等。其他体液如泪液、唾液也含有病毒。

（2）传播途径 性接触传播为主要的途径，占70%~80%。其他的传播途径有血液传播、母婴传播。高危人群为男同性恋者、性乱交者、静脉药瘾者、血友病和多次输血者。

（3）易感人群 发病年龄主要为40岁以下的青壮年。儿童发病虽少，但发病急，死亡迅速。

二、临床表现

1. 急性感染期

急性发热流感样疾病，出现皮疹、胃肠道症状及中枢神经系统感染。CD4（CD 意为分化群，cluster of differentiation）减少，CD4/CD8（CD4、CD8 分别表示 CD4 抗原和 CD8 抗原）倒置；P^{24}抗原阳性。

2. 血清转换（窗口期）

从 HIV 感染到血清 HIV 抗体转阳，这一段时间称为窗口期。输血感染约 5 周，性交感染约为 3 个月。

3. 无症状期

无临床症状，持续性淋巴结病，非腹股沟部位两个以上淋巴结肿大，直径 >10cm，对称、无痛、无粘连，持续 3 个月以上。

4. 艾滋病期

发生 AIDS 相关症状和各种各样的机会性感染以及肿瘤。出现消耗综合征：持续 1 个月以上的发热、盗汗、腹泻，体重减轻 10% 以上，首发疾病多为口腔损害、皮肤损害、肺部感染等。抗 HIV 抗体阳性，P^{24}抗原阳性、CD4/CD8 <1。

三、治疗原则

（1）病毒学目标　应用抗病毒药物及免疫调节剂，希望能最大程度地减少病毒载量，将其维持在不可检测水平的时间越长越好。

（2）免疫学目标　获得免疫功能重建和（或）维持免疫功能。

（3）最高目标　延长生命并提高生活质量。

第七节 流行性感冒

流行性感冒（influenza）简称流感，是由流感病毒引起的急性呼吸道传染病。流感的最主要特点是流行性，可引起区域性、全国性，甚至世界性的大流行。病原体为甲、乙、丙三种类型流行性感冒病毒。

一、流行病学

（1）传染源　流感患者及隐性感染病毒携带者为传染源。

（2）传播途径　通过飞沫传播。

（3）易感人群　人群对流感普遍易感。

二、临床表现

流感的症状与普通感冒大致相似；也有部分患者全身症状较普通感冒重，如持续高热、头痛、肌痛、全身疲软无力等；部分患者病程迁延，可持续2周或更长时间；老年患者及慢性病患者易出现下呼吸道合并症，以及心肌炎、肌炎、脑炎等并发症。

流感潜伏期1～3d，最短数小时。根据临床表现分以下几种临床类型。

1. 典型流感

急起畏寒高热、乏力、头痛、全身痛、咽部干痛，可有鼻塞、流涕、喷嚏、干咳、咽部可见充血，肺部可闻干啰音。发热3～4d后热退，但上呼吸道症状及乏力可持续2周左右。

2. 轻型流感

症状轻，病程2～3d。

3. 肺炎型流感

主要发生于老幼体弱者。典型流感1～2d后病情加重，咳嗽、吐黏痰或血痰，气急发绀，可伴发心力衰竭。双肺满布湿啰音，X线检查双肺散在絮状或结节状阴影。

4. 胃肠型和中毒型流感

胃肠型流感除呼吸道症状外主要以腹泻、呕吐为特征。中毒型极少见，主要表现为高热、血压下降，易发生呼吸循环衰竭而死亡。老幼体弱者易并发细菌性感染。

三、治疗

无特效药物，主要是对症治疗。一般处理及对症治疗：呼吸道隔离1周，戴口罩，多饮水。高热时酌情服用阿司匹林等解热镇痛药，有脱水者可适当补液，合并细菌感染时酌情选用抗生素。

第八节 猩红热

猩红热（scarlet fever）是一种急性呼吸道传染病。以发热、咽峡炎、全身弥漫性猩红热样皮疹及脱屑为特征。后期少数病例可发生心肾并发症。本病全年可发病，但以冬春季为高峰，多见于5～15岁儿童。

一、流行病学

（1）传染源 猩红热的病原菌为A型链球菌，猩红热患者及带菌者为传染源。

（2）传播途径　主要通过空气飞沫传播。

（3）易感人群　人群普遍易感。

二、临床表现

本病潜伏期为1～7d，一般为2～3d，其临床表现是细菌、毒素和变态反应综合的结果，临床上分轻型、普通型、中型、脓毒型、外科型和产科型。普通型起病急，高热咽痛、头痛，周身不适。发病12～48h可出现典型皮疹，即在全身弥漫性潮红的基础上，散布粟粒大小点状丘疹，压之褪色，疹面无正常皮肤，皮肤瘙痒，皮疹常先由耳后、颈部开始至全身。皮疹在48h达最高峰，以后按出疹顺序先后消退，2～3d消失。个别可持续1个月。咽部及扁桃体充血、红肿，表面及腺窝有黄白色渗出物，易拭去。软腭黏膜充血水肿，可见小米粒状丘疹和出血点，称眼红热黏膜内疹。病初时舌被覆白苔，乳头红肿突出白苔外，称“草莓舌”；2～3d后舌苔脱落，舌面光滑呈牛肉色（肉红色），舌乳头仍凸起，称“杨梅舌”。面部无点状丘疹而呈均匀红色。口鼻周围相对苍白，称“口周苍白圈”。近年来，猩红热已趋于轻型，发疹不呈全身性，持续时间短，大片脱屑也少见。但后期仍可并发变态反应病变，如风湿病、急性肾炎等。

三、治疗

猩红热可应用青霉素治疗，如对青霉素过敏，可选用红霉素、四环素、磺胺药等。用药应不少于7d，经两次咽培养阴性后，再停药。应卧床休息，减少身体的消耗和心脏的负担，防止发生并发症。另外，还要多饮开水，给予富有营养和易消化的饮食。高热时应给予适量退热药物。

第九节 细菌性痢疾

细菌性痢疾（bacillary dysentery）简称菌痢，是志贺菌属（*Shigella*）引起的肠道传染病，属乙类传染病。

一、流行病学

（1）传染源　急、慢性菌痢患者和带菌者为传染源。

（2）传播途径　经粪－口途径传播。

（3）易感人群　人群普遍易感。

二、临床表现

临床表现以腹痛、腹泻、里急后重、脓血便为主要特征。重者可出现感染性休克、中毒性脑炎。夏、秋季发病。感染后免疫力不持久。临床分急性菌痢和慢性菌痢，后者指病期达两个月以上者。

三、治疗

（1）一般治疗　消化道隔离，保证水电平衡。

（2）病原治疗　喹诺酮类药物，如吡哌酸、诺氟沙星等，复方磺胺甲噁唑。

（3）对症治疗　降温、解痉，中毒症状严重可酌用激素。

第十节 流行性脑脊髓膜炎

流行性脑脊髓膜炎（epidemic cerebrospinal meningitis）简称流脑，是由脑膜炎双球菌引起的经呼吸道传播的化脓性脑膜炎。多发于冬、春季。归属于法定传染病中的乙类传染病。

一、流行病学

（1）传染源　带菌者和流脑患者为传染源。

（2）传播途径　经呼吸道传播。

（3）易感人群　人群普遍易感，其中儿童发病率高，新生儿有来自母体的抗体，较少受感染。发病年龄从 2～3 个月开始，6 个月至 14 岁儿童发病率最高。

二、临床表现

该病潜伏期 1～7d，平均 2～3d。主要临床表现为突发高热、剧烈头痛、频繁呕吐、皮肤黏膜淤点和脑膜刺激征，严重者可有败血症休克和脑实质损害。脑脊液呈化脓性改变。按病情轻重和临床表现，本病分为四种临床类型。

1. 普通型

该型病例约占全部病例的 90%，可分为四期。

（1）上呼吸道感染期　多数患者无症状，部分有咽痛、鼻咽部黏膜充血及分泌物增多，难于确诊。此期为 1～2d。

（2）败血症期　起病急骤，高热伴畏寒、头痛、呕吐、全身乏力、肌肉酸痛、烦躁不安，偶有关节痛。此期的主要特征是皮肤出现淤点或淤斑，皮肤受压部位易于出现，多数患者于1～2d发展至脑膜炎期。

(3) 脑膜炎期　败血症期的特点依然存在并有加重趋势，患者出现明显的中枢神经系统症状，如剧烈头痛、频繁呕吐、烦躁不安、抽搐、意识不清、颈项强直等。如经治疗，多于2～5d进入恢复期。

(4) 恢复期　体温逐渐降至正常，各种症状逐渐消失，皮肤淤点大部分被吸收。患者多在1～3周内痊愈。

2. 暴发型

该型起病急骤，病情凶险，根据表现又可分为三型。

(1) 休克型　此型的主要特点为起病非常急剧。24h内迅速发生循环衰竭和全身弥散性血管内凝血(DIC)。表现为皮肤淤点、淤斑迅速扩大融合成片，面色苍白，唇周及肢端紫绀、手足发凉、皮肤发花，呼吸急促、脉搏细速、血压下降、尿量减少甚至无尿等。此时如不及时就医予以抢救，则有生命危险。

(2) 脑膜脑炎型　特征为突出的脑实质损害，表现为剧烈头痛、频繁呕吐或喷射性呕吐、反复或持续惊厥，迅速进入昏迷，若不及时治疗，部分患者可发生脑疝。

(3) 混合型　同时具有上述两型的表现，病情极为严重，预后差。

3. 轻型

仅出现皮肤、黏膜淤点而无其他症状，极容易误认为一般感冒，一般不治自愈。此型作为传染源的意义大。

4. 慢性败血症型

该型较为少见，多为成年人，病程迁延。以间歇性发热、关节炎、皮疹或淤点为特征，需多次血培养及淤点处组织液涂片方能查出病原菌，易误诊或漏诊。

三、治疗

(1) 一般治疗　按呼吸道传染病隔离，并进行对症和支持治疗。

(2) 病原治疗　①青霉素：可单独应用，也可与其他抗菌药物联合应用，尤其可用于病原未明者；②磺胺嘧啶或复方磺胺甲噁唑：普通型或轻型患者可以应用；③头孢菌素类：能透过血脑屏障的头孢三代的头孢噻肟钠(cefotaxime sodium)、头孢曲松钠(ceftriaxone sodium)和二代的头孢呋辛钠(cefuroxime sodium)。

第十一节 血吸虫病

血吸虫病（schistosomiasis）是由血吸虫寄生在人体肝脏门静脉血管所引起

的疾病，由皮肤接触含尾蚴的疫水而感染，尾蚴进入血管，发育成成虫。病变主要位于肝脏和结肠。

一、流行病学

（1）传染源　尾蚴。

（2）传播途径　皮肤-尾蚴之间传播。只要接触疫水，人人都容易感染血吸虫病。接触疫水的次数越多，感染血吸虫病的可能性也越大。

（3）易感人群　人群普遍易感。

二、临床表现

急性期有畏寒、发热、腹痛、腹泻、食欲不振；重者可有显著贫血、浮肿、消瘦，甚至会出现恶液质、咳嗽、皮肤过敏、脾肝肿大。慢性血吸虫病临床上出现长期腹痛、腹泻、血便、高度腹水、巨大脾脏；晚期可发展成肝硬化，伴明显门静脉高压症、巨脾、腹水。儿童得病后，还会影响生长发育、身材矮小，女性出现月经失调和不育。

三、治疗

急性期除对症治疗外，以抗血吸虫药物治疗为主，常用药物有吡喹酮（praziquantel）和硝硫氰胺（nithiocyanamine）。晚期血吸虫病采取内外科结合、中西医结合、病原治疗和对症治疗相结合的原则。

思考题

1. 传染病流行过程的三个基本条件是什么？
2. 传染病的四个基本特征分别是什么？
3. 病毒性肝炎分几型？其中哪两型肝炎不会转为慢性肝炎？
4. 细菌性痢疾有哪些临床表现？

参考文献

1. 马家骥．内科学（第6版）．北京：人民卫生出版社，2009.
2. 王吉耀．临床内科学——新进展、新技术、新理论（第2版）．上海：复旦大学出版社，2009.
3. 邓长生．诊断学（第6版）．北京：人民卫生出版社，2009.
4. 杨锡强，易著文．儿科学（第6版）．北京：人民卫生出版社，2006.
5. 乐杰．妇产科学．第7版．北京：人民卫生出版社，2008.
6. 王斌全，龚树生．眼耳鼻喉口腔科学（第6版）．北京：人民卫生出版社，2009.
7. 李源．老年病学．西安：第四军医大学出版社，2005.
8. 彭文伟．传染病（第6版）．北京：人民卫生出版社，2004.
9. 葛坚．眼科学．北京：人民卫生出版社，2007.
10. 凌沛学．眼科药物与制剂学．北京：中国轻工业出版社，2010.
11. 朱明德．临床医学概要（第2版）．北京：人民卫生出版社，2006.
12. 崔天国，崔晓丽，卢笑辉．全科医师手册（第5版）．北京：人民军医出版社，2012.
13. 凌沛学，何兆雄．硫酸软骨素．北京：中国轻工业出版社，2012.
14. 国家药典委员会．中华人民共和国药典临床用药须知．化学药与生物制品卷．北京：人民卫生出版社，2010.
15. 国家药典委员会．中华人民共和国药典2010年版二部．北京：中国医药科技出版社，2010.
16. 国家药典委员会．中华人民共和国药典2010年版第一增补本．北京：中国医药科技出版社，2012.
17. 陈新谦，金有豫，汤光．新编药物学（第17版）．北京：人民卫生出版社，2011.
18. 中华医学会杂志社．法定计量单位在医学上的应用（第3版）．北京：人民军医出版社，2001.
19. 全国科学技术名词审定委员会．医学名词．北京：科学出版社，1992，1995，1996，1997.
20. 全国科学技术名词审定委员会．药学名词．北京：科学出版社，1999.
21. 颜海霞．17例儿童白细胞检测分析讨论．中国疗养医学，2011，20（4）：328.
22. 王海燕．肾脏病学（第3版）．北京：人民卫生出版社，2008.
23. 王成全．45例急性心力衰竭临床诊疗分析．中国现代药物应用，2010，13：71~72.
24. 胡江伟，王亮．维生素 K_2 防治骨质疏松症的研究进展．中国骨质疏松杂志，2011，17（1）：1112~1114.
25. 中华人民共和国卫生部疾病控制司．中国成人超重和肥胖症预防控制指南．北京：人民卫生出版社，2006.
26. 凌沛学，沈渤江，卢世壁等．透明质酸在骨科中的应用．中国药学杂志，2012，47(3)：161~165.
27. 中华医学会风湿病学分会．系统性红斑狼疮诊断及治疗指南．中华风湿病学杂志，2010，14（5）：342~346.